KEN DYCHTWALD

KÖRPER BEWUSSTSEIN

KEN DYCHTWALD

KÖRPER BEWUSSTSEIN

Mit Illustrationen von Juan Barberis und Jad King

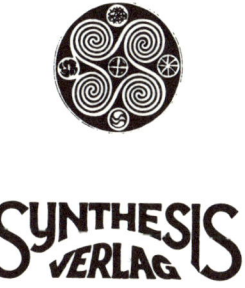

SYNTHESIS VERLAG

Übersetzung aus dem Amerikanischen von Hans J. Klinkhammer

Titel der Originalausgabe: BODYMIND
verlegt von Pantheon Books, A Division of Random House, Inc.

Copyright © 1977 Kenneth Dychtwald

Chakra-Illustrationen von Jad King;
entworfen von Kenneth Dychtwald und Jad King.
Copyright © 1977 Jad King

Copyright © 1981 der deutschen Ausgabe bei SYNTHESIS VERLAG S. Gerken,
Pf. 143206, D-4300 Essen 14

Satz: ZERO-Photosatz, Rheinberg

Druck: Fuldaer Verlagsanstalt GmbH, Fulda

Alle Rechte der deutschen Ausgabe vorbehalten

CIP-Kurztitelaufnahme der deutschen Bibliothek

Dychtwald, Ken:
KörperBewußtsein : e. Synthese d. östl. & westl.
Wege zur Selbst-Wahrnehmung, Gesundheit & persönl.
Wachstum / Ken Dychtwald. [Übers. von H. J. Klink-
hammer]. — Essen : Synthesis-Verl., 1981. —
320 S.
  Einheitssacht.: Bodymind <dt.>
  ISBN 3-922026-02-8

ISBN 3-922026-02-8

Für

meine Mutter, meinen Vater und meinen Bruder,
die mich mit ihrer Liebe, Ehrenhaftigkeit und Würde
umschließen

INHALT

LISTE DER ABBILDUNGEN

VORWORT

Dieses Buch ist aus dem Bedürfnis entstanden, ein umfassendes System zur Untersuchung der Art und Weise zu haben, in der Geist und Körper zusammenwirken. Sowohl bei meiner Arbeit als humanistischer Psychotherapeut als auch in meinem Privatleben werde ich ständig mit der Herausforderung konfrontiert, die Beziehungen zwischen Persönlichkeitswachstum, Charakter, physischer Struktur und Gesundheit/Unwohlsein zu verstehen. Vor der Beendigung meiner Forschungen, aus denen dieses Buch entstand, glaubte ich, daß es bisher kein System gebe, das dies in ganzheitlicher und klarer Weise, die für Therapeuten wie Laien gleicherweise verwendbar wäre, tun könne. Tatsächlich hat es bisher, mit Ausnahme des Somatotypisierungs-Systems von Sheldon[1], des kinesischen Interpretationssystems von Birdwhistell und seinen Mitarbeitern[2] und der komplexen therapeutisch-analytischen Systeme von Reich[3] und Lowen[4] keine verläßlichen, effektiven Mittel gegeben, diese so wichtigen Aspekte unseres Lebens zueinander in Beziehung zu setzen. Es scheint sogar, daß viele unserer medizinischen, erziehenden, religiösen und philosophischen Institutionen ihre Arbeitseinstellungen auf der Annahme aufbauen, daß ein solches System und solche direkten Zwischenbeziehungen überhaupt nicht existieren.

Während der letzten sechs Jahre habe ich das Körperbewußtsein aus einer Vielzahl von Perspektiven erforscht. Es ist meine Absicht gewesen, meine eigenen Empfindungen und Beobachtungen mit den Entdeckungen mehrerer Pioniere auf diesem Feld, wie zum Beispiel Wilhelm Reich, Alexander Lowen, William Schutz, Ida Rolf, Moshe Feldenkrais, Fritz Perls, Stanley Keleman und Hector Prestera zu verknüpfen, um ein festgelegtes und doch einfaches System zum Lesen und Kartographieren des Körper-Bewußtseins zu schaffen. Ich wollte, daß dieses System auf kreative Weise ganzheitlich und unabhängig von einem bestimmten Therapie-Prozeß ist. Es sollte ein System sein, daß auf das KörperBewußtsein sowohl im Zustand von Gesundheit und Super-Gesundheit als auch im Zustand von Unwohlsein anwendbar ist.

In diesem Buch möchte ich nun das System der KörperBewußtseins-Diagnose vorstellen, das nach diesen Forschungs- und Studienjahren entstand, und möchte dieses System als Rahmen für die Diskussion der physischen Körperform verwenden. Ich habe mich entschieden, dieses Material auf eine persönliche Weise anzubieten, da ich glaube, daß es am wirklichkeitsnächsten ist, wenn es einen Bezug zum täglichen Leben hat.

Obwohl die Theorien und Interpretationen in diesem Buch eine Vielzahl von Heilungs- und Therapiemöglichkeiten aufzeigen, bin ich vorsichtig genug gewesen, an dieser Stelle nicht eine Allheiltherapie anzubieten. Ich bin mir der Tatsache bewußt, daß die ganzheitliche, auf Wachstum orientierte Therapie/Erziehungs-Form nach einer stärker in die Tiefe gehenden Erläuterung des menschlichen Körpers und der menschlichen Psyche verlangt, als es an dieser Stelle angebracht ist. Außerdem vermute ich, daß, bevor eine Therapie oder ein Wachstums-Prozeß funktionieren kann, ein Zustand von Selbst-Bewußtheit und ein waches KörperBewußtsein vorhanden sein muß. Dies genau ist das zentrale Anliegen dieses Buches.

Damit nun das Gewicht darauf gelegt wird, daß Sie mehr über sich selbst lernen, werde ich Ihnen eine Vielfalt von Möglichkeiten aufzeigen, die Ihnen gestatten sollen, zu erforschen, wer und was Sie sind, ohne daß ich Ihnen sage, ob Sie recht oder unrecht haben. Wenn ich Ihnen Fallstudien oder Beispiele aus dem klinischen Bereich anbiete, so tue ich dies nur, um Ihnen anhand dieser Beispiele die besonderen KörperBewußtseins-Beziehungen darzustellen und nicht, um einen bestimmten Therapie-Prozeß genau zu erklären.

Die KörperBewußtseins-Therapien und -Aktivitäten, die ich in diesem Buche dargestellt habe, wurden von mir ausgewählt, weil ich zu einem bestimmten Grade persönliche Erfahrungen mit ihnen hatte und festgestellt habe, daß ihre Theorie und Form wichtige Informationen über die Entwicklung des KörperBewußtseins enthalten. Ich habe diese Beispiele an den Stellen des Buches eingeschoben, an denen sie meiner Ansicht nach angebracht sind, entweder wegen des theoretischen Inhalts oder wegen der Beziehungen, die zwischen spezifischen Techniken und wichtigen

Aspekten meines eigenen KörperBewußtseins bestehen. Damit ist nicht gesagt, daß bestimmte Techniken für einen bestimmten Teil des Körper-Bewußtseins ausgearbeitet worden sind. Alle diese Methoden und Therapien, die ich mir zur Beschreibung ausgewählt habe, sind auf das gesamte KörperBewußtsein anwendbar. Aufgrund der Grenzen meiner eigenen Erfahrungen und der Struktur dieses Buches habe ich nicht die Arbeiten von F. M. Alexander[5], der Lomi-Schule[6], der Psychomotorischen Therapie[7], der Arica-Schule[8], der Tanz-Therapie[9] und verschiedener anderer wichtiger Methoden mit einbezogen.

Ich möchte mich bei den Männern und Frauen dafür entschuldigen, daß ich den maskulinen Genus bei Pronomina und Kollektiva in diesem Buche verwendet habe. Da es in der englischen Sprache jedoch keine Wörter gibt, die Dritte-Person-Genera wie er/sie oder ihn/ihr verbinden, habe ich mich entschlossen, innerhalb der Grenzen unserer Sprache zu arbeiten.

Unsere Sprache unterstützt ebenfalls nicht die Idee einer Körper/Geist-Einheit. Aus diesem Grunde mußte ich sowohl alte als auch die verschiedensten neuen Worte verwenden, um mich möglichst genau auszudrücken. In diesem Buch werde ich den Begriff *Körper* verwenden, um die rein physischen Aspekte des Menschen zu bezeichnen. Solange ein Mensch lebt, ist er nie lediglich ein Körper, der vom Geist getrennt ist. Zum Zwecke beschreibender Beobachtung und theoretischer Diskussion werde ich dieses Wort jedoch in dieser Weise verwenden. Das Wort *KörperBewußtsein* werde ich verwenden, wenn ich mich sowohl auf die ,,physischen'' als auch auf die ,,psychologischen'' Aspekte des Individuums beziehe.

K.D.

Berkeley, Kalifornien

Anm. d. Hrg.: Wir sind von der Normschreibweise abgewichen, um die Gleichwertigkeit und Untrennbarkeit von Körper und Bewußtsein = KörperBewußtsein zu verdeutlichen.

DANKSAGUNGEN

Hiermit möchte ich folgenden Personen meinen tiefsten Dank und meine tiefempfundene Liebe aussprechen:

Meiner Großmutter, die perfekt ist
Meinem Großvater, einem großen Manne — ehrlich, einfach und liebevoll
Karen Cassel, für ihre Liebe, Unterstützung, Geduld und sanfte Schönheit
Mike Frank, der immer für mich dagewesen ist . . . mein bester Freund
Bill Newman, der mir einige Male einen notwendigen Stoß versetzte und dafür, ein
    so liebevoller Freund zu sein
Frank Wuest, dessen Vertrauen, Liebe und Unterstützung mir viele Male geholfen
    haben, mich aufrecht zu halten, und dafür, bei mir geblieben zu sein
Will Schutz, der mich lehrte, wie man ,,sieht'' und ,,die Augen aufhält'', zwei
    wichtige Werkzeuge, die ich besitze, und dafür, mich in das KörperBe-
    wußtsein eingeführt zu haben
Gay Luce, dafür, daß sie das ,,menschlichste'' Wesen ist, dem ich jemals begegnet
    bin, dafür, eine seltene Frau zu sein, und dafür, daß sie es gestattete, daß
    Liebe zwischen uns herrschte
Jean Houston, die mich aufweckt, wenn ich einschlafe, und mich anstößt, wenn
    ich gefühllos werde
Don Gerrard, der mich auf sanfte Weise zu einem ruhigen Schreibstil brachte, und
    dafür, ein so unterstützender, hilfreicher, allzeit bereiter und liebevoller
    Mensch zu sein
Eugenia Gerrard, die mich aus der Luft sanft zurück auf den Boden brachte und
    mich durch ihre eigene Entwicklung inspirierte
Goodwin Watson, der mich drängte und dazu brachte, mich selbst zu erziehen
Jad King und Juan Barberis, für ihre meisterhafte künstlerische Arbeit
Jana Reiser, dafür, daß sie tippte und tippte und nochmals tippte . . . und lächelte
Joanna Taylor und Ursula Bender, deren redaktionelle Hinweise mir halfen,
    meine Gedanken herauszukristallisieren
Der Esalen-Familie, die mir zeigte, daß meine Schwarz-weiß-Einstellung auch
    Farbe hervorbringen kann
. . . und allen anderen, die ich liebe und die mir am Herzen liegen. Vielen Dank.

KÖRPERBEWUSSTSEIN

KAPITEL
1

KÖRPER/GEIST

Es ist September 1970. Ich stehe nackt in einem Zimmer, voll von Männern und Frauen jeglicher Altersstufe. Dr. John Pierrakos mustert wie alle anderen im Raum gespannt meinen Körper. Die Hitze ihrer starren Blicke vereinigt sich mit der Wärme der südkalifornischen Luft und verursacht ein Gefühl von Leichtigkeit in meinem Kopf und ein Zittern in den Knien. Dennoch gelingt es mir, stehen zu bleiben und der Beobachtung standzuhalten.

Dr. Pierrakos kommt auf mich zu und untersucht genauestens die Struktur meiner Haut und die Gesamtbeschaffenheit meiner Körpermuskulatur. Er bittet mich, ein paar Augenblicke im Zimmer umherzugehen, damit er meinen Körper in Bewegung beobachten kann. Beim Gehen bin ich mir meines fehlenden Selbstbewußtseins und meiner Unsicherheit voll bewußt. Ich war noch nie gut darin, mich von einer Gruppe Menschen so intensiv beobachten und untersuchen zu lassen. Während ich in meine wartende Haltung vorn im Raum zurückkehre, beginnt mein Magen unruhig zu flattern. Durch die Intensität der Situation beginne ich übermäßig zu schwitzen.

Nach einem Zeitraum, der mir vorkam wie eine Ewigkeit, fährt John Pierrakos damit fort, über mich mit einer Stimme zu sprechen, die gleichzeitig komisch und unerbittlich ist. Für mich gibt es im Augenblick keine anderen Laute im ganzen Universum. Ich höre aufmerksam zu. Er spricht zu mir über meine Mutter und meinen Vater und mein Verhältnis zu beiden. Er beschreibt meine allgemeinen Einstellungen zum Leben, zur Liebe, zu persönlichen Beziehungen, zur Bewegung, zur Veränderung und zur Leistungsfähigkeit. Mit bemerkenswerter Genauigkeit erklärt er die Arten von Beziehungen und Verhaltensweisen, denen ich aufgrund meiner Persönlichkeit nachgehen würde, und beschreibt mir die Art und Weise, wie ich dies tun würde. Zum Schluß beschreibt er die wichtigsten Stärken und Schwächen meiner Persönlichkeit. Während er spricht, hören alle anderen Anwesenden aufmerksam zu. Einige sind damit beschäftigt, sich Notizen zu machen, während andere zustimmend nicken oder die Augen geschlossen haben, als ob sie irgendein inneres Bild beobachten. John Pierrakos hört auf, mich anzustarren.

Was an dem ganzen Erlebnis so erschreckend war, war die Tatsache, daß alles, was er sagte, jede Beobachtung, die er machte, jede Beschreibung, die er lieferte, völlig richtig war. Er beschrieb mir kurz und bündig mich selbst. Wie machte er das? Wie konnte es möglich sein, daß er so viel über meine Gefühle und mein Leben wußte! Wir waren uns am Tag zuvor zum ersten Mal begegnet, und ich hatte ihm nichts über mein Privatleben erzählt.

Ich war völlig verblüfft. Dieses Erlebnis, und welche Wahrheit es auch immer veranschaulichte, stand in einem starken Gegensatz zu allen meinen bisherigen Vorstellungen über meine psychosomatische Beschaffenheit. Es war, als ob die Kraft dieses Vorkommnisses einen feinen Riß in der Struktur der Überzeugungen hinterlassen hatte, die mir bisher als meine ,,Wirklichkeit'' erschienen war.

Während ich mich setzte und in mehr oder weniger tiefe Gedanken versunken war, stand einer nach dem anderen auf, um sich von John Pierrakos untersuchen zu lassen. Und einer nach dem anderen nickte zustimmend, als er jeden mit sich selbst bekannt machte. Seine Beobachtungen vermittelten die offensichtliche Gewißheit, daß er genau wahrnimmt, wer und was jeder von uns war. Aber es gab keine Erklärung dafür, wie er durch die bloße Beobachtung unseres Körpers zu derart präzisen Kenntnissen über unser Denken und unsere Persönlichkeit gelangt war. Seine Fähigkeit, unser grundsätzliches Wesen sofort zu erkennen, gab Anlaß zu der Vermutung, daß es irgendeine Quelle gab, mit deren Hilfe er zu diesen Erkenntnissen gelangte.

Die Frage war: Wie konnte jemand so vollkommen mit unserem Leben vertraut sein? Wie konnte jemand eine solche Kenntnis davon erlangen, wie wir unser Selbst aufgebaut hatten. Je mehr ich mich dieses fragte, desto mehr schien es mich zu verwirren, bis ich schließlich erkannte, wer der Informant war. Es war mein *Körper* — derselbe Körper, der seit meiner Geburt mit mir gewesen war, derselbe Körper, den ich während meines ganzen Lebens erzogen und ernährt hatte. Irgendwie übermittelte dieser Körper, mein Körper, Informationen von mir an John Pierrakos, die er verstand und mir zurückgab. Dies war die einzig mögliche Erklärung, wenn man die Möglichkeit außersinnlicher Wahrnehmung ausschloß, die er aber, wie er sagte, nicht anwendet.

Wie konnte dies möglich sein? Wie konnte mein Körper mein inneres Selbst derartig ausdrücken? Wie konnte meine Lebensgeschichte aus der Form meiner Muskeln abgeleitet werden? Wenn ich mein Körper war, wer war dann für mein, sein Wohlbefinden und meine, seine Gesundheit verantwortlich? Schuf mein Körper mein Bewußtsein oder schuf mein Bewußtsein meinen Körper, und wer schuf eigentlich die ganze Sache? Wenn ich selbst an der Schöpfung meines Selbst beteiligt gewesen war, wie verantwortlich war ich dann eigentlich selbst für meine eigene Schöpfungen und Taten, mein Wohlsein und mein Unwohlsein? Fragen über Fragen strömten aus mir heraus. Die Folgerungen, die sich aus diesen Fragen ergaben und die möglichen Antworten auf diese Fragen legten mir nicht nur nahe, meine eigene, persönliche Selbstverantwortlichkeit anzuerkennen, sondern verlangten auch nach einer fast ausnahmslosen Neubewertung aller meiner bisherigen Überzeugungen und Lebenseinstellungen. Die Erkenntnis, daß ,,ich'' mein Körper war, klopfte an die Pforte meiner eigenen mir so teuren ,,Wirklichkeit''. Sie zwang mich, jeden Aspekt meines Lebens und meines Daseins aufs neue zu überdenken. Aber bevor ich Ihnen mehr über das wachsende Erkennen meiner psychosomatischen Einheit berichte, möchte ich Ihnen einen Eindruck davon vermitteln, wie es war, als ich noch einen Körper ,,besaß''.

In jenen Tagen war mein Körper immer mit mir. Er ging mit mir, lief mit mir, lachte mit mir und folgte mir, wo auch immer ich hinging. Ich investierte eine ansehnliche Menge Zeit, ihn zu pflegen und auf eine solche Weise zu erziehen, daß er meinen Ansprüchen bezüglich Aussehen und Leistung genügte. Ich lehrte meinen Körper, Tennis zu spielen, attraktiv auszusehen, zu lieben, wie man sich zu benehmen hat, und vor allem lehrte ich ihn, mir zu gehorchen.

Alle diese Jahre lang teilten mein Körper und ich wunderbare Erlebnisse und anregende Begegnungen. Aufgrund der Art unserer Beziehung wurden wir beide gezwungen, an den Interessen und Aktivitäten des anderen teilzuhaben. Wenn ich zum Beispiel ins College ging, kam mein Körper selbstverständlich mit. Während der Stunden hatte er geduldig bei mir zu sitzen, während ich meine Ausbildung erhielt. Mit dieser Ausbildung hatte er natürlich nichts zu tun, daher mußte er warten, bis die Stunden vorbei waren und ich ihn in die Turnhalle nahm, um die Anspannung abzubauen, die er während der Unterrichtsstunden aufgebaut hatte.

Ich schätzte meine Körper besonders, wenn er mir gut gedient hatte und wenn er mir das Gefühl gab, daß ich gesund und am Leben sei. Ich fürchtete den Zeitpunkt, von dem an mein Körper beginnen würde, abzubauen. Ich hatte gesehen, daß anderen Körpern dies zustößt, und hatte beobachtet, wie die Leute in diesen Körpern auf diese Mängel reagiert hatten. Ich hoffte, daß mein Körper attraktiv und funktionsfähig bleiben würde, solange ich seine Dienste benötigte. Ich war der Ansicht, daß er mir zumindest seine Unterwürfigkeit und fortwährende Ansprechbarkeit zu erhalten hatte, um mir dafür zu danken, daß ich ihn gut ernährte und gut behandelte.

Normalerweise reagierte mein Körper auch auf ansprechende Weise, aber manchmal verlor ich die Kontrolle über ihn, und er verzerrte sich oder brach sich etwas und verhielt sich auf eine Art, die sich nicht schickte. Während dieser Perioden von Verletzungen oder Unwohlsein wurde ich wütend auf ihn und ungeduldig mit meinem Körper. Ich war verärgert, daß ich krank geworden war und deswegen zeitweilig mein Leben ruiniert hatte. Ich war auch jedesmal ungeduldig mit ihm, weil er nicht schnell genug wieder gesund wurde, oder jedenfalls nicht so schnell, wie ich es wünschte. Um den Heilungsprozeß zu beschleunigen, verabreichte ich ihm Chemikalien, die dem Abhilfe schaffen sollten, was auch immer seine Krankheit verursacht hatte. Ich weiß nicht genau, ob meinem Körper diese Chemikalien gefielen, aber das war für mich nicht wichtig, weil sie anscheinend normalerweise ihren Zweck zu erfüllen schienen, und nach kurzer Zeit war mein Körper wieder in Ordnung. Während dieser Perioden von Streß und Krankheit wurde mir immer wieder vor Augen geführt, wie wenig ich eigentlich über meinen Körper wußte. Obwohl wir solange zusammen gelebt hatten, wußte ich dennoch nichts über die Art und Weise, wie er funktionierte und sich am Leben erhielt.

Wenn solche Perioden des körperlichen Zusammenbruchs vorkamen, beschuldigte ich gewöhnlich meinen Körper für seine Unzulänglichkeiten. Manchmal beschuldigte ich sogar die Körper meiner Eltern, denn der meine war ja aus den ihren hervorgegangen. Ich nahm an, mein Körper würde lediglich seinen genetischen Kode ausleben und daß eine Fehlleistung seinerseits logischerweise auf ihre Unzulänglichkeiten zurückzuführen sei, die sie an mich weitergegeben hatten.

Es gab auch Zeiten, in denen ich meinen Körper schlecht behandelte. Das heißt, es gab Gelegenheiten, an denen ich ihn nicht ausreichend fütterte oder ihm nicht genügend Ruhe gönnte oder ihm die Bewegung oder den Sauerstoff vorenthielt, die er brauchte. Während dieser Perioden war ich jedoch der Ansicht, daß ich wichtigere Dinge zu erledigen hätte und daß mein Körper noch warten könne.

Ich stellte auch fest, daß ich meinen Körper während langer Zeitspannen völlig ignorieren konnte und daß ich mich, abgesehen von der Erfüllung bestimmter biologischer Voraussetzungen, völlig von meinem Körper lösen konnte. Während solcher Perioden fuhr ich fort, mein Leben zu leben, und solange mein Körper gesund blieb, hatten wir keine Probleme miteinander. Ein bißchen Aufmerksamkeit benötigte mein Körper jedoch immer von mir, um zu überleben. Mein Körper war vollkommen von mir abhängig. Ich war der Kopf von uns beiden, und mein Körper ließ mich nie vergessen, wie kindhaft und fordernd er war in allen seinen unkontrollierten Handlungsweisen, Wünschen und Bedürfnissen. Obwohl mein Körper für attraktiv und funktionstüchtig gehalten wurde, nahm ich ihm oft übel, daß er so viel von mir verlangte, ohne viel zu geben.

Es gab jedoch auch andere Zeiten, in denen mir mein Körper viel Freude und Befriedigung verschaffte. Aufgrund seiner neuromuskulären Vorrichtungen hatte mein Körper das Potential sowohl für Freude und Vitalität als auch für Schmerz und Krankheit. Manchmal, wenn ich es ihm gestattete, wurde er in Handlungen wie Sex, Sport oder einfach Ausruhen mit einbezogen, die mir Spaß und uns gemeinsam eine Befreiung von der täglichen Anspannung brachten. Solche Erfahrungen waren äußerst befriedigend und erfreulich, und während solcher Augenblicke waren mein Körper und ich die besten Freunde.

Nach zwanzig Jahren des Zusammenseins, einer Art Symbiose zwischen meinem Körper und mir, nahm ich ihn zufälligerweise mit mir zu einer Vielfalt von Selbsterfahrungszentren und Erziehungseinrichtungen in Kalifornien, in denen ich die verschiedensten Aspekte des *Humanpotential movement* studierte. Ich hatte mir vorgestellt, diese Erfahrungen ohne Mitwirkung meines Körpers zu machen, aber bald schon mußte ich feststellen, daß mein Körper und ich auf eine völlig andere Weise zueinander in Beziehung standen, als ich bis dahin angenommen hatte. Das Erlebnis mit John Pierrakos stellte sich als das erste einer langen Serie von Erfahrungen und Erkenntnissen heraus, die mein Verhältnis mit meinem Körper . . . mit meinem Selbst . . . in einem völlig neuen Licht erscheinen ließ. In dieser Zeit begann ich zu verstehen, daß ich nicht einen Körper „habe", sondern daß ich mein Körper „bin" und daß mein Körper „ich" ist.

Nun mußte ich also die Tatsache anerkennen, daß mein Körper durch sein Aussehen und seine Bewegungen meine Lebensgeschichte auszudrücken vermochte, meine Lebensgeschichte, mein Leben. Anscheinend berichtete jeder Muskel, jede Krümmung über ein anderes Kapitel und über ein bestimmtes System von Beziehungen, einer Ansammlung, aus der sich mein Selbstbild, mein „Ich" entwarf. John Pierrakos ist einer der Menschen, die wissen, wie sie diese Körperform lesen, diese Strömungen übersetzen und die Lebensgeschichte interpretieren. Er entschlüsselte mich lediglich durch meinen Körper und gab diese Informationen an mich zurück. Offenbar hatte ich mich jedesmal in meinen

Leib übertragen, wenn ich mich schuf oder wiedererschuf, und was er tat, war nichts anderes als eine Rückübersetzung all der Geschichten, Erlebnisse und Empfindungen, die meinen Leib geformt hatten. Er las mein Leben aus meinem Körper, wie ein Archäologe die ägyptische Geschichte aus Hieroglyphen liest.

Die mögliche Tragweite dieses Erlebnisses rüttelte an den Fundamenten meines Denkens. Die Erkenntnis, daß die Außenwelt mich genauso präzise oder vielleicht noch präziser erfassen konnte, als ich mich selbst in meinem Inneren sah, widersprach all dem, was ich bisher über mein Bewußtsein und meinen Körper als gegeben vorausgesetzt hatte. Nach diesem Erlebnis mit Pierrakos fühlte ich noch längere Zeit einen leichten Schwindel, sowohl psychisch als auch physisch, und es war, als ob der Boden, auf dem ich bisher die ganze Zeit gestanden hatte, sich plötzlich unter meinen Füßen bewegt hätte und ich nicht mehr den Halt fand, um aufrecht zu stehen. Alles, was ich bisher über das Verhältnis meines Geistes zu meinem Körper und über Krankheit und Gesundheit wußte, war aus der Annahme entstanden, daß ich nur teilweise mit meinem Körper in Verbindung stehen würde, daß mein Geist und mein Körper, obwohl zusammengehörend, nicht füreinander verantwortlich waren; und genau so basierte alles, was ich über Erziehung, Leben, Tod und Religion zu wissen geglaubt hatte, auf diesem Dualismus von Geist und Körper.

Aber ich wußte auch, daß ich eigentlich weniger verwirrt war als jemals zuvor, denn aus diesen Empfindungen entstand plötzlich ein Gefühl der Hoffnung, so, als ob ich soeben meinen Fuß in eine neue Welt gesetzt hätte, die völlig dunkel und angsteinflößend war, und dennoch wußte ich, daß ich nur den richtigen Lichtschalter finden mußte, um Zeuge eines gewaltigen Panoramas neuer Möglichkeiten und Erkenntnisse zu werden. Ich muß allerdings zugeben, daß noch eine starke Kraft in mir herrschte, die diese neue Lebensanschauung nicht akzeptieren wollte. Obwohl ich keine Möglichkeit hatte, all dies auch nur im geringsten zu widerlegen, konnte ich es doch noch nicht völlig schlucken. Dies zu tun hätte die Übernahme völliger Selbstverantwortlichkeit über mich selbst bedeutet, und dazu war ich zu diesem Zeitpunkt noch nicht in der Lage.

Außerdem hätte dies die Aufgabe von vielen meiner Ansichten und Gewohnheiten vorausgesetzt, Dinge, auf die ich angewiesen war, um meinen Halt und mein Gleichgewicht zu erhalten.

All dies ereignete sich im Selbsterfahrungszentrum Kairos in Rancho Santa Fe, Kalifornien. Die Arbeitsgruppe wurde von Dr. Alexander Lowen, Dr. John Pierrakos und Dr. Stanley Keleman geleitet und konzentrierte sich auf einen therapeutischen Prozeß, den man mit Bioenergetik bezeichnet. Diese Arbeitsgruppe hatte fünfzig Mitglieder, von denen viele bekannte Bioenergetik-Therapeuten waren.

Bioenergetik ist eine Form der Psychotherapie, die sich mit emotionaler Krankheit und Gesundheit unter besonderer Berücksichtigung der psychosomatischen Einheit befaßt und die einen außergewöhnlichen Beitrag zum klinischen Verständnis der Beziehungen zwischen Persönlichkeits- und Körperstruktur geleistet hat. Die bioenergetische Theorie und Praxis resultiert aus der Arbeit und den Erkenntnissen des verstorbenen Wilhelm Reich (von dem Kapitel 4 dieses Buches in größerem Umfang handelt), eines der ersten Pioniere in der Anwendung therapeutischer Methoden, die nicht nur Symptome der Geistes- und Gemütskrankheiten behandeln, sondern auch ihre entsprechenden somatischen (d.h. körperlichen) Entsprechungen. Die bioenergetische Methode war ursprünglich von zwei Schülern Reichs in den späten fünfziger Jahren konzipiert und entwickelt worden, Dr. Alexander Lowen und Dr. John Pierrakos, und stellte den Versuch dar, eine zeitgemäße therapeutische Methode zu finden, die auf effektive Weise die verbal/intellektuellen, physischen und psychoemotionalen Mittel miteinander in Einklang bringt, um den KörperBewußtseins-Konflikt zu erforschen und zu beheben.[1]

> Der Charakter des Individuums spiegelt sich auf der somatischen Ebene durch Form und Bewegung des Körpers ebenso wider, wie er sich in seinen typischen Verhaltensmustern ausdrückt. Die Summe der Muskelanspannungen, als eine Einheit (Gestalt) betrachtet . . . stellt den ,,körperlichen Ausdruck'' des Organismus dar. Dieser Körperausdruck ist die somatische Veranschaulichung jener typisch emotionalen Ausdrucksformen, die man auf der psychischen Ebene als ,,Charakter'' wahrnimmt.[2]

Innerhalb des bioenergetischen Systems gibt es eine Vielfalt von ,,Persönlichkeits-'' und ,,körperlichen Ausdrucksmustern'', die man als ungesund und neurotisch identifizieren kann. Durch sorgfältige Diagnose der physischen und psychischen Verfassung des Patienten hofft der Bioenergetik-Therapeut zu einem genaueren Verständnis der Art und Weise zu gelangen, wie der Patient sein Leben und sich selbst aufgebaut hat. Wenn die Diagnose beendet ist, fährt er fort, indem er mit dem Patienten mit Hilfe von sorgfältig entwickelten verbalen, psychoemotionalen und physischen Behandlungsmethoden arbeitet, die entworfen wurden, um seine Spannungen zu lösen, seine Lebenskräfte zu stärken, die Möglichkeiten seines Persönlichkeitswachstums zu fördern und durch all dies sein ungesundes Verhaltensmuster zu korrigieren.

Bevor ich an dieser Therapiegruppe teilnahm, hatte ich eine Vielzahl von Argumenten über das Körper-Geist-Verhältnis gehört, aber fast alle diese Ansichten waren zu abstrakt, und die Diskussion spielte sich ausschließlich auf intellektueller Ebene ab. Meine Einführung in die Bioenergetik war meine erste direkte Erfahrung, durch die ich gezwungen war, mir selbst als psychosomatischer Einheit zu begegnen, und zwar in einer Art, die das Erlebte nicht mehr unberücksichtigt lassen konnte.

Es ist November 1970. Zur Zeit nehme ich an meiner ersten Therapiegruppe am Esalen-Institut in Big Sur, Kalifornien, teil. Esalen ist seit ein paar Jahren weithin bekannt als ein empörendes Avantgarde-Zentrum, das sich mit der Erforschung ,,jener Strömungen der Erziehungswissenschaften, Religion, Philosophie, der Medizin und der Sozialwissenschaften beschäftigt, die die Entwicklungsmöglichkeiten und Werte des menschlichen Seins hervorheben''.[3] Das Institut erhält vieles von seiner farbenprächtigen Dynamik aufgrund seiner Lage inmitten der leidenschaftlich ruhigen Klippen und Wälder der Big-Sur-Küstenlinie unmittelbar südlich von Carmel, Kalifornien.

Die Therapiegruppe befindet sich unter der Leitung von Dr. Hector Prestera und Dr. William Schutz. Zu dieser Gruppe verlockte mich eigentlich meine Neugier auf Dr. Schutz, der die heftig umstrittene Methode der ,,offenen Begegnung'' (Encounter)[4] entwickelt hat und außerdem, weil mich der Titel des Programmes faszinierte: ,,KörperBewußtsein''. Ich habe dieses Wort niemals zuvor gehört. Es erweckt in mir die Vorstellung der Erkenntnis einer ganzheitlichen Wechselbeziehung von Körper und Geist. Ich hoffe, daß das Programm mir helfen wird, etwas tiefer in diese Zusammenhänge hineinzuschauen, und mir außerdem die Gelegenheit geben wird, mehr über mein eigenes, kürzlich entdecktes ,,KörperBewußtsein'' zu erfahren.

In dieser Gruppe, die sieben Tage neun Stunden täglich zusammentrifft, haben Schutz und Prestera beschlossen, Encounter und Rolfing miteinander zu verbinden. Dies bedeutet, daß zum normalen Encounter, das sich auf das Entdecken und die Anteilnahme des anderen konzentriert, zusätzlich Zeit verwendet wird, die Wege zu entdecken, durch die jeder von uns seinen eigenen Körper gestaltet und strukturiert. Wege, die vielleicht mit unseren einzigartigen Persönlichkeiten in Zusammenhang stehen.[5]

Rolfing oder „strukturelle Integration", wie es offiziell genannt wird, ist eine Methode intensiver Muskelbehandlung und Massage, die von der Biochemikerin und Physiologin Ida Rolf entwickelt wurde. In den vielen Jahren, in denen sie Muskelgewebe und Zellstrukturen untersuchte, stellte Ida Rolf fest, daß physische und emotionale Traumata das Muskel-und Bindegewebe zu versteifen und zu verhärten scheinen. Wenn dies geschieht, scheint der Körper seinen natürlichen Zustand und seine Vitalität aufzugeben und verliert seine Beweglichkeit und sein Gleichgewicht. Zusätzlich verursacht die fortwährende Verhärtung des Körpers eine Einschränkung der emotionalen Beweglichkeit, zu der der unbelastete Körper normalerweise fähig ist. Ida Rolf bringt dieses Phänomen wie folgt zum Ausdruck:

> Ein Individuum, daß eine Phase der Furcht, des Kummers oder der Wut durchläuft, drückt das nur allzuoft durch eine Körperhaltung aus, die für seine Umgebung leicht als Ausdruck seines augenblicklichen emotionalen Zustandes erkennbar ist. Wenn es an diesem Zustand festhält oder ihn fortwährend wieder errichtet, formt es, was wir normalerweise als „Verhaltensmuster" bezeichnen. Das muskuläre Zusammenspiel verfestigt sich. Dies bedeutet, daß einige Muskelpartien sich verkürzen und verdicken, auf andere greift Bindegewebe über, andere wiederum werden in Verbindung mit dem dazugehörigen Gewebe unbeweglich. Wenn dies einmal geschehen ist, ist die körperliche Grundlage nicht mehr veränderbar; sie ist unwillkürlich. Sie kann nun nicht mehr grundlegend durch Überlegungen oder selbst durch geistige Beeinflussung korrigiert werden. Dieser Ausgangspunkt körperlicher Reaktion formt auch emotionale Muster. Da es unmöglich ist, einen freien Fluß durch das körperliche Fleisch zu gewährleisten, wird die subjektive, emotionale Stimmung zunehmend beengter und hat die Tendenz, in einem eng begrenzten Bereich zu verbleiben. Was das Individuum dann empfindet, ist keine Emotion mehr, keine Reaktion auf eine bestimmte Situation, sondern es lebt, bewegt sich und hat sein Wesen nach einem Muster.[6]

Als Antwort auf diese Zwangssituation des KörperBewußtseins hat Dr. Rolf ein Programm von zehn therapeutischen Sitzungen entwickelt, die darauf hinzielen, daß der Körper eine gesündere und stärker integrierte

Haltung in bezug zu sich selbst und dem fortwährenden Zug der Schwerkraft annimmt.[7] Während der Rolfing-Sitzungen massiert der ausgebildete Rolfer den Körper tiefgehend, um Muskeln und Bindegewebe zu lockern und zu entspannen und dem Körper zu ermöglichen, eine stärker integrierte Haltung einzunehmen. Rolfing versucht durch Freisetzung der chronisch beibehaltenen Traumata eines Lebensabschnittes und durch den Wiederanschluß an den natürlichen Energiefluß und die Balance des Organismus Gesundheit und Vitalität zu stärken, Streß und Spannungen zu lindern und geistiges Wachstum und Öffnung auf allen Fuktionsebenen des Organismus zu fördern. Da die Massage sehr tiefgreifend ist, wird der Klient wohl einen starken Durchbruch zu Emotionen und Energie erfahren.

Sowohl Schutz als auch Prestera sind ausgebildete Rolfer, darüber hinaus ist Schutz Psychotherapeut und Prestera ein praktizierender Internist. Dieses Programm war das erste, bei dem zwei Fachleute mit so unterschiedlicher Vorbildung zusammenkamen, um ihre Fähigkeiten und ihr Talent bezüglich der Wahrnehmung des KörperBewußtseins während eines therapeutischen Seminars zusammenzubringen.

Am zweiten Tag des Seminars sitzen zwölf von uns in einem Kreis um ein Gruppenmitglied, das gleichzeitig von Schutz und Prestera gerolft wird. Der Klient wird ermutigt, seinen Gefühlen freien Lauf zu lassen und sie in jeder gewünschten Weise auszudrücken. Während sich die Hände des Therapeuten auf dem Körper des Patienten und in ihn hinein bewegen, reagiert dieser mit Anwandlungen von Traurigkeit, Furcht oder Freude und Erinnerungen, die einfach so zu kommen scheinen. Schutz und Prestera sind bemüht, dem Patienten ausreichend Zeit und Geduld zu geben, sich durch den Gefühlsgehalt der Empfindungen durchzuarbeiten, die während der Tiefenmassage zum Vorschein kommen.

Wähend unsere Gruppe mit der Zeit enger zusammenwächst und Vertrauen und Mitgefühl entstehen, beginnen wir, die Schmerzen und Freuden des anderen mit einem hohen Grad an Offenheit und Einfühlungsvermögen nachzuempfinden. Es ist interessant für mich, festzustellen, daß jeder auf bestimmte Aspekte der Schicksalserfahrungen der anderen reagiert und daß jede unserer Reaktionen aufeinzigartige Weise mit unserer eigenen Persönlichkeit übereinstimmt. Ich erinnere mich an das erste Mal, als ich lernte, eine Gitarre zu stimmen. Ich war damals darüber erstaunt, daß, wenn ich einen bestimmten Ton auf einer bestimmte Saite anschlug, der gleiche Ton auf den anderen Saiten mitschwang. Auf die gleiche Art und Weise, so scheint es, ist jeder von uns in einer Vielfalt von Noten und Akkorden (Gefühlen und Einstellungen) gestimmt, und wenn diese Töne in unserer Anwesenheit angeschlagen werden, können wir nichts anderes tun, als mitzuschwingen.

Jeden Tag werden zwei weitere von uns als Teil des Gruppenablaufes gerolft, und jeden Tag beobachte ich, daß jeder Patient auf Rolfing in einer etwas anderen Weise anspricht. Da die erste Rolfing-Sitzung — wie sie hier praktiziert wird — ein standardisiertes Verfahren ist, sind die meisten der Unterschiede in den Reaktionen eher auf individuelle Empfindungen zurückzuführen als auf unterschiedlichen Druck oder unterschiedliche Bewegungen des Rolfers.

Während ich Zeuge bin, wie mehr und mehr Gruppenmitglieder gerolft werden, und an ihren Emotionen teilhabe, beginne ich festzustellen, daß viele sich ähnelnden Erinnerungen in das Bewußtsein zurückgeholt und abreagiert werden. Was jedoch noch merkwürdiger ist, ist die Tatsache, daß diese ähnlichen Erinnerungen jedesmal dann wach werden, wenn *entsprechende* Körperteile der *verschiedenen* Patienten behandelt werden.

Das Gefühl und die Erinnerung, alleine gelassen und vernachlässigt zu werden, taucht zum Beispiel dann häufig auf, wenn die Brust des Patienten gerolft wird. Im Falle der oberen Rückenpartie löst die Muskelbehandlung oft Raserei und Wut aus. Die Behandlung der Kieferpartie befreit Trauer, die der Hüften sexuelle Reaktionen, das Rolfen der Schulterpartie ist von Erinnerungen an Sorgen und streßerzeugende Verantwortung begleitet. Es scheint, daß der Körper einer großen Schalttafel gleicht: Wenn bestimmte Schalter an gleichen Körperteilen verschiedener Individuen betätigt werden, kommen ähnliche Erinnerungen und Empfindungen auf.

Auf den ersten Blick erscheint das als unmöglich. Es fällt mir schwer genug, anzunehmen, daß Emotionen im Körper gespeichert sind, ganz abgesehen davon, daß dieser Speicherung auch noch eine systematische Anordnung unterliegen soll. Wie ich jedoch jeden Tag mehr und mehr Körperbefreite sehe, wird mir diese Möglichkeit immer einsichtiger. Die Vorstellung, daß der Körper ein Speicher für Emotionen und Lebenseinstellungen ist, beginnt mich zu faszinieren. Ich beobachte, wie Menschen gehen, wie sie reden, wie sie sich erregen und bewegen.

Als Schüler von Schutz und Prestera hatte ich Gelegenheit, sie dabei zu beobachten, wie sie während der nächsten vier Monate fast einhundert verschiedene Leute rolften. Darüber hinaus nahm ich an über tausend intensiven Stunden in Encounter-Gruppen teil. Dies gab mir Gelegenheit, Hunderte nackter Körper im Interaktions- und Gefühlsprozeß wahrzunehmen. In diesen Monaten wurden die Gruppen für mich zu einem lebenden Laboratorium, in dem ich KörperBewußtsein in Aktion beobachten konnte. Mit einer Leidenschaft, die an Fanatismus grenzte, machte ich mir gedankliche Aufzeichnungen, welche Menschen in welcher Weise beschaffen waren. Andererseits untersuchte ich Körper und versuchte mir vorzustellen, welche Art Mensch und Persönlichkeit sie beherbergen und widerspiegeln könnten. Ich schaute mir die Körperstruktur derjenigen an, die gerolft wurden, und versuchte zu erraten, auf welche Weise sie auf den Schmerz der Behandlung reagieren würden und welche Erinnerungen und Blocks durch die Behandlung zu Tage gebracht würden.

Die Monate vergingen, und ich stellte fest, daß meine Empfindungen und Beobachtungen dazu führten, daß ich ein philosophisches System über die direkten Zusammenhänge zwischen bestimmten Empfindungen und Lebenseinstellungen und entsprechenden Körperteilen und Körperregionen entwickelte. In dieser Zeit begann ich mich durch die Verwirrung, die meine erste Begegnung mit John Pierrakos hinterlassen hatte, durchzuarbeiten. Ich lernte, wie ich den Geist entsprechend dem Körper und den Körper entsprechend dem Geist auslegen konnte. In der gleichen Zeit begann ich auch, das Konzept für dieses Buch zu entwickeln.

Während der letzten sechs Monate habe ich mich mehr und mehr mit den Fragen und Methoden beschäftigt, die das Verhältnis zwischen Körper und Geist, Wohlsein und Unwohlsein untersuchen. In dieser Zeit habe ich auch ein umfassendes System entwickelt und verfeinert, das KörperBewußtsein zu lesen und einzuordnen, so daß es möglich ist, die Persönlichkeit aus dem Bewegungsablauf und der Form des Körpers zu erfassen und die psychosomatische Erscheinung von Wohlsein und Unwohlsein zu verstehen. Ich bin persönlich und beruflich in der Erforschung des menschlichen Potentials und des Persönlichkeitswachstums völlig aufgegangen. Meine Untersuchungen und Studien haben mich mit vielen KörperBewußtseins-Techniken in Verbindung gebracht, wie Rolfing, Bioenergetik, Reichsche Energetik, Encounter, Massage, Shiatsu, Healing (spirituelles, geistiges Heilen), die Feldenkrais-Methode, Gestalttherapie und eine Vielfalt von Yoga-Praktiken. Zusätzlich habe ich verwandte Methoden wie Biofeedback, Meditation, Psychodrama, Sensory Awareness, psychedelische Erfahrungen und das Wesen des psychotischen Erlebnisses untersucht.

Ich habe aus einer Vielfalt von Perspektiven und mit einer Vielfalt von Methoden untersucht, was es bedeutet und was es bedeuten könnte, ein Mensch in dieser Welt zu sein. Im Wesentlichen habe ich versucht, Erkenntnisse und Erfahrungen in einer Weise zu ordnen, die es erlaubt, eine alternative Mythologie des Menschseins zu entwerfen, die sich auf Erkenntnisse und Zusammenhänge stützt, die ich und eine zunehmende Anzahl von Menschen entdecken und erforschen. Die wichtigsten Grundzüge, die sich aus diesen Erkenntnissen ableiten, stehen im Zusammenhang mit wachsender Bewußtheit, größerer Selbstverantwortlichkeit, erhöhter Kreativität und einem umfassenderen Verständnis der Kräfte von Leben und Tod, die fortwährend in uns wirken. Ich habe mein Hauptaugenmerk auf eine Erhöhung der Lebensqualität und auf die Erforschung der Ideen und Praktiken gelegt, die diesem Ziel zugute kommen. Ich gehe davon aus, daß wir alle ein wenig menschlicher und lebendiger sein könnten und daß es eine Vielfalt von Praktiken und Lebenseinstellungen gibt, die uns helfen können, dieses Ziel zu erreichen. Wenn das, was diese neuen Techniken und Methoden uns über das Leben zu verstehen geben, der Wahrheit entspricht, dann scheint mir, daß wir vieles, was wir bisher als Wirklichkeit verstanden haben, neu überdenken müssen. Wenn diese neuen Ideen uns als existenzielle Wegweiser dienen könnten, dann könnten sie vielleicht auch die Entwicklung einer neuen Seinsweise fördern. Alternative Seinsweisen würden die Existenz eines neuen Menschen ermöglichen, der wiederum eine alternative Philosophie und einen alternativen Lebensstil hervorbringen könnte, der sich auf Lebensbereiche wie erweitertes Bewußtsein, Einheit von Körper und Geist, Gesundheit, Kreativität und ehrliche, liebevolle Beziehungen zwischen allen Menschen konzentrieren würde.

In diesem Buch möchte ich mit Ihnen einige der Lebenseinstellungen und Erfahrungen teilen, die mir heutzutage als Wegweiser dienen. Ich werde meine Ausführungen auf die Beschaffenheit des menschlichen KörperBewußtseins konzentrieren. Es wird mir sicherlich nicht möglich sein, alle meine Empfindungen und Auffassungen über die Weise zu vermitteln, in der ich KörperBewußtsein erfahre; dennoch will ich versuchen, Ihnen einige der grundlegenden Zusammenhänge im KörperBewußtsein und verwandten therapeutischen Methoden zu vermitteln.

Dieses Buch ist eine Mischung aus psychosomatischer Theorie, Diagnosebeschreibungen, Abbildungen und persönlichen Gedanken, einbezogen in eine praktische Darstellung der Wege, die Grenzen des menschlichen Daseins zu erfahren, zu entdecken und zu erweitern. Der Grundgedanke meiner Darstellung wird der menschliche Körper sein, denn ich habe entdeckt, daß er nicht nur die lebendigste und aufregendste aller energetischen Erscheinungsformen ist, sondern er bietet auch die vollkommene Struktur, mit der wir eine Untersuchung der Einheit des KörperBewußtseins und kreativer Selbstentwicklung durchführen können.

Nachdem ich im nächsten Kapitel einige der grundlegenden Inhalte und Merkmale des KörperBewußtseins besprochen habe, werde ich meinen Weg von den Füßen aufwärts bis zum oberen Bereich des Kopfes fortsetzen, indem ich viele der besonders betroffenen Teile des KörperBewußtseins und deren Beziehungen untersuche, beschreibe und aufdecke.[8]

Darüber hinaus habe ich mich entschlossen, einige meiner eigenen Erfahrungen und Überlegungen bezüglich meines eigenen KörperBewußtseins und einiger bekannter KörperBewußtseins-Methoden darzulegen; jedoch nicht in einem eigenen Kapitel, sondern an den entsprechenden Stellen der KörperBewußtseins-Reise.

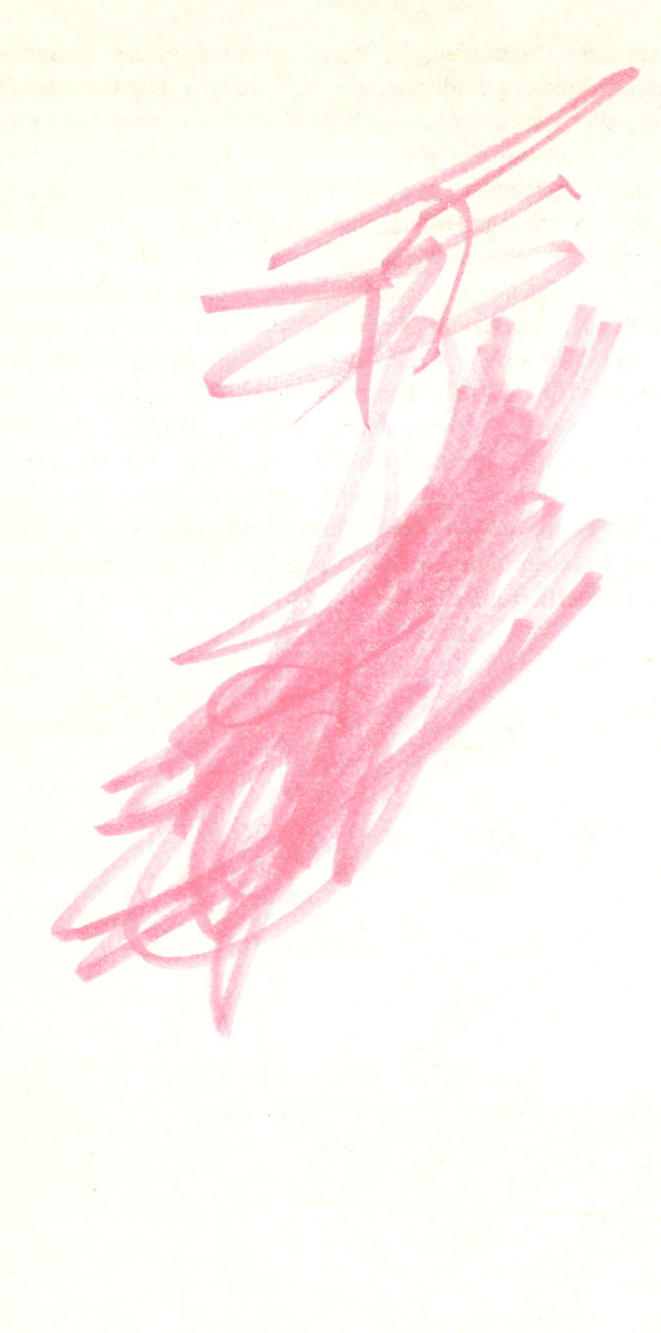

KAPITEL
2

EIN ÜBERBLICK

Wenn Sie mich genau anschauen, dann würden Sie wahrscheinlich von mir behaupten, ich sei ein gesunder und wohlproportionierter Mensch. Wenn Sie ein Arzt wären, würden Sie zweifellos sagen, daß ich völlig gesund sei und daß ich mich glücklich schätzen könnte, einen so lebensfähigen, wohlabgestimmten Körper zu haben. Wenn ich mich jedoch selbst genau betrachte, stelle ich fest, daß in meinem Körpergewebe eine Menge Unausgewogenheiten, Durcheinander und Unebenheiten tätig sind, die wohl ebenso in meiner Psyche tätig sind. Diese Konflikte haben sicherlich sowohl meinen Körper als auch meine Persönlichkeit und meine Lebensweise geformt.

Genau gesagt, mein Körper ist unglaublich unsymmetrisch. Mein rechtes Bein ist länger als mein linkes, meine linke Hand ist kleiner als meine rechte, meine rechte Schulter ist tiefer als meine linke, meine obere Körperhälfte ist muskulöser als meine untere, mein Becken ist ein wenig in Richtung des Uhrzeigersinns gedreht, mein Hals ist ein wenig zur rechten Seite geneigt, mein Rückgrat ist nicht so gerade, wie es sein sollte, ich habe etwas Senkfüße, die Teile meiner rechten Hand sind besser aufeinander abgestimmt als die meiner linken, mein linkes Bein ist fester als mein rechtes ... und so weiter und so fort. Es ist eine unendliche Menge an Unstimmigkeiten und Asymmetrie in meinem Körper.

Ich bin nicht sanft, weil mein Leben nicht immer sanft verlaufen ist. Ich bin nicht völlig ausgewogen, denn meine Gefühle sind nicht immer ausgewogen. Ich bin nicht symmetrisch, denn meine Handlungsweisen sind nicht symmetrisch. Meine Muskelkraft ist nicht gleichmäßig über meinen Körper verteilt, so wie meine Interessen nicht gleichmäßig über mein Leben verteilt sind. Irgendwie ist mein Körper wie der der Erde, der mit all seinen Gebirgen, Tälern, Flußbetten und unebener Topographie ihre Geschichte und Entstehung auf die gleiche Weise erzählt, wie mein Körper der Geschichte der Prüfungen und kreativen Veränderungen meines Lebens Ausdruck verleiht. Jeder Aspekt meines Körpers spiegelt einen bestimmten Teil meines Selbst, das sich von meiner Seele aus in meinem Fleisch verkörpert, sich den Leidenschaften und Anforderungen stellt, mit denen ich unablässig beschäftigt bin.

Während meiner Versuche, das Terrain meines eigenen Lebens und Seins zu durchforschen, habe ich festgestellt, daß mein Körper und mein Geist Spiegelungen des anderen sind und daß die Gefühle und Erfahrungen, die meine Persönlichkeit geformt haben, die Formationen und Strukturen meiner Muskelpartien und meines Gewebes beeinflußt haben.

Und da ich mir meiner eigenen Lebensgeschichte und meiner eigenen Möglichkeiten bewußter geworden bin, schätze ich auch die Möglichkeiten, mit deren Hilfe ich die Beziehungen des KörperBewußtseins entdecken, untersuchen und verbessern kann.

Während unserer Versuche, die verschiedenen Aspekte unseres Körper-Bewußtseins zu entdecken und zu untersuchen, wie diese Lebensbereiche in uns verkörpert sind, sollten Sie diese Informationen nicht benutzen, um noch selbstkritischer zu werden, sondern um Ihre Eigenart mehr schätzen zu lernen. Während Sie lernen, Ihr eigenes KörperBewußtsein zu erfassen, empfinden Sie Freude daran, wie Ihre Muskeln und Gliedmaßen denen in Ihnen lebenden Geschichten Ausdruck verleihen können — Geschichten, die von vergangenen Erfahrungen, augenblicklichen Leidenschaften und Zukunftsträumen berichten. Dadurch, daß Sie der Unterschiede Ihres eigenen KörperBewußtseins inne werden, werden Sie zu größerer Selbst-Bewußtheit und größerer Selbstverantwortlichkeit gelangen.

Für mich selbst habe ich die Vorstellung eines „perfekten" KörperBewußtseins oder eines „idealen" Lebens aufgegeben, denn solche Dinge gibt es nicht. Statt dessen habe ich mir selbst gestattet, mir meiner eigenen Möglichkeiten bewußt und vorurteilsfrei zu werden, und habe dadurch angefangen, das für mich zutreffende KörperBewußtsein und die Lebensweise zu erkennen, die für meine spezifischen Bedürfnisse und Träume „ideal" sind. Ich habe festgestellt, daß, wenn ich meine Entwicklung und meine Selbstbeobachtungen aus dieser Perspektive betrachte, sie von mir als angenehme und abenteuerliche Erfahrungen wahrgenommen werden und nicht als ermüdende Aufgabe.[1]

DIE BILDUNG DES KÖRPERBEWUSSTSEINS

Üblicherweise spielen fünf Faktoren bei der Bildung des KörperBewußtseins eine Rolle:

1) Vererbung, 2) physische Verfassung und Aktivitäten, 3) emotionale und psychologische Verfassung und Betätigung, 4) Ernährung und 5) Umgebung.

Unter *Vererbung* fallen alle Faktoren, die uns von Geburt an mitgegeben sind. Diese Information und Struktur wird uns von unseren Eltern weitergegeben und ist zweifellos ein entscheidender Faktor bei der Bildung unseres eigenen spezifischen KörperBewußtseins. Aus offensichtlichen Gründen ist es äußerst schwierig, diese Aspekte des physischen und psychologischen Selbst zu isolieren, für die die Vererbung ausschließlich verantwortlich ist.

Die zweite Komponente, die die Bildung des KörperBewußtseins beeinflußt, *physische Aktivität*, umfaßt alle physischen Handlungen, Aktivitäten und Begegnungen unseres gesamten Lebens. Laufen, schlafen, Fahrrad fahren, mit den Fingern trommeln, sitzen, gebären und Klavier spielen sind alles Aktivitäten, die unser KörperBewußtsein beeinflussen und formen, ungeachtet ihrer Vererbungskomponenten oder ihrer psychoemotionalen Faktoren. Was wir mit unserem Selbst gemacht haben, wie wir es gemacht haben, wie regelmäßig wir es gemacht haben und wie wir uns dabei fühlen, all dies spiegelt sich in der Entwicklung unserer Muskeln, Knochen und neuromuskulären Koordination wider.

Während im Normalfalle physische Aktivitäten für die Entwicklung eines gesunden und lebensfähigen Menschen von positiver Bedeutung sind, kann es jedoch auch vorkommen, daß diese Aktivitäten für Einschränkungen zur Entwicklung eines optimalen KörperBewußtseins verantwortlich sind. Diese Möglichkeit wird von William Schutz gut dargestellt:

Physische Traumas können den natürlichen Wachstumsprozeß behindern . . . so wie ein ausgewachsener Baum durch Abschneiden seiner Äste zu einem Zwerg reduziert werden kann. Angenommen, ich breche mir in jungen Jahren einen Arm: Während des Heilungsprozesses fühle ich mich unsicher auf den Beinen und verlagere mein Körpergewicht nach vorne auf meine Zehen. Dies gleiche ich dadurch aus, daß ich die Muskelpartie meines Kreuzes anspanne, da ich ansonsten nach vorne überkippen würde. Wenn die Muskeln zu stark beansprucht werden, so falle ich nach hinten. Dies versuche ich wiederum dadurch auszugleichen, daß ich meinen Kopf nach vorne schiebe. Durch den Versuch, meine Balance auf diese Weise zu halten, werden die Muskeln meiner Beine, meines Rückens und meines Halses angespannt.

Wenn ich mir diese Körperhaltung angewöhne, werden die Muskelanspannungen schließlich chronisch, und das Bindegewebe wird nachwachsen, um die Muskeln in einer unbeweglichen Position zu halten. Meine Muskeln verlieren dadurch ihre Fähigkeit, sich angemessen anzuspannen und zu entspannen.[2]

Die dritte Komponente, *emotionale und psychologische Aktivitäten und*

Erfahrungen, ist diejenige, die mich am meisten fasziniert. Während es kaum Stimmen gibt, die den grundsätzlichen Einfluß von Gefühlen, Lebenseinstellungen und Erfahrungen auf das KörperBewußtsein verneinen, gibt es nur sehr wenig Übereinstimmung in der Frage, *wie stark* dies geschieht. Wenn ich beispielsweise nervös bin und ein flaues Gefühl in der Magengegend verspüre, bringe ich selbstverständlich dieses physische Symptom mit meinem emotionalen Streß in Verbindung. Oder wenn ich gerade Streit mit meiner Freundin hatte und danach feststelle, daß mein Nacken steif ist, und ich fühle, daß Kopfschmerzen im Anzug sind, werde ich mir wahrscheinlich sagen, daß der Streit die Anspannung verursacht hat.

Wie weit werde ich jedoch diese psychosomatischen Zusammenhänge zurückverfolgen? Angenommen, ich habe Halsweh: würde ich dies mit unterdrücktem Zorn in Verbindung bringen? Als ich mir den Fuß verstauchte, geschah dies zu einer Zeit, als ich mich emotional instabil fühlte? Bin ich Asthmatiker, weil ich keine Verantwortung für die Wut übernehmen will, die in meiner Brust wühlt? Leide ich an Hämorrhoiden, weil ich meine Gefühle zu stark für mich behalten habe? Bin ich überglücklich, weil mein KörperBewußtsein auf eine gesunde Weise entspannt und mit sich selbst im Einklang ist?

Wahrscheinlich bringen die meisten von uns nicht alle ihre emotionalen Haltungen und Erfahrungen mit spezifischen physischen Symptomen in Verbindung. Andererseits gibt es wohl kaum Personen, die ihre Körperstruktur mit ihrer Persönlichkeit und ihrer psychischen Lebensgeschichte in Verbindung bringen. Doch es wird immer deutlicher, daß unsere Gefühle und Lebenseinstellungen auf direkte Weise unsere Körperhaltung, die Art und Weise, wie wir uns bewegen, unsere Atmung und unser Wachstum beeinflussen. Und so wie wir durch physische Aktivitäten unser Selbst formen, tun wir dies ebenfalls durch unsere emotionalen Aktivitäten und Erfahrungen.

Stellen Sie sich vor, Sie seien äußerst nervös und verstimmt. In diesem Falle würde dies zu den üblichen körperlichen Begleiterscheinungen in Ihrer Magengegend und vielleicht noch zu einer Erhöhung der Atemfrequenz führen. Was würde geschehen, wenn Sie dieses psychosomatische Muster ein paar Minuten jeden Tag ausführen würden? Die Muskeln Ihrer Bauch- und Brustregion würden nach Monaten und Jahren dieses Trainings eine Form annehmen, die dem Zustand entsprechen würde, der im Falle einer nervenaufreibenden Situation entsteht, mit all seinen Spannungen und Blockierungen.

Oder stellen Sie sich beispielsweise vor, Sie seien sehr unglücklich und deprimiert. Nehmen Sie dazu eine Körperhaltung ein, die diesem Gemütszustand entspricht. Wahrscheinlich würden in diesem Falle Ihre Schultern heruntersinken, Ihre Brust einfallen, und Sie würden ein allgemeines Gefühl der Schwere empfinden.

Emotionale Stimulierung der Muskeln kann demzufolge den gleichen Effekt auf den Körper erzielen wie physische Aktivitäten; nur daß es schwerer zu bestimmen ist, welche spezifischen emotionalen Faktoren entsprechende physische Symptome verursachen, insbesondere, da eine Vielzahl dieser Vorgänge auf der unbewußten Ebene abläuft. Der Körper formt sich entsprechend der Emotionen, die ihn mit Leben erfüllen, und diese wiederum werden zur Gewohnheit und vom Körpergewebe eingeschlossen. KörperBewußtsein, aus dieser Perspektive betrachtet, ist also nichts anderes als das sich immer wieder regenerierende Produkt aus Emotionen, psychologischen Aktivitäten und psychosomatischen Präferenzen, die während des gesamten Lebens in Erscheinung treten.

Die vierte Hauptkomponente zur Bildung von KörperBewußtsein ist die *Ernährung*. Unter Ernährung verstehe ich all die Nahrung — sowohl physische als auch psychische — die das KörperBewußtsein zu sich nimmt und verarbeitet, um sich die zur Regeneration und fortwährendem Wachstum notwendigen Voraussetzungen zu schaffen.[3] Während es unterschiedliche Meinungen darunter gibt, welche Art Nahrung am gesündesten und angemessensten ist, besteht ein allgemeines Einvernehmen über die wichtige Rolle, die die Ernährung bei Bildung und Erhaltung des KörperBewußtseins spielt.

Die *Umgebung* ist die letzte Hauptkomponente, die einen Einfluß auf die Bildung des menschlichen KörperBewußtseins hat. Unter Umgebung verstehe ich all die physischen, sozialen und psychologischen Strukturen, die uns und unser Leben umgeben. Wie die Vererbung, so ist auch die Umgebung ein gegebener Faktor, wenn wir zu einer bestimmten Zeit an einem bestimmten Ort ins Leben treten. Nur mit dem Unterschied, daß wir letztere beeinflussen und damit ihren Einfluß auf unser persönliches Leben durch entsprechenden Verhaltens- oder Ortswechsel mitbestimmen können. Daher ist die Beziehung zu unserer Umgebung ein dynamischer Prozeß, der eine fortwährende Veränderung, Umformung oder Neubildung erlaubt. Es ist äußerst schwierig, uns selbst von unserer Umgebung zu trennen, denn auf eine bestimmte Weise verinnerlichen wir die Umgebung ebenso, wie sie uns äußerlich beeinflußt.[4]

Ich habe diese fünf Faktoren aus wissenschaftlichen Gründen voneinander getrennt hervorgehoben; eigentlich sind sie alle untrennbar miteinander verknüpft. In diesem Buche werde ich mich hauptsächlich mit der dritten Komponente der Bildung des KörperBewußtseins befassen, den emotionalen Aktivitäten und psychologischen Präferenzen. Obwohl dieser Faktor mit allen anderen eng verbunden ist, spüre ich, daß er in seiner Wirkung der bedeutendste zur Bildung des KörperBewußtseins ist. Ich habe bemerkt, daß emotionale Erfahrungen, psychologische Entscheidungen und persönliche Haltungen und Vorstellungen nicht nur die Funktionstüchtigkeit des menschlichen Organismus beeinflussen, sondern auch in hohem Maße seine Form und Struktur. Damit ist nicht gemeint, daß Vererbung, physische Aktivitäten, Ernährung und Umgebung keinen Einfluß haben; den haben sie ohne Zweifel. Ich möchte damit nur hervorheben, daß, wenn alle diese Kräfte bei der Bildung eines menschlichen Wesens zusammenkommen, dieser Faktor der bewußten menschlichen Psyche der prägendste und stärkste von allen zu sein scheint.

Bei dem Versuch, Informationen darüber zu erlangen, auf welche Weise emotionale Erfahrungen und Ausdrucksmuster zu physischen Strukturen in Beziehung stehen, entsteht ein weiteres Problem. Es ist die alte Frage: Was war zuerst, die Henne oder das Ei? Formen emotionale Erfahrungen und psychologische Überzeugungen das Körpergewebe, oder werden durch die Körperstrukturen spezifische Empfindungen und Lebenseinstellungen verursacht? Meine Antwort ist ... *beides*. Die Übertragung von Geist in Materie und Materie in Geist scheint eine Art kreisförmiges Rückkoppelungssystem zu sein, in dem jede kleinste Information und Erfahrung dem Gewebe zugeführt wird und von dort aus wieder zu Information und Erfahrung wird.[5] Wenn wir also versuchen, die Sprache und die Struktur unseres Körpers und die Psyche zu entziffern, tun wir nichts anderes, als uns bewußt zu werden und zu erkennen, daß diese Zwischenbeziehungen vorhanden sind und daß man manchmal die Henne von dem Ei nicht trennen kann.

Das Studium der Beziehungen zwischen Geist und Körper ist nicht neu. Seitdem der Mensch über sein Wohlbefinden, sein Überleben, seine Leidenschaften, seine Gedanken, seine Träume, sein Leben und sein „Selbst" nachgedacht hat, gibt es ebenfalls Überlegungen über das Wesen dieses am schwersten zu erfassenden Bereichs. In den östlichen Philosophien, wie zum Beispiel der orientalischen und der indischen, sind der Körper und der Geist schon immer als untrennbare Teile des menschlichen Wesens angesehen worden. Die Gesundheitspraktiken, die Erziehungsformen, die religiösen Institutionen und die psychoemotionalen Disziplinen in diesem Teil der Welt verkünden alle eine holistische Einstellung zu Leben und Selbstverwirklichung. Nur in dem es sich selbst erkennt und verwirklicht, ist ein Individuum in der Lage, einen Zustand von Harmonie in seinem KörperBewußtsein zu erlangen und dadurch Glückseligkeit und Freude zu erfahren.

Wir im Westen haben uns zu einem Dualismus im KörperBewußtsein entschieden, indem wir es in zwei Teile zerlegen: die Psyche, von der man annimmt, daß sie irgendwo im Schädel zwischen den Augen existiert; und den Körper, der sich darunter bewegt und lebt. Dieser Geist/Körper-Dualismus spiegelt sich in allen unseren Institutionen und kulturellen Prozessen wider. Indem wir uns intellektuell in zwei Teile aufspalten, forcieren wir eine tiefgreifende Spezialisierung und Differenzierung aller unserer Aktivitäten und begünstigen dadurch weiterhin die Körper/Geist-Trennung im Gegensatz zu holistischen Anschauungen. Aufgrund dieser Trennung ist es nicht weiter verwunderlich, daß unser Körper und unser Geist des öfteren zueinander in Konkurrenz stehen oder miteinander in Konflikt geraten, denn sie verstärkt den Mangel an Kommunikation zwischen beiden Teilen.[6]

In den folgenden Kapiteln werde ich zahlreiche verschiedene Teile des KörperBewußtseins beschreiben und behandeln. Ich werde Arme, Knie, Gedanken und Gefühle gesondert behandeln, um einige Wege aufzuzeigen, mit denen wir uns nach unseren eigenen Vorstellungen formen. Ich werde das KörperBewußtsein mit Hilfe von Worten, Theorien und Berichten zerlegen, um dem Zwecke dieses Buches gerecht zu werden. Allerdings möchte ich Sie daran erinnern, daß der Zweck, wenn wir das KörperBewußtsein zerlegen, lediglich darin besteht, daß Sie mehr von seinen Funktionsweisen verstehen und daß diese (Sie!) im eigentlichen Sinne nicht zerlegbar sind.

In Wirklichkeit stehen alle unsere Körperzellen sowohl auf struktureller als auch auf funktioneller Weise zueinander in Beziehung. In gleicher Weise sind alle unsere Gedanken, Vorstellungen, Ängste und Träume miteinander dynamisch in der Struktur und Funktionsweise unserer Psyche verknüpft. Ich möchte Ihnen ebenfalls verständlich machen, daß Ihre Zellen und Ihre Gedanken viel direkter miteinander in Zusammenhang stehen, als Sie wahrscheinlich im Augenblick annehmen.

Während Sie die verschiedenen Teile und Prozesse des KörperBewußtseins, die ich voneinander getrennt behandeln werde, erforschen und durchleben, seien Sie bewußt, daß jeder Teil Ihres Selbst auf irgendeine tätige Weise mit jedem Teil verbunden ist. Durch die Erforschung und Integration dieser Beziehungen werden Sie ein größeres Maß an Harmonie in Ihrem KörperBewußtsein erzielen. Darüber hinaus mindern Sie Ihre inneren Konflikte und gelangen zu einem größeren Maß an allgemeinem Wohlbefinden und psychischer Ausgeglichenheit. Am wichtigsten aber ist, sich daran zu erinnern, daß Sie Ihr KörperBewußtsein gerade aufgrund seiner ganzheitlichen Natur schätzen, während Sie diese Reise durch Ihr Selbst mit diesem Buch als psychosomatischen Wegweiser unternehmen. Lassen Sie sich nicht durch Unterteilungen und Unterscheidungen, die zum Zwecke des theoretischen Verständnisses gemacht werden müssen, von dieser Tatsache abbringen.

HAUPTTRENNUNGEN DES KÖRPERBEWUSSTSEINS

Bevor ich verschiedene psychosomatische Beziehungen erörtere, die in bestimmten Körperteilen lokalisiert werden können, möchte ich Ihnen zuerst die hauptsächlichen Trennungen aufzeigen, die im KörperBewußtsein zu beobachten sind. So werden Sie einige Wege erkennen lernen, wie die Form des physischen Körpers sich in dem darin lebenden psychischen Körper widerspiegelt. Diese Trennungen sind: Rechts/links, Brust/Becken, vorne/hinten, Kopf/Körper, Rumpf/Gliedmaßen.

Vielleicht wird es sich für Sie nützlich erweisen, zuerst einmal die Gesamtform Ihres eigenen KörperBewußtseins zu erforschen. Zu diesem Zweck sollten Sie sich nackt vor einen Spiegel stellen, der Ihnen eine Gesamtansicht Ihres Körpers erlaubt.

Wenn Sie sich ansehen, versuchen Sie urteilsfrei zu sein. Vermeiden Sie kritische Äußerungen, daß Sie etwas für sich tun müßten (z.B. Diät leben oder Übungen machen), oder über Prozesse nachzudenken, die Ihre Entscheidung beeinflußt haben (wie Alter oder Krankheit). Schauen Sie sich einfach selbst an, und versuchen Sie ein Gefühl für die Art und Weise zu bekommen, wie Sie sich in jedem Teil Ihres Körpers gestaltet und geformt haben. Achten Sie dabei besonders auf die Beziehungen zwischen Ihrer linken und rechten Körperhälfte. Erscheint Ihnen eine Seite größer als die andere? Sieht die eine gesünder aus als die andere?

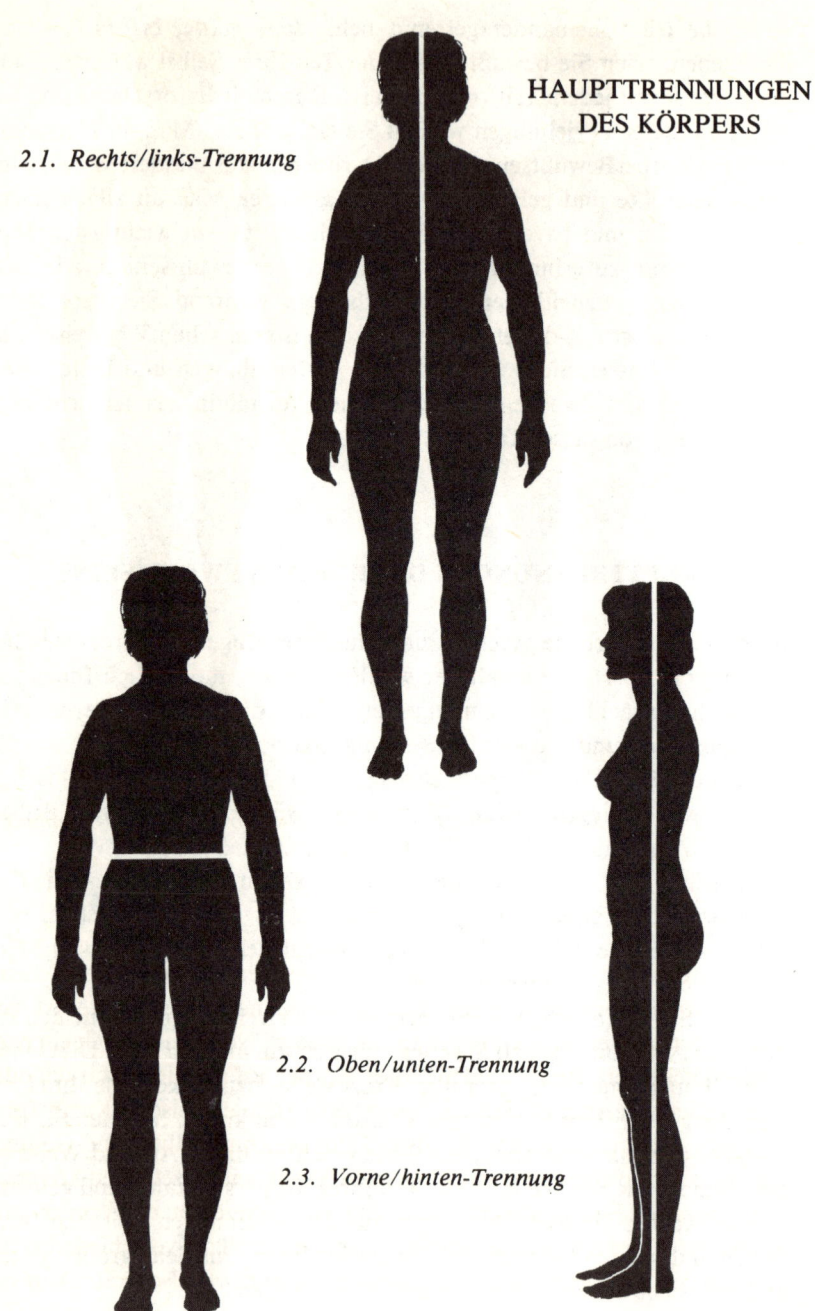

**HAUPTTRENNUNGEN
DES KÖRPERS**

2.1. Rechts/links-Trennung

2.2. Oben/unten-Trennung

2.3. Vorne/hinten-Trennung

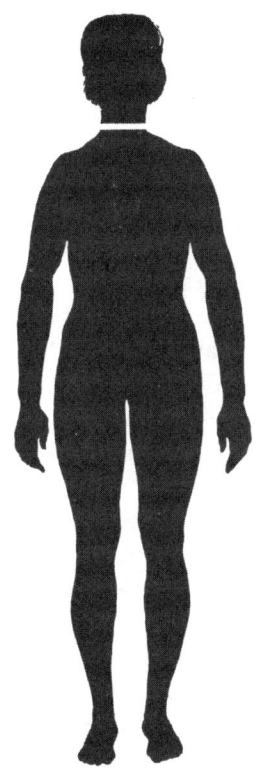
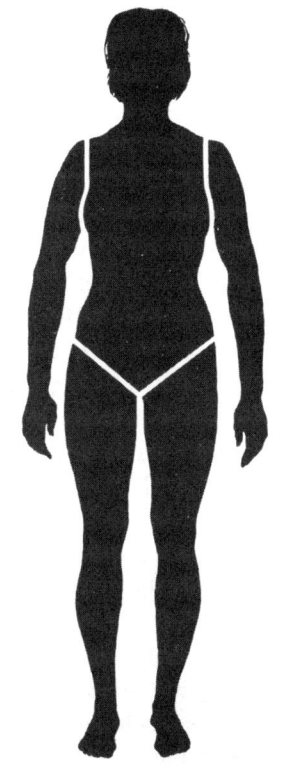

2.4 Kopf/Körper-Trennung   *2.5 Rumpf/Gliedmaßen-Trennung*

Wie steht es mit Ihrer oberen und Ihrer unteren Körperhälfte? Scheint es, daß die Proportionen beider Hälften zueinander passen, oder ist eine von beiden größer oder kräftiger als die andere? Nehmen Sie sich ein paar Augenblicke Zeit. Betrachten Sie Ihren Körper auf mögliche Stärken oder Schwächen. Versuchen Sie im Geiste eine topographische Karte Ihres Körpers zu erstellen, in der Sie sowohl Punkte von Vitalität und Gesundheit als auch solche von Unwohlsein und Krankheit einzeichnen könnten.

In manchen Fällen ist es hilfreich, sich eine Skizze von der Vorder- und Rückseite seines Körpers anzufertigen, und dann all die verschiedenen Erfahrungen, Vorkommnisse und Traumas, die Ihre physische Struktur beeinflußt haben, in Farbe einzutragen. Nehmen Sie sich dazu am besten ein großes Blatt Papier und zeichnen zuerst einen Umriß Ihres Körpers. Danach tragen Sie mit verschiedenen Farbstiften all die Stellen Ihres Körpers ein, an denen Sie schon Schmerzen, Streß, Unfall oder Krankheit empfunden haben. Überzeugen Sie sich, daß Sie sowohl alle kleinen Verletzungen und Anspannungen als auch Bereiche bedeutenderen Unwohlseins und größerer Probleme eingezeichnet haben. Dann kennzeichnen Sie mit anderen Farben die Stellen, die Ihnen Vergnügen und Freude bereiten oder bereitet haben. Überzeugen Sie sich, daß Sie alle gesunden und vitalen Stellen gekennzeichnet haben. Unter Umständen entdecken Sie dabei, daß einige dieser Stellen mit einigen der ungesunden zusammenfallen. Nachdem Sie diesen Teil der Zeichnung angefertigt haben, versuchen Sie nachzuempfinden, welche Teile Ihres Körpers auf andere Menschen lebendig wirken. Es könnte sein, daß in Ihrem Gesicht ein angenehmes Strahlen zu finden ist oder daß Ihre Hände viel Liebe oder Energie ausstrahlen. Wie es auch immer sei, wenn Sie einmal entschieden haben, von welchem Bereich Ihres Körpers eine besondere Vitalität ausgeht, zeichnen Sie diese in Ihre Skizze als Aura ein, die sich von der Oberfläche Ihres Körpers nach außen richtet.

Während Sie diese Karte Ihres Körpers herstellen, nehmen Sie sich Zeit zu verstehen, wie Sie sich in den verschiedenen Teilen Ihres Körpers fühlen. Versuchen Sie herauszufinden, ob Sie zu manchen Stellen ein besonders enges Verhältnis haben und ob andere Ihnen fremd vorkommen. Machen Sie sich über diese Erkenntnisse Notizen und heben Sie Ihre Zeichnungen — Vorderseite und Rückseite — auf, denn sie könnten sich während der Erläuterung der verschiedenen Funktionen und Eigenschaften Ihres KörperBewußtseins als nützliche Hilfsmittel erweisen.[7]

Rechts/links-Trennung

Die erste Unterteilung, die ich hier behandeln möchte, ist die der rechten und der linken Seite Ihres KörperBewußtseins. Obwohl beide Seiten äußerst ähnlich erscheinen, beherbergen und beleben Sie sehr oft verschiedene Aspekte des Charakters und der Persönlichkeit. Vielleicht ist es an dieser Stelle hilfreich, sich daran zu erinnern, daß die linke Gehirnhemisphäre die meisten motorischen und neuromuskulären Funktionen der rechten Körperhälfte kontrolliert, während die rechte Hemisphäre die meisten Funktionen der linken Körperhälfte lenkt.

In den letzten Jahren hat es eine Vielzahl von faszinierenden Untersuchungen gegeben, die die Links/rechts-Gehirnaktivitäten erforscht haben, und die Ergebnisse dieser Forschungen haben starke Unterschiede bezüglich Charakter und Eigenschaften der rechten und linken Hemisphäre ergeben. Nach Auffassung von Robert Ornstein, einem Pionier auf diesem Gebiet, ist „die linke Hemisphäre hauptsächlich in analytisches, logisches Denken einbezogen, insbesondere bei verbalen und mathematischen Funktionen". Die rechte Hemisphäre ist hingegen „hauptsächlich für räumliches Orientierungsvermögen, künstlerische Betätigung, Handfertigkeit, Körpereindrücke und das Erkennen von Gesichtern verantwortlich".[8]

Dementsprechend wird die rechte Seite normalerweise als die „maskuline"[9] angesehen und damit als Sitz der Logik und Ratio und solcher Persönlichkeitsaspekte wie Durchsetzungsvermögen, Aggressivität und Autoritätsvorstellungen — in der chinesischen Kosmologie das *Yang* oder die schöpferischen Kräfte. Die linke Seite des KörperBewußtseins wird als die Seite angesehen, die die femininen Aspekte des Charakters zum Ausdruck bringt. Persönlichkeitsbilder wie Emotionalität, Passivität, kreatives Denken, holistischer Ausdruck, das *Yin* oder die empfangenden Kräfte sollen ihren Sitz auf dieser Seite des KörperBewußtseins haben und sie beseelen.

Die einfachste Methode, die Rechts/links-Unterschiede festzustellen, liegt nur darin, Menschen zu beobachten, während sie sich ausdrücken. Das offensichtliche Zutagetreten von Rechts/links-Präferenzen taucht dann auf, wenn Gefühle befreit und ausgelebt werden. Ich habe festgestellt, daß Encounter- und Sensitivitäts-Gruppen und gruppentherapeutische Sitzungen sich als die erfolgreichsten Laboratorien erwiesen haben, in denen man diese psychosomatischen Beziehungen erforschen kann.

Im Dezember 1970 nahm ich beispielsweise an einer Encounter-Gruppe am Esalen-Institut teil, zusammen mit fünfzehn anderen Gruppenmitgliedern jeden Alters, jeder Größe und Form. Am vierten Tage der eine Woche dauernden Gruppe trafen wir uns zur täglichen Nachmittagssitzung. Der Therapieraum war völlig leer, abgesehen von einem weichen Teppich und einem Dutzend großer Kissen, die bereit lagen, damit man sich auf sie stützen konnte, auf ihnen sitzen, zu ihnen sprechen, sie treten oder beißen, sie schlagen oder sie ganz einfach anstarren konnte, wenn die Sitzung zu langweilig wurde.

Zum Zeitpunkt dieser Sitzung hatte ich schon vier Monate lang ohne

Unterbrechung an Gruppen teilgenommen und die sich scheinbar immer wiederholenden Probleme der Gruppenmitglieder begannen mich langsam zu langweilen. Daher suchte ich nach einem neuen Aspekt in der Begegnung, mit dem ich mich beschäftigen konnte. Ich entschied mich, Unterschiede zu beobachten, wie Gruppenmitglieder weinen, denn es schien mir, daß bei den Gruppen im Esalen-Institut immer eine Menge geweint wurde. Ich brauchte nicht lange zu warten. Eine am anderen Ende des Raumes sitzende Frau, die sich seit Beginn der Therapie fortwährend über ihren Mann ausgetobt hatte, bot sich zur ersten Untersuchung an. Das muß wohl die erste inoffizielle ,,Studie über das Weinen'' in Esalen gewesen sein.

Da ich nun ein neues Forschungsobjekt hatte, nahm ich eine Position direkt gegenüber der Frau ein und beobachtete genauestens, wie sie gestikulierte und ihren Gefühlen Ausdruck verlieh. Während sie so schimpfte und schrie, bemerkte ich etwas Seltsames. Es schien, als ob ihre aus Wut fließenden Tränen fast ausschließlich aus ihrem rechten Auge strömten. In der Annahme, daß etwas mit ihren Tränenkanälen nicht stimmen könne, schalt ich mich selbst, ein so fehlerhaftes Objekt für meine erste ,,Studie über das Weinen'' gewählt zu haben. Nach einer kurzen Phase des Weinens begann sie sehr traurig zu werden. Damit veränderten sich Stil und Rhythmus ihres Weinens ebenfalls von Wut zu Traurigkeit. Was dann geschah, versetzte mich in ein derartiges Staunen, daß ich fast aufgeschrien hätte. Als ihr Weinen und ihre Emotionen sich von hart nach weich veränderten, verlagerte sich ihre Hauptränenquelle von dem rechten auf ihr linkes Auge. Es war, als ob die Tränen ihres rechten Auges im Falle von harten Wutgefühlen strömten, während ihr linkes Auge ein Tränenkanal für weiche, verwundbare Gefühle war.

Vor diesem Ereignis hatte ich nie an die Möglichkeit gedacht, daß verschiedene Arten des Weinens mit spezifischen Körperseiten in Verbindung gebracht werden könnten. Seit diesem Tag konnte ich dieses Rechts/links-Phänomen beim Weinen noch viele Male miterleben.

Eine Parallele zu dieser Rechts/links-Trennung wird von Dr. Schutz in einer Situation dargestellt, in der er eine junge Frau rolfte:

Bei der Massage ihrer rechten Seite stellte ich fest, daß ihr Bindegewebe verhärtet war; ihre rechte Schulter beugte sich nach vorne, und jedesmal, wenn es sie schmerzte, preßte sie die Zähne zusammen, ballte die Fäuste und sagte: ,,Scheiße!'' Dabei erschien ein Ausdruck von Wut auf ihrem Gesicht.

Die Haut ihrer linken Körperhälfte hingegen war weich und schwammig; ihre Schulter war nach hinten gezogen. Sie öffnete sich unter dem Schmerz oft unter Tränen. Auf ihrer linken Seite empfand sie Schmerzen viel stärker. Insgesamt schien es, als ob die robuste, männliche rechte Seite die weiche, zerbrechliche linke Seite beschützte. Dies entsprach ihrer Stellung im Leben. Sie war nämlich eine beruflich äußerst erfolgreiche Frau von großer femininer Ausstrahlung. Sie pendelte immer von einer Seite auf die andere.[10]

Die Rechts/links-Trennung kann man an der Art und Weise erkennen, in der wir unsere Muskeln und unser Gewebe formen, wie wir unsere Körperteile bewegen und benutzen und wie wir unseren Vorstellungen und Gefühlen auf der nichtverbalen Ebene Ausdruck verleihen. Es ist wichtig, diese Trennung im Auge zu behalten, während wir das KörperBewußtsein durchforsten und spezifische Körperregionen und Gliedmaßen isolieren, denn dieser besondere Dualismus wird uns behilflich sein, die Blöcke und Charakterzüge genauer zu bestimmen, die unser KörperBewußtsein beleben.

Wenn man zum Beispiel die Funktion der Hände betrachtet, die mit Entgegenstrecken und Kontaktaufnahme zu tun haben, so wird die linke Hand mit der passiven Haltung des Entgegenstreckens oder Empfangens assoziiert, während die rechte einem aktiven, aggressiven Verhalten zugeordnet ist.

Ich werde immer wieder gefragt, ob die Persönlichkeit eines Menschen auch davon abhängt, ob er Links- oder Rechtshänder ist. So gerne ich diese Frage beantworten würde, bisher ist es mir noch nicht gelungen, überzeugende Beweise dafür zu finden, daß die Bevorzugung der rechten oder linken Hand mehr als eine motorische oder muskuläre Präferenz für ein Individuum bedeutet. Obwohl es natürlich zutrifft, daß die meisten Menschen eine Tendenz haben, die Seite ihres Körpers mehr zu entwickeln, die sie öfter aktiv benutzen, so bleiben die psychologischen Aspekte dieser Trennung davon unberührt. Die rechte Seite wird dennoch von den ,,maskulinen'', durchsetzungsstarken Eigenschaften und die linke von den ,,femininen'', empfangenden Kräften belebt.

Kürzlich hörte ich einige interessante Informationen, die neues Licht auf das Verhältnis von psychologischen Verhaltensweisen bezüglich Links- oder Rechtshändigkeit werfen. Dieses Material ist Teil einer Studie von Danielle Rapoport[11] über die neuen Geburtstechniken von Frederick Leboyer.[12]

Leboyer ist ein französischer Geburtshelfer, der in den letzten acht Jahren eine radikal humanistische Methode für den Geburtsvorgang entwickelt hat, indem eine Geburtsumgebung geschaffen wird, die nicht nur für den Arzt und die werdende Mutter, sondern insbesondere auch für das Kind komfortabel und angenehm ist. Leboyer ist der Ansicht, daß die meisten Krankenhausgeburten inmitten von Gefühllosigkeit, Gewalt, grellem Licht, schrillen Geräuschen und aggressiven Handlungen stattfinden, die eine brutale Mißachtung der Bedürfnisse des Neugeborenen darstellen. Leboyer nimmt an, daß ein Kind, das wie die meisten von uns unter diesen Bedingungen zur Welt kommt, sich sofort gegen diese Gefühllosigkeiten wappnet, die ihm zugefügt werden. Weiterhin nimmt er an, daß ein Kind, dessen Leben mit einem derartigen Grad an Gefühllosigkeit beginnt, wahrscheinlich eine aggressive Lebenseinstellung (oder eine Abwendung vom Leben, was in vielen Fällen nichts anderes als eine Form passiver Aggression bedeutet) als Reaktion auf die Grausamkeit seiner Umgebung wahrnimmt. Bezüglich der Rechts/links-Trennung bedeutet dies, daß wir zu einem sehr frühen Zeitpunkt eine Präferenz für eine der beiden Körperhälften entwickeln. Und in den meisten Fällen ist dies die rechte, sich behauptende Seite, um eine emotionale Haltung auszudrücken, die wir während der ersten Lebensaugenblicke entwickelt haben.

Leboyers Technik besteht aus sanfter Beleuchtung, sanfter Handhabung, spätem Abnabeln und einem sanften Massieren und Tätscheln des Neugeborenen gleich nach der Geburt. Dieses Verfahren stellt eine „Geburt ohne Gewalt" dar. Leboyer hat mit dieser Methode in den letzten acht Jahren Geburtshilfe in vielen Fällen geleistet, und erstaunlicherweise stellt Rapoport in einer kürzlichen Studie über diese Kinder fest, daß — abgesehen von der Tatsache, daß alle von ihnen einen gesunden und gut angepaßten Eindruck machen — die meisten von ihnen beidhändig sind und ein wohlausgewogenes Verhältnis zwischen der linken und der rechten Körperhälfte besteht. Als ich dieses Material zum ersten Mal las, kam mir die Vermutung, daß wir vielleicht Präferenzen für eine Körperseite aufgrund der Einstellungen haben, die wir in frühesten Lebensabschnitten bezüglich der Aggression entwickeln, Einstellungen, die sich tief in unseren psychosomatischen Funktionen eingebettet haben.

Oben/unten-Trennung

Eine andere wichtige psychosomatische Unterteilung im KörperBewußtsein ist die der oberen und unteren Körperhälfte. Bei vielen Menschen erscheint diese Trennung grundlegender und offensichtlicher als die Rechts/links-Trennung.

In funktioneller Hinsicht ist die untere Hälfte des Organismus diejenige, die in direktem Kontakt zur Erde steht. Ihre Funktion ist die der Stabilisierung, der Bewegung, der Balance, der Stützung, des Halts und eines angenehmen Zustandes des „Gegründet-Seins''. Die obere Hälfte des KörperBewußtseins hat dagegen die Funktion des Hörens, Sehens, Sprechens, Denkens, Ausdrückens, Streichelns, Schlagens, Haltens, Kommunizierens und Atmens.

Aus psychosozialer Sicht ist die untere Hälfte auf Privatleben, Unterstützung, Selbstprüfung, Häuslichkeit, emotionale Stabilität, Abhängigkeit und Bewegung/Ruhezustand ausgerichtet. Die obere Hälfte hingegen bezieht sich mehr auf soziale Kontakte und Manipulation, Selbstbehauptung, Vorwärtsstreben und Tatkraft.

Eine der einfachsten Methoden, um festzustellen, wie ein Mensch diesen Aspekten des Lebens gegenübersteht, ist die Beobachtung, wie sein Gewicht über seinen gesamten Körper verteilt ist. Wenn man das Körper-Bewußtsein einer Person auf diese Art diagnostiziert, müssen wir sie hinsichtlich ihrer Erscheinung und ihrer Gesamtstruktur betrachten und nicht den Oberkörper mit dem eines anderen vergleichen. Jedes Individuum muß als eine „Ganzheit'' angesehen werden, denn nur aus dieser Ganzheit tritt seine umfassende Persönlichkeit zutage.

Es gibt eine Vielzahl von Möglichkeiten, wie Menschen die Proportionen ihrer oberen und unteren Körperhälften ausbilden. Die einfachsten Fälle sind die, bei denen man extreme Unterschiede in der Körperstruktur, von oben nach unten betrachtet, feststellen kann. Viele Menschen sind so ausgerichtet. Extrembeispiele für diese Struktur sind Personen, die unterhalb der Taille sehr stark und kräftig entwickelt sind, während sie oberhalb der Taille sehr schmal sind, oder solche, die oberhalb der Hüften sehr kräftig und überentwickelt sind, unterhalb der Hüften jedoch eng und zusammengezogen.

Im Falle einer proportional kräftigeren unteren Körperhälfte erzielt das Individuum größere Freude und Befriedigung durch die stabilen, häuslichen, haltgebenden und privaten Aspekte des Lebens. Man kann sagen, daß es diese Teile seines Körpers und seiner Persönlichkeit „ausgefüllt'' hat. Ein derartiger Mensch wird sich nicht nur auf diese Kräfte des Haltens und der Identifikation verlassen, sondern auch danach trachten, ei-

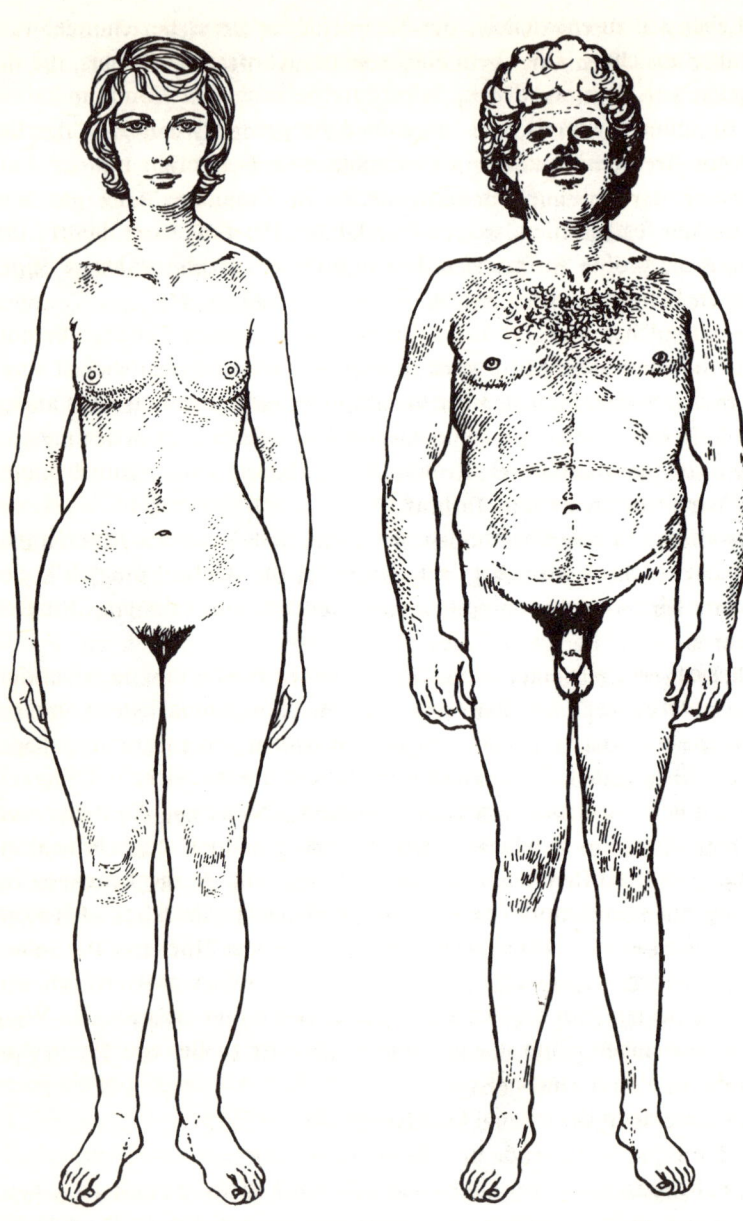

2.6. *Kleiner Oberkörper,*
    großer Unterkörper

2.7. *Großer Oberkörper,*
    kleiner Unterkörper

nen Lebensstil zu entwickeln, der die Fortdauer dieser Beziehungen und Kontakte absichert. Die obere Hälfte seines KörperBewußtseins, die die Funktion von Selbstausdruck, Selbstdurchsetzung und Kommunikation hat, ist unterentwickelt und zusammengezogen. Bei dieser KörperBewußtseins-Trennung kann die Gewichtsverteilung ungefähr mit der Aufmerksamkeitsverteilung des Individuums in Zusammenhang gebracht werden, um festzustellen, welche Aspekte der Persönlichkeit dieses Individuums die größte Aufmerksamkeit und Unterstützung während seines gesamten Lebens erhalten haben.

Da ein solcher Mensch die privaten Aspekte seines Lebens überentwickelt hat und gleichzeitig seine expressiven Teile unterentwickelt sind, wird er sich wohler fühlen, wenn er sich mehr nach innen als nach außen ausdrückt. Emotionen, die keine Ausdrucksmöglichkeiten in den natürlichen, dazu bestimmten Wegen wie Hände, Brust, Herz, Mund, Kiefer und Augen finden, werden unruhig in der Person umherirren, bis sie ein angenehmes und angebrachtes Mittel finden, sich Ausdruck zu verleihen. Ein solcher Mensch wird eher dazu tendieren, ein ,,Gefühlsmensch'' oder ,,passiver Mensch'' zu sein als ein ,,Aktionsmensch'' oder ein ,,Mensch der Tat''.

Was liegt im Falle einer vergrößerten oberen Hälfte und einer verkleinerten unteren vor? Ein jeder von uns ist schon einmal einem solchen Menschen mit breitem Brustkorb, dünnen Beinen und zusammengezogenem Gesäß begegnet. Eine solche Person wird überentwickelte Fähigkeiten bezüglich Ausdrucksvermögen, sozialen Kontakten, Ausdauer und dem Vermögen, aus sich herauszugehen, haben. Jedoch zeigen seine dünnen Beine und Hüften einen Mangel an Stärke und Ausgeglichenheit im Hinblick auf seine emotionale Stabilität und eigenen Rückhalt. Als Konsequenz wird er mit Hilfe seines Brustkorbs, seines Rückens und seines Kopfes ,,seinen Mann stehen'' müssen, also mit seinen aktiven, behauptenden Aspekten, um die Schwäche seiner Beine und emotionalen Wurzeln auszugleichen. Eine solche Person wird eher zu Bewegung und Aktion neigen, als zur Häuslichkeit oder Nichtstun. A. Lowen gibt ein gutes Beispiel für einen derartigen Körper-Bewußtseins-Typ:

> Vor einigen Jahren behandelte ich einen Patienten, der an starker Übernervosität litt. Er war Presseagent vieler Hollywoodstars und Filmproduzenten. Er aß viel, war ein ziemlich starker Trinker und hatte eine sanfte Sprechweise. Er hatte ein rundes Gesicht und einen kräftigen Körperbau.

Als er sich entkleidete, war ich jedoch über seine spindeldürren Beine und schmalen Hüften schockiert. Man mußte zu dem Schluß gelangen, daß die scheinbare Sicherheit und Stärke seiner oberen Hälfte als Ausgleich für die Schwäche der unteren diente. Seine Hauptbetätigungen waren auf seine obere Körperhälfte begrenzt und waren im wesentlichen oraler Natur.[13]

Diese beiden Extreme des KörperBewußtseins befinden sich an den entgegengesetzten Enden eines langen Kontinuums, das das gesamte Spektrum der Oben/unten-Möglichkeiten beinhaltet. Während es nur wenige Menschen gibt, auf die die Extreme zutreffen, tendieren die meisten von uns in eine der beiden Richtungen. In welchem Maße wir einen bestimmten Lebensstil vorziehen, erkennen wir in der Ausgeprägtheit unserer oberen oder unteren Bereiche im KörperBewußtsein.

Während die Gleichgewichtsverteilung die offensichtlichste Manifestation dieser Haupttrennung ist, können Vorzüge und Unausgeglichenheiten auch auf andere Weise festgestellt werden. Beispielsweise wird die Hälfte des KörperBewußtseins, die bewußter und entwickelter ist, im Normalfalle auch offener und anmutiger als die andere sein. Wenn ein Mensch größeres Talent und größere Koordination in seiner oberen Körperhälfte entwickelt hat und seine Hüften und Beine unterentwickelt sind, wird er wahrscheinlich auch eine größere Aktivität in den Aspekten des Lebens entwickeln, die sich in der oberen Hälfte widerspiegeln. Andererseits deuten kräftige, aktive Beine in Zusammenhang mit Problemen der Wirbelsäule und unbeholfenen Armen auf eine Überbetonung der Unterkörper-Aspekte des Lebens hin.

Auch die Bewußtheit kann auf bestimmte Bereiche der Gesundheit und der Vitalität in den Hälften des KörperBewußtseins begrenzt sein. Im allgemeinen scheint es, daß die anmutigere und vitalere Hälfte des KörperBewußtseins Unwohlsein und Verletzungen in einem geringeren Maße ausgesetzt ist, während die nichtintegrierte, steife Hälfte, der ein entwickeltes Körperbewußtsein fehlt, unter Streß, Anspannungen und Verletzungen zu leiden hat.[14] Zum Beispiel wird ein Mensch, der größere Betonung auf die untere Hälfte des KörperBewußtseins legt, unter Umständen unter Kopfschmerzen, nervösen Magenbeschwerden, Asthma oder Arthritis der Handgelenke leiden. Andererseits kann sich eine Unterentwicklung der unteren Hälfte durch verstauchte Fußgelenke, Krampfadern, Sexualstörungen oder Spreizfüße bemerkbar machen.

Es scheint, als ob wir alle aus zwei verschiedenen Personen bestehen würden, die übereinander gestapelt sind. Die untere Person ist ruhig, scheu, reserviert und legt großen Wert auf emotionale Sicherheit und festen Halt unter den Füßen, während die obere mitteilsam, strebsam und ausdrucksreich ist und großen Wert auf Handeln und Ausführen legt. Das Verhältnis zwischen diesen beiden komplementären Kräften im Leben zeigt sich im Grad, in dem diese beiden Personen innerhalb von uns zueinander stehen. Das gleiche Verhältnis von Aufmerksamkeit-Gesundheit/Spannung-Unwohlsein besteht ebenfalls im Falle der Rechts/links-Trennung. Deshalb können wir noch deutlichere Bereiche der Gesundheit oder des Unwohlseins aufzeigen, in dem wir das KörperBewußtsein in Oben/unten- und Rechts/links-Quadranten einteilen.

Nehmen wir einmal an, ein Mensch hat Schwierigkeiten, mit anderen in Kontakt zu treten, weil er sich nicht behaupten kann. Da er Schwierigkeiten hat, seine Gefühle mit Hilfe seiner Arme zum Ausdruck zu bringen, könnte man vermuten, daß er diese Spannung in seinem rechten Arm zurückhält. Wenn der gleiche Mensch Schwierigkeiten hat, Kontakt auf passive, empfangende Weise herzustellen, würde die Spannung wahrscheinlich in seinem linken Arm zu suchen sein. Diese Spannung könnte sich durch Gelenkschwäche, angespannte Muskeln oder Neigung zu Verletzungen in dieser Region des KörperBewußtseins manifestieren.

Oder nehmen wir einmal an, dieser Mensch hat Probleme, einen ,,festen Standpunkt einzunehmen''. Wenn er gewöhnlich sehr passiv ist, wird die Spannung wohl irgendwo in seinem rechten Bein auftauchen. Wenn dieser Mensch andererseits Probleme hat, auf eine passive, empfangende Weise einen Standpunkt zu vertreten, wird die Spannung sich wohl irgendwo in seinem linken Bein befinden. Dies sind einfache Beispiele dafür, wie die Rechts/links-Trennung und die Oben/unten-Trennung gemeinsam in Betracht gezogen werden können, um ein genaues Bild des KörperBewußtseins zu erhalten. Im nächsten Kapitel werde ich eine ausführliche Erklärung über das offensichtliche Verhältnis zwischen Persönlichkeit, Gesundheit, Unwohlsein und Wachstum geben.

Es ist wichtig, sich immer bewußt zu bleiben, daß die ,,richtige'' Struktur des KörperBewußtseins nicht existiert. Es gibt Menschen, die einen größeren Oberkörper und einen kleineren Unterkörper besitzen und umgekehrt. Wiederum andere haben ausgewogene obere und untere Hälften. Es gibt Menschen, die sich fortwährend irgendeine Verletzung zuziehen, während andere ihr ganzes Leben lang gesund und unbeschadet bleiben. Jeder Körper spiegelt ein einzigartiges Individuum wider, mit seiner ihm eigenen Art zu sein. Was daher am wichtigsten ist, ungeachtet der Art Ihrer eigenen Form, ist, daß Sie erkennen, daß Ihr KörperBewußtsein aus vielen verschiedenen Komponenten besteht und daß einige dieser verschiedenen Präferenzen und Eigenschaften durch Strukturen und Funktionen sowohl der oberen und unteren als auch der rechten und linken Hälften Ihres KörperBewußtseins widergespiegelt werden.

Um das hier von mir dargelegte Konzept besser verstehen zu können, nämlich, daß wir unser eigenes KörperBewußtsein bilden, um die Welt und den Lebensstil, die wir für uns ausgewählt haben, zu beherbergen, könnte man unseren Lebensstil mit den Positionen in einer Fußballmannschaft vergleichen. Jedes Mitglied einer Fußballmannschaft scheint zu einer Position zu neigen, die seiner persönlichen Größe und Kraft, seinen eigenen Fähigkeiten und seiner eigenen Geschicklichkeit angemessen ist. Zusätzlich wird jeder Spieler auf eine solche Weise trainieren, daß er die Muskeln und Fähigkeiten entwickelt, die er benötigt, um in seiner Position in der Mannschaft auf fruchtbare und zufriedenstellende Weise zu spielen. Auf die gleiche Weise scheinen wir alle in unserem täglichen Leben uns selbst durch unsere Arbeit, unser Spiel und unser Schaffen zu entwickeln. Und bezüglich des gesamten Teams, in dem wir spielen, scheinen wir zu der Position und Verantwortung zu tendieren, die am meisten unserer Erfahrung, unserer Kraft, unserer Geschicklichkeit, unseren Leidenschaften und unseren Fähigkeiten entspricht. Damit dient alles, was wir tun, ob ausschließlich physisch oder psychisch, dazu, unser KörperBewußtsein auf Arten und Weisen zu formen, die gleichzeitig unser Selbst und unsere gesamte Lebenseinstellung widerspiegeln.

Vorne/hinten-Trennung

Die dritte psychosomatische Hauptunterscheidung ist die der Vorder- und Rückseite des KörperBewußtseins. Diese beiden Seiten scheinen von verschiedenen Emotionen und psychologischen Haltungen belebt zu sein. Die Vorderseite scheint das soziale und bewußte Selbst widerzuspiegeln. Sie ist das, was ich Ihnen bewußt und gewollt präsentiere und was ich gewöhnlich als mein ,,Ich'' ansehe. Diese Seite von mir sehe ich am meisten, die Seite, für die ich mir passende Kleidung kaufe, und die, zu der ich die größte Beziehung habe. Ich bin im wörtlichen Sinne meine ,,Vorderseite''. Diese Seite scheint vorrangig für die Aspekte meines

Selbst verantwortlich zu sein, derer ich mir bewußt bin und die ein aktiver Teil meines täglichen Lebens sind: Traurigkeit, Glücklichkeit, Sehnen, Besorgnis, Liebe, Kommunikation, Wünsche. All dies sind emotionale Bereiche, die die Bewegung und Entwicklung der Vorderseite meines KörperBewußtseins aktivieren.

Andererseits spiegelt die Rückseite meines KörperBewußtseins die privaten und unbewußten Elemente meines Selbst wider. Diese Seite wird oft zum Lager all der Aspekte meines Selbst, von denen ich nichts wissen will oder die andere Menschen nicht wissen sollen. Daher schiebe ich im wörtlichen Sinne diese Empfindungen hinter mich. Eine ansehnliche Menge von unerwünschten Emotionen, insbesondere sogenannte ,,negative'' Emotionen werden in der Rückseite meines KörperBewußtseins gelagert; entlang der Wirbelsäule und in den Rückseiten meiner Beine.

Es ist wichtig, sich klarzumachen: wenn wir Gefühle empfinden, die wir nicht akzeptieren oder ausdrücken wollen, verschwinden diese nicht einfach wieder. Wir glauben, daß wir alles augenblicklich umformen können. Wenn daher etwas in unserem Leben auftaucht, das uns nicht gefällt, glauben wir, es entfernen oder aufheben zu können.

Ich habe oft den Eindruck, daß viele meiner Klienten mich gerne als einen Mann sehen würden, der in der Lage ist, ihre psychologischen Probleme ganz einfach zu entwurzeln und zu entfernen. Sie möchten gerne zu mir kommen und das für die Behandlung notwendige Honorar bezahlen, für das ich dann die Pflicht hätte, den Abfall und Schmerz, der in ihnen lebt und die Lebens- und Glücksströmungen blockiert, ganz einfach hinwegzuhexen. Sie nehmen an, daß alles, was sie an ,,Negativem'' mit sich herumtragen, abgesaugt werden könnte wie Abwässer aus einer verstopften Leitung oder daß ich die Probleme mit einem Tuch bedecken und hinwegzaubern könnte. Aber man kann nichts einfach aus dem KörperBewußtsein loslösen und entfernen, und nichts verschwindet wirklich. Man kann Dinge nur umformen oder versetzen. Wenn ich daher mit Menschen arbeite, versuche ich, das Unsagbare in Sagbares zu transformieren, das aus dem Blick Verlorene wieder in ihren Vordergrund und damit in den Blick zu bringen. Unser unerwünschter Abfall führt uns dann selbst zu Wandel und Wachstum.[15)]

Es ist zwar möglich, daß die Rückseite des KörperBewußtseins schwächer und weniger kompakt ist, aber gewöhnlich ist das Umgekehrte der Fall, da viele unserer stärksten Emotionen, wie zum Beispiel Wut und Angst, letzten Endes in der Rückseite des KörperBewußtseins gelagert werden. Das hat zur Folge, daß ein Ungleichgewicht zwischen unserer Vorder- und Rückseite geschaffen wird. Die verursacht eine verletzliche und wenig gefestigte Vorderseite, während die Rückseite ein Dynamo angestauter Kraft und Stärke wird.

Ich erinnere mich, wie sehr mich das KörperBewußtsein eines jungen Mannes faszinierte, der in einer Encounter-Gruppe war, die ich 1972 in Bethlehem, Pennsylvania, leitete. Sein Körper spiegelte die Vorne/hinten-Trennung auf sehr dramatische Weise wider. Seine Vorderseite war zart, weich und empfindsam. Die Muskeln seiner Brust und seiner Bauchpartie waren ein wenig unterentwickelt. Wenn man ihn von vorne sah, hatte man sofort den Eindruck, daß er schüchtern, mitleidig und sanft sei. Als er sich jedoch umdrehte, konnte man eine sehr muskulöse Rückseite sehen, die vom Nacken bis zu den Fußgelenken angespannt war.

Zu Anfang der Therapie waren seine Handlungen im Einklang mit dem Aussehen seiner Vorderseite, beziehungsweise seinem sozialen Selbst. Damit ist gemeint, daß er freundlich und mitfühlend war und sich ein wenig von den Aktivitäten der Gruppe zurückzog. Nach einer ganzen Reihe von Tagen ging ein anderes Gruppenmitglied auf ihn zu und beschuldigte ihn, sich dem Rest der Gruppe nicht zu enthüllen. Der junge Mann antwortete in ruhigem Ton, daß dies nicht wahr sei, aber der Druck und das Nachfragen hielten an. Nach etwa zwanzig Minuten voller Versuche, ihn dazu zu bewegen, sich ein wenig zu enthüllen, geschah etwas ziemlich Ungewöhnliches. Ganz plötzlich wurde aus dem ruhigen, scheuen Menschen eine wilde, wütende Person. Diese Jekyll/Hyde-Verwandlung schockierte uns alle sehr. Es war, als ob wir schließlich ,,hinter" ihn gekommen waren und sehen konnten, was er zurückhielt und unserer Sicht durch all seine Höflichkeit und kleinen Freundlichkeiten versperrte. Er war nicht nur wütend auf die Gruppe, sondern schrie und schimpfte fast vierzig Minuten lang über seine Frau, seinen Chef, seine Eltern und seine Kinder. Eine andere interessante Feststellung war, daß, nachdem er alle seine aufgestaute Energie abgelassen hatte, seine Brust sich plötzlich lockerte und auseinanderging und seine straffe, zusammengezogene Rückenmuskulatur weicher wurde. Auf diese Weise war ein gesünderes und besser abgestimmtes Gleichgewicht zwischen seiner Vorder- und Rückseite entstanden. Seine Vorder- und Rückseite hatten die gleiche Persönlichkeitsspaltung gezeigt, die sein emotionales Verhalten zutage legte.

In solchen Beispielen erscheint die Vorderseite des KörperBewußtseins wie das Wohnzimmer eines Hauses, in dem alles auf eine solche Weise angeordnet ist, damit das geeignete soziale Image vermittelt wird, während die Rückseite eher dem Speicher oder Keller gleicht, aufgefüllt mit Erinnerungen, Trödel und wertvollen Überbleibseln. In vielen Fällen sind diese versteckten und nicht ausgesprochenen Erinnerungen und Einstellungen in die Struktur des Körpers eingefroren und treten als Streß, Spannung und Muskelpanzer zutage, die nur dem einen Zwecke dienen, den Lebensfluß durch das gesamte KörperBewußtsein zu behindern.

Kopf/Körper-Trennung

Die nächste psychosomatische Hauptunterteilung, die ich hier behandeln möchte, ist die Trennung zwischen dem Kopf und dem restlichen Teil des Körpers. Diese Trennung ist uns wahrscheinlich allen bewußt, und sie zeigt sich auf verschiedenen Ebenen. Zuerst einmal sind Kopf und Gesicht unsere wichtigsten sozialen Aspekte. Beide zusammen genommen bilden die Maske, die wir der Welt vorzeigen. Im Gegensatz zum Rest unseres Körpers sind Kopf und Gesicht nicht bedeckt und werden mehr als irgendein anderer Teil des Körpers zu direktem Kontakt und zur Kommunikation benutzt. Der unterhalb des Halses liegende Körperteil ist daher ein größerer Privatbereich als der obere, und die meisten von uns schenken ersterem weniger Beachtung als letzterem, weil wir unsere Aufmerksamkeit mehr auf unser Gesicht und unseren Intellekt lenken als auf alle anderen Teile des KörperBewußtseins.

Zusätzlich betrachten wir Menschen im Westen den Kopf als den Ort des Geistes, des Intellekts und der Vernunft. Der Körper wird andererseits als unser emotionaler, animalischer und weniger schöpferischer Aspekt angesehen. Die offensichtlichen Trennungen von Körper/Geist, Intellekt/Gefühl und Vernunft/Intuition können daher als Beispiele für das Kopf/Körper-Verhältnis betrachtet werden.

Von allen großen Trennungen des KörperBewußtseins ist die Trennung zwischen dem Kopf und dem restlichen Körper meiner Ansicht nach die ausgeprägteste und die zerstörerischste in bezug auf den menschlichen Gesamtorganismus. Aufgrund ihrer Wichtigkeit möchte ich diese Trennung zu einem späteren Zeitpunkt ausführlicher in Kapitel 8, das von Hals, Rachen und Kiefer handelt, besprechen.

Die letzte größere Trennung, die ich im KörperBewußtsein feststellen konnte, ist die von Rumpf und Gliedmaßen. Diese Trennung ist schwieriger zu entdecken als alle anderen, aber sie ist dennoch wichtig genug, um an dieser Stelle kurz behandelt zu werden. Ihr Rumpf ist der Teil Ihres Körpers, den man mit dem Kernstück Ihres Selbst vergleichen kann. Er entspricht den Aspekten Ihres Selbst, die der Selbstdienlichkeit, der Selbstbeobachtung, dem Selbstverständnis und dem Selbstschutz dienen. Allgemein ausgedrückt kann man sagen, daß Ihr Rumpf direkt zu Ihrem „Sein" in Beziehung steht, während Ihre Gliedmaßen eher zu Ihrem Handeln Bezug haben. Obwohl der Rumpf selbstverständlich ein Teil des gesamten KörperBewußtseins ist, sehe ich ihn als eine Art Schoß, in den wir uns bei Gelegenheit zurückziehen. Wenn dies geschieht, ist es, als ob wir unsere Lebendigkeit und unser Bewußtsein aus unseren Gliedmaßen und unserer Peripherie zurückziehen und uns innerhalb unseres „Kerns" schützen.

Andererseits sind unsere Gliedmaßen die Teile von uns, die wir, ausgehend von unserem Zentrum oder Kernstück, in die Welt hinausstrecken, um Funktionen wie Bewegung, Handeln, Kontaktaufnahme und Kommunikation auszuführen. Daher kann man unsere Gliedmaßen als psychosomatische Sonden ansehen, die es uns erlauben, uns über die durch unseren Rumpf bedingten Grenzen und Beschränkungen auszubreiten und auszudehnen. Wenn wir in der Welt Stellung beziehen und unsere Träume verwirklichen wollen und wenn wir Kontakt mit anderen Menschen aufnehmen, beginnen wir, unsere Gefühle und unsere Energie durch die psychophysischen Funktionen unserer Arme und Beine nach außen in die Peripherie unseres KörperBewußtseins zu lenken. An einer späteren Stelle dieses Buches werde ich ausführlicher beschreiben, wie sich unsere Beine von unserem Becken aus nach unten ausstrecken, um uns auf den Boden zu stellen, während unsere Arme sich von der Brust und den Schultern ausgehend nach außen strecken, um uns mit Menschen, Dingen und Aktivitäten in Kontakt zu bringen.

Die beiden offensichtlichen Beispiele der Rumpf/Gliedmaßen-Trennung sind die, bei der die Arme und Beine schwächlich und unfähig sind, während der Rumpf kräftig ausgebildet ist, und die, bei der die Arme und Beine kräftig und voller Leben sind, während der Rumpf zerbrechlich und unterentwickelt ist.

Im Falle der ersten Möglichkeit hat die Person sich selbst mit ihren eigenen Empfindungen und Leidenschaften angefüllt, hat jedoch Schwierigkeiten, diese auszudrücken oder sich dazu zu bringen, sie zu aktualisieren. In einem solchen Falle fühlt sich das Individuum völlig „zugeschnürt". Ich bin zu der Feststellung gelangt, daß ein großer Teil der Menschen, die an Migräne leiden, diese Rumpf/Gliedmaßen-Trennung besitzen. Dies würde einen Sinn ergeben, da während des Migräneanfalls das kardiovaskuläre System weniger Blut und Energie zur Peripherie des Körpers leitet und dadurch die Kapillaren in diesen Bereichen verengt werden. Andererseits erhält die Verengung der Kapillaren den Druck und die Blutanwallung im Kernstück, die dann die vielfältigen Symptome und Empfindungen hervorrufen, die den Anfall ausmachen. Tatsächlich gibt es einige faszinierende Anhaltspunkte aus dem Bereich des klinischen Biofeedbacks, die vermuten lassen, daß Migräne-Symptome dadurch verhindert werden können, daß man den Kranken lehrt, seine Energie und sein Bewußtsein aus dem Kernstück heraus in die Gliedmaßen zu verlagern, bevor der Anfall beginnt.[16] Durch Erzeugung einer Empfindung von Wärme in den Händen und Füßen mit Hilfe einer Art Selbsthypnose kann der Patient die Kapillaren an seiner Körperperipherie offen halten und auf diese Weise den Migräneanfall abwenden. Andererseits wird ein Mensch mit einem schmalen Rumpf und überentwickelten Armen und Beinen mehr zum „Handeln" als zum „Dasein" tendieren. Während der vorher beschriebene Typ Probleme hat, sich „aufzuknöpfen" und dadurch seinem kräftig entwickelten Kernstück Gelegenheit geben würde, sich auszudehnen, würde dieser Mensch zu Schwierigkeiten neigen, mit seinem Kernstück überhaupt in Kontakt zu treten, denn er ist zu sehr damit beschäftigt, alle die Funktionen wahrzunehmen, die sich auf seine Arme und Beine beziehen. Ein solcher Mensch wird die Tendenz haben, eine größere Zeit mit anderen Menschen und Aktivitäten zu verbringen als mit sich selbst. Für ihn wäre es wahrscheinlich eine unangenehme Sache, still in sich verschlossen zu sein und ruhig zu bleiben.[17]

Bevor ich nun damit fortfahre, die Psychosomatik der Füße zu beschreiben, möchte ich Sie bitten, dieses Buch zuzuschlagen und sich selbst noch einmal in einem großen Spiegel zu betrachten. Während Sie sich diesmal anschauen, achten Sie bitte auf alle die Trennungen im KörperBewußtsein, die ich gerade beschrieben habe. Versuchen Sie festzustellen, ob Sie jetzt irgendwelche Unstimmigkeiten Ihres KörperBewußtseins besser erfassen können, und versuchen Sie, diese Unstimmigkeiten mit den ent-

sprechenden Präferenzen und Angewohnheiten in Verbindung zu bringen, die Ihren Charakter und Lebensstil ausmachen. Während Sie sich
auf diese Weise betrachten, versuchen Sie die Teile Ihres KörperBewußtseins zu erkennen, die unterentwickelt sind. Diese sollten Sie jedoch nicht
als Schwächen ansehen, sondern als bisher unberührte Bereiche, die weiter erforscht und entwickelt werden müssen.

KAPITEL 3

FÜSSE UND BEINE

,,Entspannen Sie Ihre Schultern, Ken! Lockern Sie Ihre Knie und gestatten Sie Ihren Beinen, sich frei zu bewegen. Versuchen Sie festzustellen, ob Sie sich aus Ihrem Bauch heraus bewegen können und nicht aus Ihrer Brust. Fühlen Sie Ihre Bewegungen und hören Sie auf, sie zu deuten! Entspannen Sie Ihre Muskeln, so daß sich Ihr Körper der Energie und dem Fluß Ihrer Muskeln hingibt . . . Geben Sie sich hin! Erlauben Sie Ihren Beinen, Sie zu tragen, und nicht Ihrem Kopf, denn dazu sind Ihre Beine da.''

So begann meine erste T'ai-Chi-Unterrichtsstunde. Die oben genannten Anweisungen sind nur ein paar der vielen, die mir Judith Weaver während meiner Stunden gab. T'ai Chi ist eine orientalische Form der Bewegung/Meditation, die geistige Konzentration, Atmungskoordination und eine Serie von anmutigen, bewußten Körperbewegungen kombiniert. T'ai Chi entstand im alten China als eine Kunst der anmutigen Selbstverteidigung und hat seine philosophische Basis im Taoismus, einer Philosophie, die lehrte, sich hinzugeben und ,,mit dem Strom zu schwimmen'', statt zu Aggression und offensivem Verhalten zu neigen.

Die Bewegungen, die in T'ai Chi verwendet werden, sind von unseren normalen Bewegungen völlig verschieden. Sie haben ihren Ursprung in einem Punkt, der ein paar Zentimeter unterhalb des Nabels liegt, genau im Mittelpunkt des Körpers. Dieser Punkt ist das eigentliche Zentrum des Körpers und wird ,,Tan Tien'' genannt. Beim Gehen führen die meisten von uns ihren Körper mit Hilfe der Brust, der Schultern oder des Kopfes. Um sich vom ,,Tan Tien'' aus zu bewegen, muß der Schüler lernen, seine größte Aufmerksamkeit und sein Bewußtsein auf die untere Hälfte des Körpers zu lenken, um seine normalerweise übertriebene Aufmerksamkeit für die obere Körperhälfte auszugleichen. Indem er sich auf das feste Fundament seiner Beine verläßt, erhalten seine Bewegungen, sein Stand und seine Hingabe einen großen Grad an Anmut und Dynamik.

Der T'ai-Chi-Student muß lernen, sich nicht nur auf eine feinfühlige Weise seines KörperBewußtseins bewußt zu werden, sondern sich auch bewußt zu werden, auf welche Weise er sich in dem ihn umgebenden Raum bewegt. Um diese T'ai-Chi-Bewegungen korrekt ausführen zu können, bedarf es intensiver Konzentration. Es ist eine Art Bewegungsmeditation.

Beim T'ai Chi bewegst du dich sehr langsam. Durch dieses langsame Bewegen wirst du dir der feinen Details deiner Bewegung und deiner Beziehungzur Umwelt bewußt. Diese Bewegungen sind so langsam, daß du nicht mehr feststellen kannst, ob dies oder jenes langsamer oder schneller ist. Du erreichst einen Langsamkeitsgrad wie bei einer Zeitlupenaufnahme, in der alles einfach so geschieht. Du verlangsamst dich selbst bis zu einem solchen Punkt, an dem du dann selbst in den Ablauf eines jeden Augenblicks integriert bist, in dem er geschieht.[1]

Ich habe festgestellt, daß T'ai Chi Yoga dadurch sehr ähnelt, daß es ein KörperBewußtseins-Prozeß ist, für den man sehr viel Zeit braucht, um ihn zu beherrschen. Der T'ai-Chi-Student muß unter Umständen mehrere Jahre mit dem Erlernen von ganz einfachen Bewegungen verbringen, bevor er einen Zustand erreicht, der ihm erlaubt, die subtilen Aspekte seines KörperBewußtseins zu erfassen. Wie Yoga ist T'ai Chi für die, die es ausüben, ein Mittel zur Selbsterforschung, zur Selbstentwicklung und zu erhöhtem Bewußtsein. T'ai Chi unterscheidet sich von Yoga dadurch, daß alle Bewegungen im Stehen ausgeführt werden. Dadurch fällt den Beinen und der Art und Weise, wie das KörperBewußtsein sich durch sie gegen den unaufhörlichen Zug der Schwerkraft abstützt, eine unglaublich wichtige Rolle zu. Ich habe außerdem festgestellt, daß T'ai Chi, das aufgrund seines Ursprungs zu den ,,kriegerischen Künsten'' des Fernen Ostens zu rechnen ist, sich wesentlich mehr als Yoga mit Phänomenen seiner Umwelt befaßt, wie zum Beispiel potentiellen Angreifern, Schwerkraft und Luft, während Yoga sich fast ausschließlich auf die innere Welt, Selbstbeobachtung, Selbstreflektion und Selbst-Bewußtheit konzentriert.[2]

Als ich mein Studium bei Frau Weaver aufnahm, war sie im sechsten Monat schwanger. Aus diesem Grunde war es leicht, die Bewegungen ihres ,,Tan Tien'' zu verfolgen, da es mehr als zehn Zentimeter aus ihrem Körper herausstand. Es war ein wunderbarer Anblick, diese Schwangere auf so anmutige Weise und dennoch so kraftvoll durch T'ai Chi in Bewegung zu sehen. Ihr Körper erschien mir so konzentriert und feststehend, daß ich mich im Vergleich dazu meiner eigenen Ungeschicklichkeit schämte. Durch meine Erfahrungen mit Judith Weaver und T'ai Chi war ich jedoch in der Lage, viele faszinierende Dinge über mich selbst zu erfahren, die seitdem ein Teil meines Selbst geworden sind.

Die wunderbarste Entdeckung, die ich durch T'ai Chi machte, war, daß ich Beine besaß und daß diese nicht nur mit meinem Becken verbunden waren, sondern sich auch bis zum Boden fortsetzten. Das mag sich dumm anhören, aber ich war mir meiner Beine tatsächlich vor dem Erlernen des

T'ai Chi kaum bewußt und wußte auch nicht, wie man sie in angemessener Form benutzt. Es ist fast erschreckend, daß ich zwanzig Jahre gegangen oder gelaufen war, gestanden und gelebt hatte, ohne zu lernen, meine Beine zu benutzen, damit ich durch sie gestützt und motiviert werde. Ich entdeckte, daß ich meinen Rücken benutzt hatte, um zu stehen (ich hatte meine Rückenmuskulatur überentwickelt, um die schwache Beinmuskulatur auszugleichen), meine Schultern, um zu gehen (ich führte meinen Körper mit Brust und Schultern, statt mit Beinen und Bauch) und meine Kiefer und Augen, um mir Halt zu geben (damit ich die Schwäche in meinen Füßen und Beinen ausgleichen konnte). Durch T'ai Chi begann ich, andere Weisen des Bewegens, Stehens und Seins zu erforschen, die entspannter waren.

Als wir die ersten der 108 traditionellen T'ai-Chi-Bewegungen begannen, erinnerte mich Judith fortwährend daran, mich von meinem ,,Tan Tien'' aus zu bewegen. Dies bedeutete, daß ich mich entspannen mußte, so daß mein Bewußtseinszentrum und mein Schwerpunkt zusammenfielen. Diese Methode, das KörperBewußtsein herabzulassen und im Schwerpunkt zu zentrieren, verlegte eine große Menge von Streß und Stützung von meinem Rücken in meine Beine und Füße. Nach vielen Wochen der Frustration, in denen ich nicht lernte, meine Beine auf bewußte Weise zu benutzen, half mir Judith mit einer Vorstellung, die sich als eine ausgezeichnete Methode herausstellte, mein eigenes KörperBewußtsein zu verändern und zu verbessern. Sie sagte mir, ich solle mir vorstellen, daß meine Beine Wurzeln seien und daß sie nicht nur meinen Körper stützten, sondern auch durch die Erdoberfläche hindurch weiter nach unten verliefen, soweit ich mir vorstellen könnte. Sie sagte mir, ich solle mir vorstellen, meine Beine wären meine Geschichte und daß sie das geschichtliche Fundament seien, auf dem mein gesamtes Sein ruhe. Sie sagte, daß, wenn ich mir selbst gestatten würde, meine Beine auf diese Weise zu benutzen, ich von ihnen und der Erde Energie beziehen könnte, die mir helfen würde, all die ausgleichende Kontrolle zu entkrampfen, die ich mit dem oberen Teil meines KörperBewußtseins aufrechterhielt. In dem Augenblick, in dem ich mir das vorstellte, fiel mein Bewußtseinszentrum von meinen Schultern hinunter in meinen Bauch, und ich fühlte mich sofort stabiler und stärker auf dem Boden stehend, als ich es jemals zuvor getan hatte.

Diese machtvolle Vorstellung und die Empfindungen, die ich fühlte, als ich ihre Bedeutung voll erfaßte, sind das, was ich am ehesten vermitteln kann, um mein Konzept des ,,Grund-Fassens'' darzulegen. Dieser Begriff hat eine Vielzahl von Bedeutungen.[3] Was ich damit meine, ist nichts anderes als die Anerkennung der Tatsache, daß es die Erde ist, aus der ich entstanden bin und von der ich meine Stützung und Stabilität erhalte. Den Hauptkontakt mit der Erde stelle ich mit Hilfe meiner Füße und Beine her, die meinen physischen Kontakt mit der Erde darstellen und mein psychologisches Fundament. Auf die gleiche Weise, in der mein Körper zur Erde steht, stehe ich zu meiner psychologischen Stabilität, die sich in meiner Fähigkeit manifestiert, mich sicher und entspannt zu fühlen, wenn ich stehe, und gefaßt und flexibel, wenn ich mich bewege.

Den Rest dieses Kapitels werde ich dazu verwenden, einige Beobachtungen und Untersuchungen zu behandeln, die sich auf die Füße, Fußgelenke, Knie und Beine beziehen. Alle diese Körperteile haben zwar ähnliche psychosomatische Funktionen. Es gibt jedoch auch Eigenschaften, die charakteristisch für jeden einzelnen Teil sind. Die Ausführungen basieren auf meinen persönlichen Erfahrungen, klinischen Studien und auf einer Vielzahl von verwandten psychotherapeutischen Bereichen und Disziplinen zur Selbsterfahrung.

DIE FÜSSE

Schauen Sie sich bitte Ihre Füße an. Hören Sie auf zu lesen, und schauen Sie sich Ihre Füße einen Augenblick an. Holen Sie einen Spiegel, falls Sie einen dazu benötigen, und schauen Sie sich Ihre Füße genau an. Wer sind sie? Wie fühlen sie sich an? Haben sie die richtige Struktur, auf die Sie den Rest Ihres KörperBewußtseins aufbauen können?

Sehen Ihre Füße gesund aus? Biegen sich Ihre Zehen nach unten? Sind Ihre Füße kälter als der Rest Ihres Körpers? Machen Ihnen Ihre Füße Freude, oder verursachen sie Ihnen nur Schmerzen? Behandeln Sie Ihre Füße gut? Was gefällt Ihnen?

Gesunde, nicht verkrampfte, nicht verdrehte Füße sind Plattformen, die drei Berührungspunkte mit dem Boden haben und einen ausreichend ausgebildeten Metatarsalbogen. Wenn Sie Spreizfüße haben, dann bedeutet dies, daß Ihr Fuß nur eine Berührungsfläche auf dem Boden hat. Wenn Sie einen zu stark ausgeprägten Fußbogen haben, bedeutet dies, daß Ihre Füße nur an zwei Stellen mit dem Boden in Kontakt kommen.

Die Füße eines Menschen und die Art und Weise, wie er sie zu seiner Stützung und seinem Gleichgewicht benutzt, sind ausgezeichnete Informationsquellen, anhand derer man herausfinden kann, wie stabil die Person ist und ob sie fest auf der Erde steht, denn ich habe festgestellt, daß die Weise, wie ein Mensch physisch auf dem Boden steht, oft identisch mit der Festigkeit seines emotionalen Standes ist. Aus diesem Grunde kann man zahlreiche Erkenntnisse aus der Beobachtung der Füße sammeln. Nach William Schutz sind „die Füße von äußerster Wichtigkeit, aus psychologischer Sicht gesehen, weil sie mit der Wirklichkeit, dem Boden und der Schwerkraft in direktem Kontakt stehen. Physisch gesehen verursacht ein Ungleichgewicht der Füße einen Gleichgewichtsverlust der Gesamtstruktur."[4] Als Ergebnis ihrer Struktur und Funktion zeigen die Füße die fortwährende Haltung, die der Mensch annehmen muß, um den Forderungen des Lebens erfolgreich begegnen zu können. Wenn wir zum Beispiel einer Person sagen, sie stände „mit beiden Beinen auf der Erde",

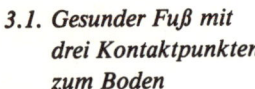

3.1. Gesunder Fuß mit drei Kontaktpunkten zum Boden

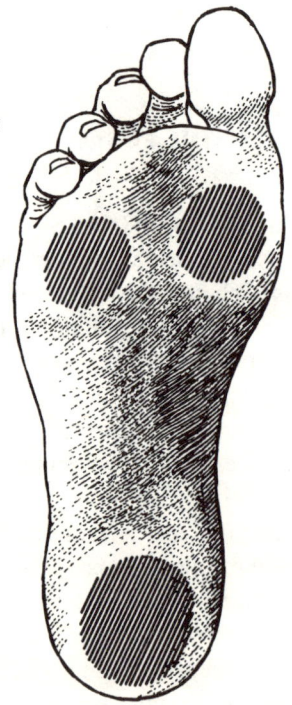

so meinen wir damit, daß sie einen guten Realitätssinn hat, während jemand, von dem gesagt wird, er „schwebe über dem Boden der Tatsachen", wirklichkeitsfremd erscheint.[5]

Die einfachste und einleuchtendste Methode, die Struktur der Füße und ihre Beziehung zur Persönlichkeit zu behandeln, ist das Aufzeigen von Beispielen. Aber während ich diese Fußtypen beschreibe, sollten Sie sich immer der Tatsache bewußt sein, daß ein jeder von uns eine organische Einheit ist. Wir formen uns selbst als eine vollständige Einheit, und die Füße, die wir entwickeln, sind auf engste Weise mit unserem Rest verbunden. Es ist zwar notwendig, viele der Teile, aus denen wir bestehen, zu beschreiben, bevor Ihnen das „Ganze" klar wird. Je weiter wir jedoch fortschreiten, den Körper als eine Widerspiegelung des Charakters zu sehen, desto klarer werden Ihnen die Zwischenbeziehungen der verschiedenen KörperBewußtseins-Teile und -Bereiche werden.

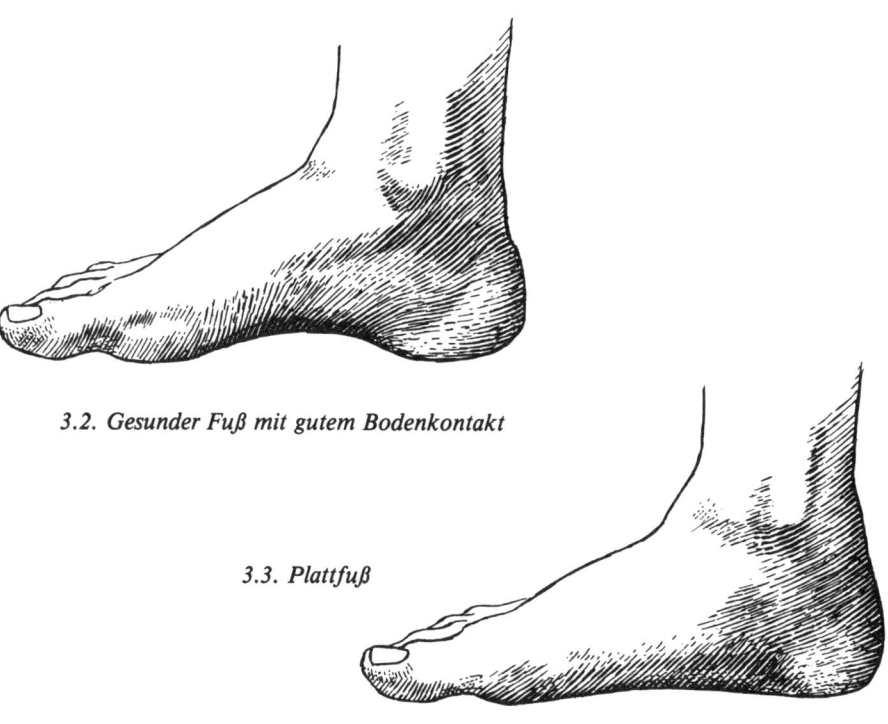

3.2. Gesunder Fuß mit gutem Bodenkontakt

3.3. Plattfuß

Plattfüße

Den größten Teil meines Lebens hatte ich Spreizfüße. Daher weiß ich genau, was das bedeutet. Spreizfüße deuten an, daß das Individuum auf eine Weise mit der Welt in Verbindung steht, die an Standfestigkeit vermissen läßt, sowohl physisch als auch psychisch. Das Individuum mit solchen flachen Hockey-Puck-Füßen rutscht und gleitet auf der Oberfläche unseres Planeten herum, ohne jemals Wurzeln schlagen zu können oder in Ruhe zu verharren. Diese Art Füße vermitteln ein Gefühl von Leichtigkeit während der Bewegung; aber diese Leichtigkeit verliert ihre Effektivität, da sie ohne Fluß und Stabilität ist. Der Nachteil dieser psychosomatischen Kombination besteht darin, daß das Individuum es schwer hat, mit anderen Menschen Verbindung aufrechtzuerhalten, und fortwährend den Drang verspürt, beweglich zu bleiben, ohne daß ein eigentlicher Grund dazu besteht. Ein solcher Mensch hat ebenfalls die Tendenz zu einem überentwickelten Rücken, Hals und Kopf, um den Mangel an Stabilität und Stützung in seinen unteren Körperteilen psychosomatisch auszugleichen. Ein Mensch dieser Art ist wie ein Fisch, der sich in stehendem Gewässer nicht wohl fühlt.

Klauenartige Füße

Es gibt eine einfache Methode, um festzustellen, welche Art Füße Sie haben. Zuerst einmal sollten Sie einen Bekannten bitten, Ihnen zu helfen. Stehen Sie auf und nehmen Sie Ihre gewöhnliche Haltung ein. Bitten Sie dann Ihren Bekannten, seine Hand leicht auf Ihre Brust zu legen und Sie anzustoßen. Er sollte so stark drücken, daß Sie Ihren Körper anspannen müssen, um ein Gegengewicht zu bilden, aber nicht so stark, daß Sie umfallen. Dann sollten Sie ihn bitten, hinter Ihnen im Raume umherzugehen und gleichzeitig seine Hand zwischen Ihre Schulterblätter zu legen und Sie zu schieben. Sie könnten ihn ebenfalls bitten, Sie umzustoßen, indem er Sie an einer Ihrer Körperseiten anstößt. Er sollte langsam und leicht drücken, so daß Sie gezwungen wären, Ihre Muskeln anzuspannen und Ihre Haltung zu verändern, um seiner Kraft die Ihre entgegenzusetzen. Während Sie auf den physischen Druck reagieren, werden Sie sich bewußt, welche Teile Ihres Körpers dem Druck Widerstand leisten, um zu verhindern, daß Sie umfallen, und auf welche Weise diese Körperteile das

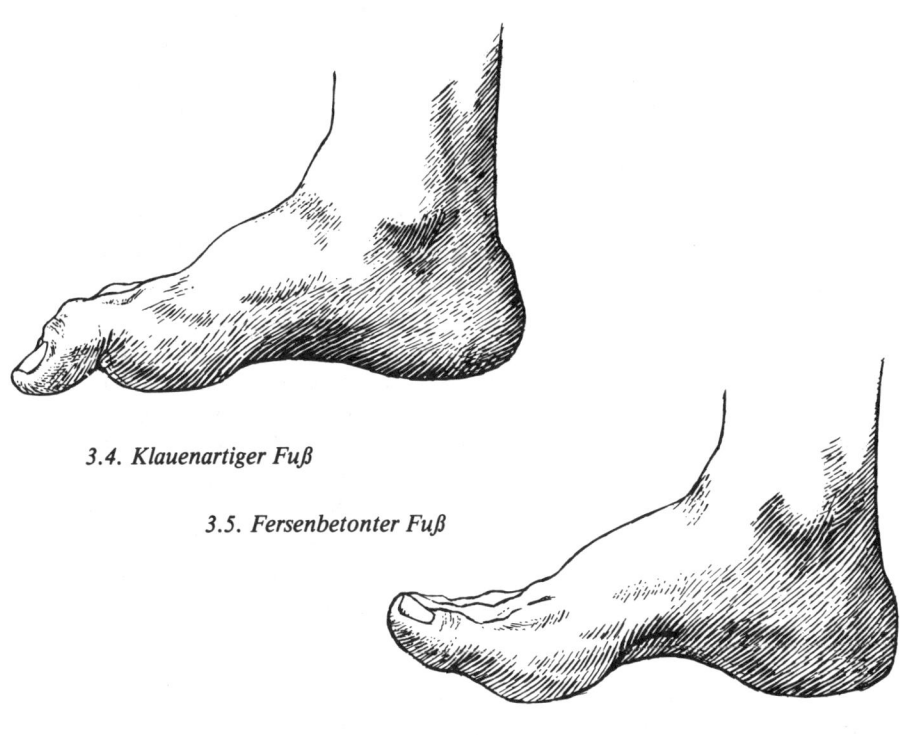

3.4. *Klauenartiger Fuß*

3.5. *Fersenbetonter Fuß*

tun. Die Stellung, die Sie mit Ihrem gesamten Körper einnehmen, und insbesondere die Ihrer Füße, wird wahrscheinlich den Typ psychologischer Haltung demonstrieren, die Sie annehmen, wenn auf andere Lebensaspekte (wie Emotionen und Überzeugungen) Druck ausgeübt wird.

Menschen mit Spreizfüßen verlieren beispielsweise ihren Halt sehr schnell und lassen sich leicht von ihrem Standpunkt verdrängen. Dabei ist es ohne Bedeutung, wie kräftig und gewaltig sie ansonsten erscheinen. Menschen mit „Klauenfüßen'' reagieren auf die Konfrontation mit einem Zusammenziehen ihres gesamten Körpers und insbesondere mit ihren Füßen. Ihre Zehen ziehen sich unter ihren Fußbogen, um sich in der Erde festzuklammern und auf diese Weise Halt, Stabilität und Selbststützung zu erlangen. In vielen Fällen haben diese Menschen mit der Zeit eine chronische Klammerhaltung ihrer Füße entwickelt. Wenn dies geschieht, werden die Fußmuskeln steif und chronisch angespannt. Öfters steht diese se Anspannung der Füße in Beziehung zu einer ungelösten, emotionalen Krise, bei der es die Möglichkeit gab, sich zu entfernen oder wegzulaufen. Wenn auf diesen Fluchtimpuls nicht reagiert wird, reagieren die Fußmuskeln auf den Konflikt durch ein spastisches Zusammenziehen der Füße, um Halt zu gewinnen. Dieser unnatürliche zusammengezogene Stand führt dazu, daß die Fußmuskeln noch weiter versteift und verformt werden und der Konflikt in das Gewebe eingeschlossen wird. Diese Möglichkeit wurde von William Schutz beobachtet, während er einen Mann mittleren Alters rolfte, der solche steifen Füße hatte:

> Ein anderer Mann hatte große Schmerzen in den Füßen, als ich sie behandelte (zweite Sitzung), und mußte sie laufend bewegen. Ich sagte ihm, er solle sie in Bewegung halten, bis er herausfinden könne, was sie tun wollten. ,,Weglaufen'', sagte er, ,,ich möchte weglaufen.'' Im selben Augenblick dachte er daran, daß er unglücklich verheiratet war, und erinnerte sich ebenfalls an eine Situation in seiner frühen Kindheit, als sein Vater ihn zwingen wollte, Arzt zu werden. Seine Füße hatten sich anscheinend auf das Weglaufen viele Male vorbereitet, dies jedoch nie ausführen können. Das führte zu einem großen Maß an Anspannung in den Muskeln und im Bindegewebe der Füße.[6]

Wenn ein Mensch den Bodenkontakt nur dadurch aufrechterhalten kann, daß er die Füße und Beine zusammenzieht, entwickelt sich der Rest des KörperBewußtseins dementsprechend und nimmt eine KörperBewußtseins-Haltung an, die der ,,zusammengezogenen'' Art der Selbststützung entspricht. Ein solcher Mensch hat häufig überentwickelte Oberschenkel und ein überbetontes Vernunftdenken und überbetonte Selbstkontrolle, um das Fehlen von fließender Stabilität und Bodenkontakt auszugleichen. Menschen dieser Art besitzen oft versteifte Muskeln in der Rückseite ihres Körpers, insbesondere in der Rückseite der Beine und im unteren Rücken. All dies resultiert aus dem Bedürfnis, Halt zu gewinnen und sich selbst zu schützen.

Gewicht auf den Fersen

Diese psychosomatische Haltung scheint ein übertriebenes Gefühl von Festigkeit auszudrücken, das sehr häufig von einem falschen Stabilitätsglauben begleitet wird. Stehen Sie bitte noch einmal auf und bitten Sie Ihren

Bekannten, Sie noch einmal anzustoßen. Wenn Sie damit reagieren, daß Sie Ihre Fersen „in den Boden stemmen", fallen Sie wahrscheinlich unter diese allgemeine KörperBewußtseins-Kategorie. Alexander Lowen drückt dies wie folgt aus:

> Wenn sich das Körpergewicht direkt über den Fersen befindet, kann ein Mensch mit dieser Haltung sehr leicht durch einen leichten Stoß nach hinten aus der Balance gebracht werden. In der Umgangssprache könnte man von einer Person sprechen, die leicht „zu Fall gebracht werden kann".[7]

Da ein solcher Mensch sehr leicht umgestoßen werden kann, reagiert er mit einer chronischen Haltung von Kontrolle und Entschiedenheit, um stabil und auf dem Boden zu bleiben, obwohl diese Versuche von starken Angstgefühlen und Instabilität begleitet sind. Wenn ich meine Fersen in den Boden stemme, stelle ich fest, daß ich ebenfalls unbewußt meinen Kiefer zusammenpresse und meinen Bauch versteife. Dies scheint meine Atemzüge kürzer werden zu lassen. Wenn ich in dieser Stellung eine Weile verharre, fühle ich mich aufgeregt und leicht verängstigt. Als Folge seiner immerwährenden Wachsamkeit hat ein Mensch, der seine Fersen in den Boden stemmt, Schwierigkeiten, sich zu entspannen und in unerwarteten Situationen wohl zu fühlen. Sein überentwickeltes Bedürfnis, sich im Boden zu verankern und festzuhalten, kann sich auch durch einen eingeschnürten Brustkorb, nervöse Magenbeschwerden und insbesondere ein steifes Becken und eine versteifte untere Rückenpartie zeigen.

Auf den Zehenspitzen gehen

Wir alle kennen Menschen, die auf den Zehenspitzen laufen. Während des Laufens scheinen sie fast ihr gesamtes Gewicht auf die Zehenspitzen zu verlagern und haben fast überhaupt kein Gewicht auf den Fersen. Mir erscheinen solche Menschen immer wie Prinzen oder Prinzessinnen aus einem Märchen. Es sind Menschen, die sich in die Luft abheben und davonschweben würden, wenn man sich vorstellt, daß sie noch ein wenig mehr Schub hätten. Es ist sicher, daß solche Menschen Probleme haben, mit den Kräften der Erde in Kontakt zu bleiben, und zwar sowohl aus physischer als auch aus psychologischer Sicht. Sie scheinen den Anforderungen der Rationalität und der „Wirklichkeit" konsequent zu widerstehen. Sie lassen sich häufig treiben und träumen viel, haben oft eine starke Phantasie und besitzen künstlerische Fähigkeiten.

Bleifüße

Menschen mit Bleifüßen haben das Leben und die Psychosysteme für sich selbst geschaffen und halten alle Dinge auf dem Boden. Sie sind fast das Gegenteil von Menschen, die auf Zehenspitzen laufen. Sie würden einen Mangel an Sicherheit und Stabilität empfinden, wenn sie sich einfach treiben ließen. Eine Person mit Bleifüßen hat ein starkes Bedürfnis nach Bodenständigkeit und Stabilität und möchte sich immer im klaren darüber sein, wo sie im Leben gerade steht. Zusätzlich zu dieser Überbetonung des sicheren Standes kommt die Schwierigkeit, mit Bewegung und Wechsel fertig zu werden. Menschen dieser Art sind gewöhnlich mehr verläßlich und wohlüberlegt als kreativ und aktiv.

Ich möchte hierzu noch bemerken, daß es eine große Kunst ist, sein Gewicht und seine Energie im unteren Bereich anzuordnen, um fest verwurzelt und selbständig zu sein. Es gibt eine Vielzahl von wunderbaren Erzählungen, in denen T'ai-Chi- und Aikido-Meister ihre Energie auf eine solche Weise auf dem Boden konzentrieren können, daß es unmöglich ist, sie zu heben oder von der Stelle zu bewegen. Auf ähnliche Weise ist es ein großer Vorteil, wenn man in der Lage ist, seine intellektuelle und emotionale Position zu halten, wenn die Situation es verlangt.

Das Unwohlsein beginnt jedoch in dem Augenblick, in dem dieses Halten fortwährende und chronische Angst verursacht. Dies ist der Fall, wenn man sein Bedürfnis nach Sicherheit und Stabilität derartig überbewertet, daß der Rest des KörperBewußtseins eine gezwungene, ablehnende und verschlossene Haltung gegenüber den Lebensströmungen einnimmt. In einem solchen Falle ziehen Bleifüße das Individuum herunter und können Stagnation und Selbstverkümmerung zur Folge haben.

Die meisten Menschen würden behaupten, die Form ihrer Füße sei aufgrund von Vererbungsfaktoren und physischen Aktivitäten entstanden. Dies ist sicherlich richtig. Ich habe jedoch entdeckt, daß zusätzlich zu diesen Faktoren auch die psychoemotionalen Komponenten im Leben eines Menschen eine Rolle in der fortwährenden Neubildung dieser Teile seines KörperBewußtseins spielen. Wenn dies nicht der Fall wäre, dann gäbe es keine Erklärung für die Tatsache, daß die Persönlichkeit eines Menschen sehr oft aus der Art und Weise festgestellt werden kann, wie er seine Füße benutzt und welche Struktur diese besitzen.

Weiter vorne in diesem Kapitel habe ich gesagt, daß ich einmal Spreizfüße hatte. Ich war immer der Meinung, dies sei so aus Gründen der Vererbung, denn mein Vater hatte ebenfalls Spreizfüße und hat sie vielleicht immer noch. Je mehr ich mir jedoch meines KörperBewußtseins gewahr wurde, desto klarer wurde mir, daß meine Spreizfüße das Ergebnis der Art und Weise waren, wie ich den fortwährenden Lebensanforderungen begegnete, und daß ich meine Fußbögen nur verändern konnte, wenn ich die Methode, mich selbst psychologisch zu festigen, änderte . . . wenn ich mich selbst änderte.

Während der letzten drei Jahre habe ich daher versucht, mich selbst auf andere Art zu festigen, indem ich mehr Verantwortung für meine zwischenmenschlichen Beziehungen übernahm und meine Interessen und Aktivitäten weniger weit streute. Zu Anfang war dies völlig gegen mein Wesen, und der Druck meines emotionellen Beharrungsvermögens ließ mich instabil bleiben, ohne die Möglichkeit, Boden zu fassen. Seitdem habe ich das Bedürfnis nach Gleichgewicht und Stabilität schätzen gelernt, und seit kurzem fällt es mir wesentlich leichter, mein Tempo zu verlangsamen und mich mehr auf meine Wurzeln und mein Fundament zu stützen. Diese Veränderungen haben mich auf den Boden der Tatsachen zurückgebracht und eine sehr weltliche Form angenommen. Unter anderem lebe ich nicht mehr in meinem Wohnwagen, sondern in einem Haus, widme mich der gleichen Aufgabe seit über drei Jahren und versuche, mich mehr auf die Beziehung zu meinen Freunden und meiner Familie zu konzentrieren. Als Folge dieser grundsätzlichen Veränderungen meines Lebensstils haben meine Fußbögen an Höhe beträchtlich zugenommen, und ich habe keine Spreizfüße mehr. Diese Folge meines veränderten Lebens überrascht mich nicht im geringsten.

Anscheinend paßte meine Art, zu leben und zu sein, vorzüglich zu der Form und den funktionellen Möglichkeiten meiner Füße, die flach und ohne Halt im Boden waren. Durch die Veränderung meines Lebensstils veränderte ich meine Seinsweise in dieser Welt und ließ viele der Konflikte und Spannungen ab, denen ich gewohnheitsgemäß ausgesetzt war. Als ich dann mehr festen Halt im Boden gewann, veränderten sich meine Füße ebenfalls und widerspiegelten dadurch in angemessener Weise meine neue Art, indem sie ebenfalls mehr Halt im Boden gewannen. Bei dem Versuch, mehr Halt im Boden zu gewinnen, hätte ich zwei verschiedene Wege

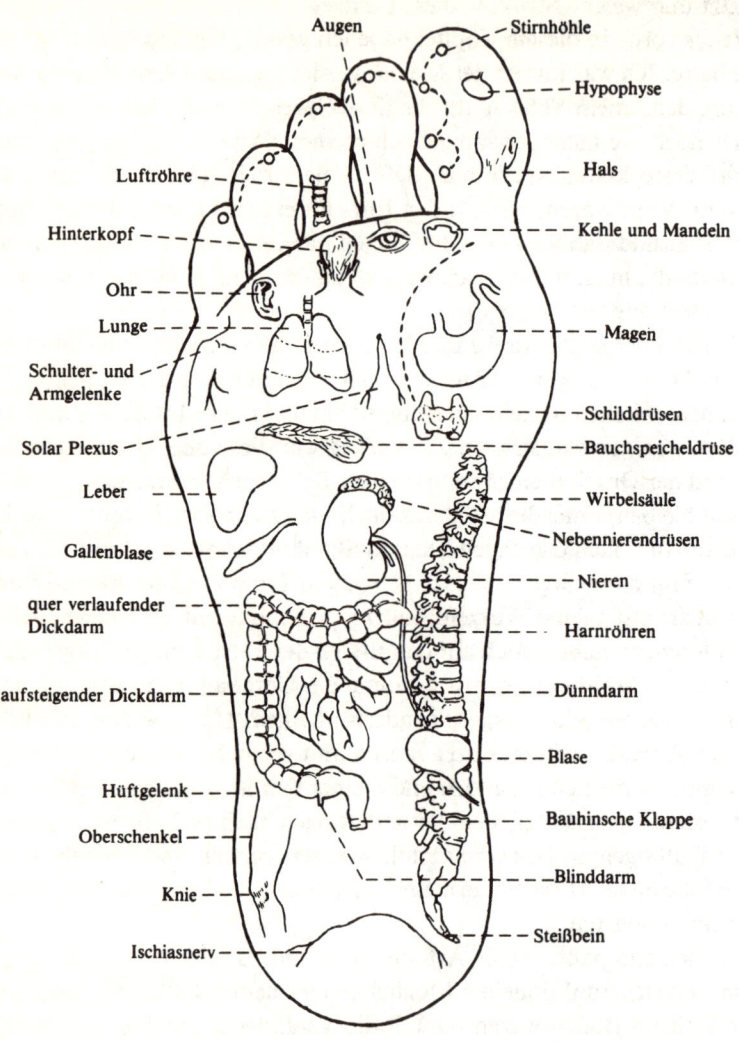

Augen   Stirnhöhle

Hypophyse

Luftröhre

Hals

Hinterkopf

Kehle und Mandeln

Ohr

Lunge

Magen

Schulter- und
Armgelenke

Schilddrüsen

Solar Plexus

Bauchspeicheldrüse

Leber

Wirbelsäule

Nebennierendrüsen

Gallenblase

Nieren

quer verlaufender
Dickdarm

Harnröhren

aufsteigender Dickdarm

Dünndarm

Blase

Hüftgelenk

Bauhinsche Klappe

Oberschenkel

Knie

Blinddarm

Ischiasnerv

Steißbein

3.6. Fuß-Reflexologie-Karte: rechter Fuß

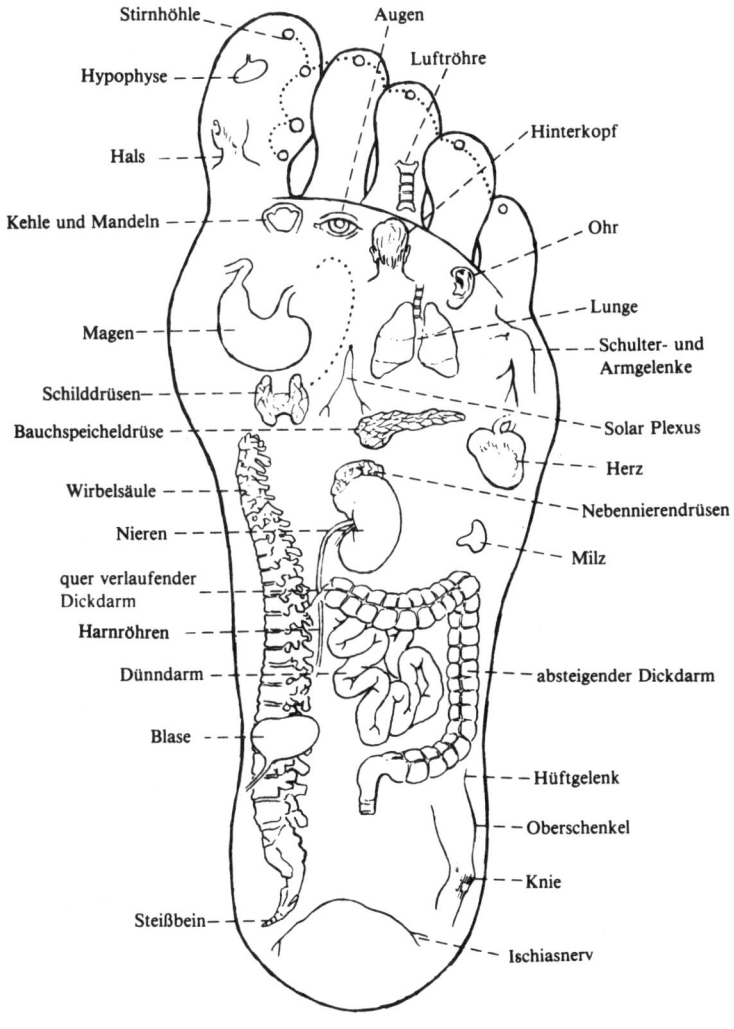

Stirnhöhle

Hypophyse

Hals

Kehle und Mandeln

Magen

Schilddrüsen

Bauchspeicheldrüse

Wirbelsäule

Nieren

quer verlaufender
Dickdarm

Harnröhren

Dünndarm

Blase

Steißbein

Augen

Luftröhre

Hinterkopf

Ohr

Lunge

Schulter- und
Armgelenke

Solar Plexus

Herz

Nebennierendrüsen

Milz

absteigender Dickdarm

Hüftgelenk

Oberschenkel

Knie

Ischiasnerv

3.7. Fuß-Reflexologie-Karte: linker Fuß

einschlagen können. Ich hätte entweder versuchen können, die Struktur meiner Füße zu verändern, indem ich sie massierte und trainierte, in der Hoffnung, daß dadurch eine neue Fußform entstehen würde und dadurch wiederum eine neue Art, zu sein, oder ich hätte meinen Lebensstil verändern können in der Erwartung, daß meine Füße sich allmählich von selbst umbilden würden, um meinen psychoemotionalen Verhaltensmustern gerecht zu werden. In diesem Falle wählte ich die zweite Möglichkeit und errang damit einen ausgezeichneten Erfolg.

Ich habe auch erkannt, daß mein Vater und ich keine Spreizfüße aufgrund unserer Gene hatten, sondern weil wir den gleichen Modus hatten, mit unserem Leben umzugehen. Statt meinen elterlichen Genen die Schuld für meine Struktur zu geben, habe ich daher begonnen, selbst Verantwortung für mein Sein zu tragen, und dies hat mir die Kraft gegeben, mich selbst und meine Struktur zu ändern. Solange ich die Verantwortung für meinen Zustand einem anderen gab, war die Chance zur Veränderung gering. Sobald ich mir jedoch selbst gehörte, gab ich mir selbst die Macht zu bewußter Veränderung und kreativer Selbstentwicklung.

Bevor ich mit der Abhandlung der Fußgelenke und Knie fortfahre, möchte ich kurz eine Form der KörperBewußtseins-Diagnose und des Heilens behandeln, die sich spezifisch auf Gesundheit und Wohlbefinden der Füße bezieht. Die ,,Fuß-Reflexologie'' oder die ,,Zonen-Therapie'', wie sie auch manchmal bezeichnet wird, erkennt die Füße als wichtige Informanten über Wohlsein/Unwohlsein des gesamten KörperBewußtseins an.[8] Die Theorie, die hinter der Reflexologie steht, besagt, daß einem jeden Organ oder wichtigem Muskel in Kopf und Rumpf ein winziger Bereich der Füße entspricht. Wenn der körperliche Teil gesund und funktionsfähig ist, ist es der entsprechende Fußbereich ebenfalls. Wenn der spezifische Teil des Körpers jedoch toxisch oder krank ist, so ist dies der entsprechende Fußbereich ebenfalls — und reagiert sehr empfindlich auf Berührung.

Nehmen Sie sich einen Augenblick Zeit und untersuchen Sie Ihre Füße, indem Sie sie langsam mit Ihren Fingern erforschen. Dabei sollten Sie jeden Bereich Ihres Fußes kräftig drücken und achtgeben, ob Sie an irgendeiner Stelle Schmerz empfinden. Schauen Sie sich dann die Abbildungen 3.6 und 3.7 an, um festzustellen, welche Körperstellen den Fußstellen entsprechen, die schmerzempfindlich sind. Nach dem Reflexologie-System kann jede Stelle des Körpers dadurch Vitalität und Gesundheit erlangen, daß man die entsprechende Fußstelle regelmäßig massiert. Wenn der entsprechende Teil des Körpers sein Wohlbefinden wiedererlangt hat, verschwinden die Beschwerden an der entsprechenden Fußstelle. Andererseits sollte im Falle von beschwerdefreien Füßen die entsprechende Stelle des Körpers ebenfalls beschwerdefrei sein. Ein gesunder Körper zeigt sich daher in gesunden, vitalen Füßen.

Es existieren mehrere sich ergänzende Theorien, die erklären, warum dies so ist. Eine dieser Theorien handelt von dem Lymphefluß im Körper. Lymphe ist eine Flüssigkeit, die der Blutreinigung dient und damit das Allgemeinempfinden des Körpers verbessert. Die Lympheflüssigkeit zirkuliert im gesamten Körper, nimmt zerstörte, abgetötete Zellen auf und bringt diesen Abfall wieder zum Herzen zurück. Oft geschieht es dabei, daß dieser Abfall in einem Körperbereich steckenbleibt, den man einen „Lymphknoten" nennt. Die Stimulation dieser Lymphknoten verbessert den weiteren Abbau dieses Abfalls und trägt somit zur weiteren Belebung des Körpers bei. Es gibt eine Vielzahl von Lymphknoten in den Füßen, und aus diesem Grunde nimmt man an, daß die Reflexologie hauptsächlich mit Hilfe des lymphatischen Systems funktioniert.

Eine zweite Theorie befaßt sich mit einem Phänomen, das die Chinesen „Chi-Energie" nennen. Dieser feine Energiestrom durchfließt den gesamten Körper auf Wegen, die man „Meridiane" nennt, und der gesunde Fluß und das Gleichgewicht dieser Energie sind für das gesundheitliche Befinden des Körpers verantwortlich. Alle diese Meridiane enden in den Füßen und diese Endpunkte befinden sich an ungefähr den gleichen Stellen, an denen die Lymphknoten lokalisiert werden können. Durch Massage dieser Punkte wird ein gesunder Fluß dieser Energie gefördert, der dadurch dem Körper das Gleichgewicht und die Vitalität gibt, die er zur Gesundheit benötigt.[9]

FUSSGELENKE UND KNIE

Die Fußgelenke (Kugelgelenke) und die Kniegelenke (Scharniergelenke) sind wie alle Gelenke psychosomatische Kreuzungspunkte. Daher besteht ihre Funktion unter anderem darin, zwischen den sowohl physischen als auch psychologischen Kräften zu vermitteln, die sie durchfließen. Die Eigenschaften Ihrer Gelenke sind für Anmut und gute Integration der Bewegung oder für spastische und ungelenke Bewegungen verantwortlich.

Aus diesem Grunde verrät der psychosomatische Zustand der Gelenke eine Menge darüber, wie das Individuum mit dem Fluß und der Bewegung seines Lebens umgeht. Wenn diese Kreuzungen allzuoft blockiert sind, werden sie chronisch angespannt und unterbrechen auf diese Weise die Lebensströmung, die durch sie verläuft. Wenn dies geschieht, verlieren die Gelenke nicht nur ihre Flexibilität und Anmut, sondern werden auch sehr anfällig für Verletzungen und Unwohlsein. Die Gesundheit der Fußgelenke und Knie ist besonders anfällig, da sie die Funktion haben, das KörperBewußtsein ständig gegen den unaufhörlichen Zug der Schwerkraft abzustützen. Aus psychosomatischer Sicht sind die Fußgelenke und Knie mit den gleichen Charakterzügen und -eigenschaften verwandt wie die Füße, wie zum Beispiel Stabilität, Bodenständigkeit, Erdkontakt, Gewandtheit in Bewegung und Veränderung und ein Gefühl von Leichtigkeit und Gegenwärtigsein. Zusätzlich habe ich während meiner langjährigen Erfahrung als Sport- und Yogalehrer festgestellt, daß Verletzungen an Knie- und Fußgelenken häufig mit psychologischen Konflikten in Verbindung gebracht werden können, die sich auf Stolz, Fortschritt (oder Ablehnung von Fortschritt) und Selbstzufriedenheit beziehen. Es hat mich fasziniert, feststellen zu können, daß in vielen Fällen von Fußgelenk- oder Kniegelenkverletzungen die darunter leidenden Personen zu dieser Zeit ebenfalls einer Periode hochgradiger Spannungen in ihrem persönlichen Bereich ausgesetzt waren, die mit den obigen Lebensaspekten in Zusammenhang standen.

Aus diesen Gründen kann man sagen, daß die Knie und die Fußgelenke den Grad an Leichtigkeit widerspiegeln, mit dem wir unser Leben durchlaufen und uns in dieser Welt fortbewegen. Wenn diese Aspekte unseres Lebens fließend und offen sind, dann sind unsere Knie und Fußgelenke flexibel und vital. Wenn diese Lebensaspekte jedoch blockiert sind und Konflikte bestehen, dann haben unsere Knie- und Fußgelenke die Tendenz, sich zu versteifen und verletzungsanfällig zu werden.

GESUNDHEIT, UNWOHLSEIN UND PERSÖNLICHES WACHSTUM

Es ist vielleicht hilfreich, Ihnen an dieser Stelle einige meiner Vorstellungen und Empfindungen bezüglich Verletzungen und Unwohlseins des

KörperBewußtseins zu vermitteln. Dazu können wir mein Knie als Beispiel verwenden, da ich in letzter Zeit größere Schwierigkeiten mit meinem linken Knie hatte; Schwierigkeiten, die zu einem Riß des Knorpels führten, der eine Operation notwendig machte.

Mein ganzes Leben lang bin ich sportlich sehr aktiv gewesen. Ich bin während dieser sportlichen Betätigungen achtlos in der Behandlung meines KörperBewußtseins gewesen. Dies resultierte in einer Anzahl von Verstauchungen, Verrenkungen, Brüchen und Zerrungen. Zurückblickend stelle ich fest, daß die meisten dieser sogenannten Unfälle an meinen Gelenken auftraten, insbesondere den Fuß-und Kniegelenken. Ich hatte immer angenommen, daß diese Verletzungen auftraten, weil mich irgend jemand gestoßen hatte oder weil ich unglücklich gefallen war oder weil der Boden, auf den ich fiel, glatt war. In letzter Zeit bin ich mir jedoch meiner eigenen psychosomatischen Verfassung bewußt geworden, habe begonnen, für eine größere Anzahl meiner Handlung größere Verantwortung zu übernehmen, und festgestellt, daß alle diese Verletzungen an Stellen meines KörperBewußtseins auftraten, die außergewöhnlichem psychosomatischem Streß ausgesetzt waren, daher eine tieferliegende Schwelle bezüglich Vitalität hatten und damit einer größeren Verletzungsgefahr durch meine Handlungen ausgesetzt waren.[10]

Die jüngste dieser Knieverletzungen ereignete sich im März 1974 nach vielen Jahren vorsorglicher Gesundheitspflege. Nach der ersten Verletzung und vor der Operation durchlief ich eine Phase von nur zeitweilig aussetzenden Schmerzen und einer ansehnlichen Menge Ärger, die mir die fortwährenden Bedürfnisse meines Knies immer wieder ins Gedächtnis riefen. Jeder, der sich schon einmal das Fußgelenk verstaucht oder das Handgelenk verrenkt hat, weiß, was es bedeutet, wenn ein derartig wichtiger Körperteil seine Funktion nicht wie im gesunden Zustand ausüben kann. Während dieser Zeit hatte ich jedoch Gelegenheit, eine Menge an neuen Dingen über mich selbst zu lernen, und stellte fest, daß mich diese zusätzliche Aufmerksamkeit meinem Knie gegenüber in die Lage versetzte, zu erkennen, was in ihm vor sich ging, und vor allen Dingen, warum ich mich überhaupt verletzt hatte. Es ist zu schade, daß ich diese Information nicht an mein KörperBewußtsein vor diesen Verletzungen weitergeben konnte.

Es war hauptsächlich aufgrund meiner Yoga-Übungen, daß ich eine einfache und lohnenswerte Einstellung zu meiner Verletzung — und allen anderen Verletzungen — entwickelt habe, denn die Methode des Yoga gibt mir in hohem Maße die Gelegenheit, Einblick in meine eigenen Gesundheits/Unwohlseins-Prozesse zu erlangen. Diese Yoga-Erklärung des Selbstaufbaus und der Selbstzerstörung, der Gesundheit und des Unwohlseins, die ich hier kurz erläutern möchte, ermöglicht eine völlig neue und bessere Perspektive bezüglich Gesundheit und Streß als alle die, die aus unseren zeitgenössischen medizinischen Theorien entstanden sind, und ich denke, daß diese Yoga-Auffassungen ein besseres und geeigneteres Mittel sind, um die Art und Weise der Selbsterforschung, die Funktionen und die Fehlfunktionen unseres KörperBewußtseins verstehen zu können.

Das Wort *Yoga* ist von dem Wort *Yuj* abgeleitet und bedeutet ,,Verbundenheit'' oder ,,Einigkeit''. Damit ist gemeint, daß das Individuum mit Hilfe der eigenen Selbsterforschung durch Yoga-Praktiken einen Zustand der Eintracht mit sich selbst und dem Universum, dessen Teil es ist, erlangen kann.

Es gibt vier bedeutende Richtungen: Karma-Yoga, der Weg des Handelns, Bhakti-Yoga, der Weg der Hingabe und der selbstlosen Liebe, Jnana (oder Gnani)-Yoga, der Weg der Selbsterkenntnis und der Weisheit (die philosophische Richtung des Yoga), und Raja-Yoga, was ,,königlicher Yoga'' heißt.[11] Raja-Yoga enthält Elemente aller drei anderen Yoga-Wege, ist aber hauptsächlich durch Körperübungen, Meditation und ,,Pranayama'' (Atemübungen) charakterisiert. Raja ist die uns am meisten bekannte Form des Yoga. Da diese Form hauptsächlich die physische, geistige und emotionale Entwicklung behandelt, enthält es eine Vielzahl wohlbekannter KörperBewußtseins-Disziplinen, wie zum Beispiel Hatha-Yoga, Prana-Yoga, Tantra-Yoga, Kundalini-Yoga und Siddha-Yoga.

Ich habe Yoga während der letzten acht Jahre praktiziert und Jnana-Yoga die letzten fünf Jahre erforscht. Zusätzlich möchte ich noch bemerken, daß ich Hatha-Yoga eigentlich nicht ,,praktiziert'' habe, sondern ,,mich'' mit Hilfe von Hatha-Yoga praktiziert habe. In ähnlicher Weise habe ich Jnana-Yoga nicht erforscht, sondern ,,mich selbst'' mit Hilfe von Jnana-Yoga. Ich glaube, daß man Yoga *nur* verstehen kann, wenn man es durch das gesamte KörperBewußtsein erfährt. Da es eine Form der Selbsterforschung ist, kann man es abstrakt kaum beschreiben. Obwohl Hatha- und Jnana-Yoga verschiedene Aspekte der Selbsterkenntnis behandeln, bin ich zu der Erkenntnis gelangt, daß sie, wenn sie durch das KörperBewußtsein erforscht und übertragen werden, als fast identische

Ausdrucksformen des gleichen Grundwissens auftauchen. Dies möchte ich Ihnen ein wenig konkreter vor Augen führen.

Yoga erkennt an, daß ein jedes Individuum aus einer Vielfalt von Kräften, Gefühlen, Grenzen, Möglichkeiten und Leidenschaften besteht. Alle diese Faktoren existieren innerhalb meines Körpers und meines Geistes, und durch ihre gemeinsamen Begrenzungen wird mein „Sein" definiert. Daher gibt es an jedem Punkt der Zeit eine Unendlichkeit von Grenzen und Ecken, die auf meine Erforschung und mein Wachstum warten. Physisch werden die Begrenzungen als Muskelspannungen, begrenztes Bewegungsvermögen und Schmerz wahrgenommen. Aus psychologischer Sicht werden sie als Dogmen, Unkenntnis und Furcht wahrgenommen. Alle diese Grenzen haben das Potential, sich unaufhörlich zu verändern und neu zu strukturieren.

Wenn ich mich auf den Boden setze und versuche, meine Zehen mit den Händen zu erreichen, dann muß ich feststellen, daß meine Hände sich meinen Zehen nur bis auf etwa zehn Zentimeter nähern können. Bei dem Versuch, sie noch näher zusammenzubringen, verspüre ich eine Anspannung und leichten Schmerz. In diesem Augenblick sind die Muskeln meiner unteren Rückenpartie und der Rückseite meiner Beine einfach zu angespannt, um mich weiter strecken zu können. Dies ist die Erfahrung einer meiner Grenzen.

Dieser Punkt, diese „Grenze", ist eine äußerst wichtige Stelle, denn nach der Yoga-Kosmologie ist diese Grenze mein kreativer Lehrer, von dem ich vieles über mich selbst erlernen kann. Wenn ich mich dieser Lehrer-Grenze mit Liebe, Empfindsamkeit und Bewußtheit nähere, werde ich entdecken, daß meine Lehrer-Grenze sich bewegen kann und mir größere Bewegung erlauben wird. Wenn ich mich allerdings vor der Lehrer-Grenze scheue, kann ich nichts Neues lernen, und mit der Zeit werde ich meine eigene Dogma-Enge weiter zusammenziehen und mich noch stärker versteifen. Wenn ich mit Gewalt meine Grenzen sprengen will, werde ich mich wohl selbst belügen, indem ich mir sage, ich hätte gelernt und mich erweitert. Aber eigentlich möchte ich mich selbst nur mit einem vorübergehenden Tatendrang beeindrucken, so daß dieses Gefühl womöglich durch Unsicherheit und Angst zusammenfällt und mich in größere Konfusion und Mißverständnisse treibt. Wenn ich mich jedoch meiner Grenze langsam und bewußt nähere, reagiert mein Körper, indem er seine Energie und Aufmerksamkeit auf diesen Punkt lenkt und somit die entsprechenden Muskeln und Organe mit Blut versorgt und dadurch ihre Lebenskraft und Vitalität verstärkt. Auf diese Weise gestatte ich mir die Erfahrung von wirklichem Wachstum und Selbstversorgung. Wenn ich mich jedoch nicht bemühe, diese Grenze zu finden, dann hat mein Körper keinen Anhaltspunkt. Er wird es in diesem Falle schwer haben, diese Stelle zu finden, sie zu isolieren und sie zu versorgen, was geringes Wachstum und wenig Erneuerung bedingt.

Ich möchte an dieser Stelle noch einmal die extremen Möglichkeiten zusammenfassen: Wenn ich niemals meine Grenzen erfasse, wird mein KörperBewußtsein sich allmählich versteifen und un-bewußt werden. Wenn ich statt dessen immer wieder meine Grenzen behutsam, aber dennoch abenteuerlustig zu ergründen suche, werde ich mich erweitern und wachsen. Wenn ich mich jedoch über meine Grenzen hinaus zwinge und damit meine Kapazitäten überschreite, praktiziere ich kein ,,Yoga'' mehr, sondern ,,Vermessenheit'' und werde wahrscheinlich unter Schmerzen und Krankheit zu leiden haben. Einfach ausgedrückt: Es ist der Unterschied, sich zu *ignorieren*, sich selbst die nötige *Liebe zu geben*, oder sich zu *vergewaltigen*.

Ein anderer faszinierender Aspekt ist, daß die Lehrer-Grenze zusätzlich zur Definition Ihrer Ausdehnungs- und Kontraktionsgrenzen auch die feine Grenze zwischen Selbst-Zerstörung und Selbst-Bildung hervorhebt. So versucht der Künstler andauernd, sich selbst über seinen eigenen Bereich hinauszuheben, um eine neue Idee, eine schöpferische Einsicht oder eine Erleuchtung zu erfahren. Wenn er sich jedoch zu schnell über seine eigenen Grenzen zwingt, wird er Spannung, Schmerz und Leid empfinden. Das gleiche wird dem Sportler oder Yogi zustoßen, wenn er dies tut. Wenn psychologisches oder physisches Wachstum zu schnell über die Grenzen des Individuums hinaus erzwungen werden sollen, wird nichts anderes bewirkt, als daß die Bewertung in Richtung Expansion und Kreativität eine Kehrtwendung macht und in den Bereich von Schmerz, Streß und Zerfall gelenkt wird.

Was hat das alles nun mit Gesundheit, Unwohlsein und persönlichem Wachstum zu tun? Nun, diese Yoga-Perspektive beinhaltet, daß Gesundheit, Unwohlsein und Persönlichkeitswachstum alle Aspekte der Art und Weise sind, wie Sie sich selbst behandeln. Wenn Sie mit sich selbst auf liebevolle Weise umgehen und sich nicht fortwährend schmerzvollen Konflikten aussetzen, wird Ihr KörperBewußtsein eine gesunde Verfassung erlangen. Wenn Sie sich andererseits selbst keine Beachtung schenken und sich selbst gegenüber lieblos verhalten, riskieren Sie, daß Ihr KörperBewußtsein unter Spannung und Unwohlsein zu leiden hat, die Ihre Gesundheit zerstören und Ihr Wachstum behindern. Leben und Sich-Ausdehnen bedeutet, daß man fortwährend die Beziehungen zwischen diesen unlösbar miteinander verbundenen Aspekten des KörperBewußtseins erforscht. Diese Perspektive deutet ebenfalls darauf hin, daß der effektivste und wirkungsvollste Weg, sich selbst zu entwickeln, darin besteht, daß man sorgfältig mit sich und bewußt über sich selbst ist und die eigenen Grenzen akzeptiert und die Möglichkeiten der fortwährenden Regeneration der eigenen Selbsterweiterung anerkennt.

Diese Perspektive spiegelt die gewaltlose, nicht auf Konkurrenz bedachte, ganzheitliche Einstellung zu Wachstum, Erziehung und Gesundheit im Gegensatz zu unserer westlichen Philosophie und unseren Gesundheitspraktiken, die oft auf Konkurrenz bedacht, aggressiv und unempfindsam gegenüber dem Selbst sind.[12]

Wenn das KörperBewußtsein sich selbst gegenüber nicht empfindsam handelt, hat dies oft Verletzungen, Spannungen mit Fehlfunktionen zur Folge, und die spezifische Stelle des Unwohlseins ist gewöhnlich ein ausgezeichneter und genauer Hinweis auf die Art der unbedachten Aggressivität gegenüber sich selbst.

Ein ausgezeichnetes Beispiel dafür, wie KörperBewußtseins-Streß zu Verletzungen und psychosomatischem Unwohlsein führen kann, ist die Beobachtung der Faktoren, die dazu führten, daß der Knorpel meines linken Knies riß. Vor zwei Jahren lebte ich friedlich in einer kleinen Hütte in Big Sur, Kalifornien, inmitten eines Waldes. Ich hatte dort schon fast zwei Jahre gelebt, und mein Leben war bequem und geregelt gewesen. Eines Tages jedoch klopfte der Hausbesitzer an meine Tür und teilte mir mit, daß er die Absicht habe, einige seiner engsten Freunde in der Hütte wohnen zu lassen. Aus diesem Grunde müßte ich innerhalb der nächsten Tage ausziehen. Diese unerwartete Veränderung meines Lebens machte mich sehr unglücklich.

All dies führte zu einer Reihe konfliktgeladener Fragen. Sollte ich in Big Sur bleiben, oder sollte ich den Ort verlassen? Wenn ich mich entschied, von dort wegzugehen, wohin sollte ich gehen und warum? In dieser Zeit trat mein Berufsleben in eine kritische Phase, in der ich mich mit meiner wachsenden Popularität innerhalb des *Human-potential movement* konfrontiert sah. Es braucht wohl nicht weiter ausgeführt zu werden, daß mein Ego und meine ehrgeizigen Selbst-Motivationen auf peinliche Weise in Bewegung waren. Auf meinem Programm stand eine sechs-

wöchige Seminar-Reise entlang der Ostküste, die ich in vier Wochen anzu-
treten hatte. Daher schaffte ich meinen gesamten Besitz aus der Hütte zu
einem Freund. Dort blieb ich, bis es Zeit war, nach New York aufzubrechen. Das Verlassen meines geliebten Heims und der ganze Umzug ver-
setzten mich derartig in Aufruhr, daß mein Yoga darunter sehr litt und
mein Körper steifer wurde.

Während meines Aufenthaltes an der Ostküste wurde ich wegen der
ausstehenden Entscheidungen hin und her gerissen. Dies ließ mich zeit-
weise den Kontakt zum Boden verlieren, wo auch immer ich mich befand.
Meine Gedanken waren von Unsicherheit durchtränkt und mein Körper-
Bewußtsein wurde gezwungen, diesen ganzen ungelösten Streß aufzunehmen und zu speichern.

Aus all diesen Gründen befanden sich meine Stabilität, meine Selbststützung, mein Ego und meine Aggressivität in einem Konfliktzustand,
und dieser manifestierte sich in meinem linken Knie, das mir zu sagen versuchte, ruhiger und bedächtiger zu werden und die Vorgänge bewußter
wahrzunehmen. Wenn ich auf mich selbst geachtet hätte, hätte ich vielleicht richtig auf diese Signale reagiert und wäre vielleicht in der Lage gewesen, das Durcheinander in meinem KörperBewußtsein auszugleichen,
aber, wie es gewöhnlich in solchen Situationen des Aufruhrs ist, beachtete
ich diese Dinge noch weniger als gewöhnlich. Und als ich eines Tages meine täglichen Yoga-Übungen machte, entschloß ich mich, eine besonders
schwierige Übung durchzuführen, die ich nur ein paar Mal zuvor gemacht
hatte, um mein Ego zu stützen.

Diese Stellung verlangte, daß ich eine große Anzahl meiner Muskeln
gleichzeitig bis zu ihren Grenzen beanspruchte. Dies verursachte eine Art
Bewußtseinsverfälschung in meinem eigenen psychophysischen System.
Der Bereich größten Stresses und geringsten Bewußtseins, nämlich mein
linkes Knie, war einfach nicht in der Lage, einen solchen Grad an Streß
auszuhalten. Mein Knie gab nach, und mein mittlerer Meniskusknorpel
an der Innenseite meines linken Knies riß.

Wenn ich von jeglichen Werturteilen bezüglich der Vorteile oder Nachteile von Verletzungen absehe, muß ich doch feststellen, daß diese Verletzung mir einen kleinen Hinweis darauf gab, wie es um mein KörperBewußtsein zu dieser Zeit bestellt war. Mit einer Art physischem Schrei er-
einnerte es mich daran, wer und was ich in diesem Augenblick war. Das
Verrückte an Verletzungen ist die Tatsache, daß sie uns manchmal zwingen, uns selbst mehr Aufmerksamkeit zu schenken.

Sobald ich den Riß und den Schmerz empfand, begann meine erste Empfindung von Schmerz und Konfusion allmählich in Lachen und Selbst-Bewußtheit überzugehen, denn es wurde mir schmerzlich klar, daß ich meiner die ganzen letzten Wochen nicht bewußt gewesen war. Der Schmerz in meinem Knie erinnerte mich an meine eigene Selbstverantwortung. Obwohl ich über die Verletzung verärgert war, war ich auf eine seltsame Weise glücklich über die Nähe, die ich wieder einmal mit mir selbst verspürte. Ich möchte niemandem den Ratschlag geben, seinen eigenen Körper in Stücke zu reißen, um ihn zu erfahren. Ich möchte jedoch auf die Tatsache hinweisen, daß das KörperBewußtsein nach Aufmerksamkeit und Anerkennung verlangt und wenn es vernachlässigt oder gestört wird, verletzungsanfälliger ist. In meinem eigenen Falle lag der Punkt des Unwohlseins genau an der Kreuzung der Energiebahnen, die meinen Zustand von Unachtsamkeit und Desintegration an diesem Punkt meines Lebens veranschaulichte. In solchen Zeiten des Konflikts bedarf es konzentrierter Aufmerksamkeit, die Harmonie im KörperBewußtsein zu erhalten. Viele von uns jedoch tun in solchen Zeiten von Aufruhr und Streß das genaue Gegenteil: Sie schenken sich selbst *weniger* Zuneigung und Aufmerksamkeit.

Dies ist ein Beispiel aus meinem eigenen Leben, in dem eine akute Verletzung aus unbeachtetem chronischen Streß entstand. Diese Blockierung war die Manifestation aller unentschiedenen Faktoren in meinem Leben und aller Empfindungen, die ich bezüglich dieser Faktoren hatte. Sie war auch kein Unfall, sondern eine ehrliche und genaue Folge dessen, was ich mit mir selbst tat und mir selbst antat, und diese Information wurde mir lediglich in der Sprache meines KörperBewußtseins zurückgegeben. Seit dieser Knieverletzung und der wachsenden Erkenntnis aufgrund meiner Yoga-Praktiken, daß die Funktionstüchtigkeit meines KörperBewußtseins in direktem Zusammenhang mit meinem inneren Zustand von Harmonie und Gesundheit steht, bin ich wesentlich besser auf die Bedürfnisse meines KörperBewußtseins eingestimmt und daher wesentlich besser in der Lage, die Vielfalt der Kräfte und Leidenschaften miteinander auf gütige und aufmerksame Weise zu heilen und zu harmonisieren, die in meinem KörperBewußtsein . . . in mir . . existieren.

Obwohl unser KörperBewußtsein ein kraftvolles Instrument ist, das eine außergewöhnliche Stärke zur Selbstentwicklung und Selbstheilung hat, so hat es doch seine Grenzen.[13] Wenn diese psychosomatischen Grenzen unbeachtet bleiben oder mit ihnen falsch umgegangen wird, erfährt das

KörperBewußtsein Spannung, Streß, Schmerz, Krankheit, Verletzung und schließlich Selbstzerstörung. Ich bin zu der Ansicht gelangt, daß Fehlfunktionen des KörperBewußtseins sich gewöhnlich in Augenblicken von Streß und an psychosomatischen Punkten ereignen, die in Interaktionen von hohem Streßgehalt einbezogen sind und deren Schwelle dadurch für Krankheitsanfälligkeit niedriger als gewöhnlich ist und somit Schwäche oder Krankheit eher ausgesetzt sind. Wenn zum Beispiel ein bestimmter Teil des KörperBewußtseins in einem angespannten Zustand ist und somit vom Energie-und Nahrungsfluß, der normalerweise durch das KörperBewußtsein fließt, getrennt wird, wird dieser Teil wahrscheinlich als erster unter Fehlfunktionen zu leiden haben und absterben. Wenn man einhundert Blumen in einem Zimmer aufstellt und zehn von ihnen Wasser und Licht verweigert, sterben diese zuerst ab. Das gleiche geschieht mit dem KörperBewußtsein. Bereiche von ungelösten Konflikten können dürre psychosomatische Wüsten innerhalb eines ansonsten lebendigen Ökosystems werden. Die Zonen, die von Leben und Energie abgeschnürt sind, werden weniger vital, zerbrechlicher und unwohler und daher krankheits- und verletzungsanfälliger.

Punkte mit psychosomatischem Streß können überall im KörperBewußtsein auftauchen. Im Bauchbereich können sie auftreten als verkrampfter Dickdarm oder Zysten an der Eierstöcken; in der Brust als Erkältungen, Asthma oder Bronchialanfälle; im Beckenbereich zeigt sich Spannung und Blockierung als Frigidität oder Ischiasschmerzen, und im Hals kann sich der Konflikt durch Anspannung und begrenztes Bewegungsvermögen bemerkbar machen. Konflikte können ebenfalls in den Gelenken auftauchen, denn, wie schon zuvor erwähnt, die Gelenke sind Energiekreuzpunkte und daher äußerst blockierungs- und konfliktempfindlich.

Aus allen diesen Gründen können Verletzungen als Warnsignale und nichtverbale Mitteilungen betrachtet werden, die Ihnen Ihr Körper zukommen läßt, wenn Sie nicht genügend Rücksicht auf sich selbst nehmen. Wenn es Ihnen gelingt, zu erlernen, diese somatischen Mitteilungen in psychoemotionale Information zu übertragen, können Sie sich Ihrer Bedürfnisse, Leidenschaften und Konflikte eher bewußt werden. In diesem Sinne löst das KörperBewußtsein seine eigenen Probleme, wobei die falschen Wege als Spannung und die richtigen als Vitalität hervortreten.

Seit ich mir beispielsweise der Tatsache bewußt geworden bin, daß meine Knie hart und steif werden, wenn ich durcheinander bin und den Kontakt zur Erde verloren habe, habe ich begonnen, meine Knie täglich mit T'ai Chi und Yoga zu trainieren, um mich gegen das Auftauchen dieser Empfindungen zu schützen. Ich habe festgestellt, daß, wenn ich meine Energie frei durch meine Beine fließen lasse, ich mich weniger unsicher und nervös fühle. Oder wenn ich feststelle, daß meine Knie steifer und angespannter als gewöhnlich sind, interpretiere ich diese Information als ein Zeichen, daß ich mich zu wenig bewußt durchs Leben bewege. Wenn mein linkes Knie das angespannte ist, wie dies vor meiner Verletzung der Fall war, versuche ich, meine Schritte zu verlangsamen und passiver zu werden. Wenn das rechte Knie mein Problemknie ist, versuche ich, aggressiver und aktiver in meinen intellektuellen, emotionalen und physischen Aktivitäten zu werden. So habe ich gelernt, wie ich mich selbst auf effektivere Art und Weise in meinen Tagesaktivitäten und Entscheidungsprozessen verwenden kann.

Wenn sich Wachstums- und Gesundheitsblockierungen in Ihrem physischen Körper manifestieren, empfinden Sie diese als Schmerz und Unwohlsein. Konflikte dieser Art im psychoemotionalen Bereich erscheinen in Form von Unglücklichkeit, Angstzuständen, Depressionen und neurotischen Verhaltensweisen. Der Trick hierbei ist, sich über sich selbst bewußt zu werden und so eng mit sich selbst in Kontakt zu kommen, daß es möglich wird, diese Signale und Informationen aufzufangen, bevor sie zerstörerisch und irreversibel werden. Das aufmerksame Individuum lernt, auf jede Zelle seines KörperBewußtseins zu hören und auf seine Bedürfnisse und Lehren zu reagieren. Dies genau ist ein Ziel von Yoga.

Dadurch, daß wir ein größeres Maß an Selbstverantwortung annehmen, können wir nicht nur lernen, Unwohlsein und emotionale Probleme zu vermeiden, sondern auch beginnen, unser Leben und uns selbst in einen Zustand größtmöglicher Gesundheit und fortwährenden emotionalen Wohlbefindens zu versetzen. Es erscheint fast, als ob wir lernen müßten, wie man gesund und glücklich lebt, und als ob diese Fähigkeiten dann regelmäßig geübt werden müßten, um ihr Fortbestehen zu garantieren.

DIE BEINE

Während nur sehr wenige Menschen Verletzungen an ihren Knien erleiden, ist es wohl schon einmal passiert, daß wir Spannung und Streß in den

Beinen empfinden, die in gewisser Weise unsere Bewegungen beeinträchtigen und die Bewußtheit unseres KörperBewußtseins einschränken. Stehen Sie beispielsweise einmal auf und fühlen Sie Ihre Beine. Stellen Sie sich vor, Sie wären in einer sehr angenehmen Situation und Sie wären darüber sehr glücklich. Fühlen Sie sich fest auf dem Boden stehend und sicher? Während Sie sich dies vorstellen, versuchen Sie, festzustellen, wie Sie sich anfühlen.

Versuchen Sie sich nun vorzustellen, Sie befinden sich in einer äußerst unerwünschten Situation, in der Sie am liebsten fortlaufen würden. Während Sie diese Vorstellungen haben, sollten Sie versuchen, sich Ihrer Beine bewußt zu werden. Fühlen Sie sich anders an?

Wahrscheinlich haben Sie festgestellt, daß Sie entweder die Knie und Fußgelenke oder die Oberschenkel und die Muskeln der Kniesehnen versteifen. In beiden Fällen sollte Ihnen bewußt werden, daß ein jedes Mal, wenn Sie sich wünschten, Sie wären woanders, entweder physisch oder psychologisch, ein oder mehrere Teile Ihrer Muskeln auf irgendeine Art und Weise reagierten und den Konflikt registrierten. Der Konflikt zeigt sich in Form von Spannung, und diese Spannung bleibt chronisch in den zusammenhängenden Bereichen des Beines erhalten, sofern sie nicht gelöst wird.

Oder stellen Sie sich vor, Sie seien in einer Ihnen besonders angenehmen Situation und jemand käme vorbei und versuchte, Sie zum Verlassen des Ortes zu zwingen oder auf andere Weise zu stören. Versuchen Sie sich vorzustellen, wie Sie reagieren würden, wenn jemand käme und versuchen würde, Sie von einer geliebten Stelle oder Person zu entfernen. Wenn ich mir dies vorstelle, fühle ich eine mächtige Spannung in meinen Beinen, als ob ich mit aller Kraft versuchen würde, den Platz innezuhalten. Dies ist die entgegengesetzte Reaktion zu der vorher beschriebenen, aber ich habe festgestellt, daß ich den Konflikt oft an gleichen Punkten verspüre.

Die Beine entwickeln sich auf die Weise, wie sie benutzt werden, sowohl physisch als auch emotional. Andererseits scheinen bestimmte Beinstrukturen bestimmte Verhaltensweisen hervorzurufen. Es gibt eine Vielzahl von Formen und Proportionen in den Beinen. Ich habe allerdings festgestellt, daß es vier grundsätzliche Entwicklungsformen gibt, die in extremer Form die Weise charakterisieren, in der ein Mensch Bodenkontakt hält und sich selbst motiviert. Diese sind: (1) schwächliche, unterentwickelte Beine, (2) massive Beine mit überentwickelter Muskulatur,

(3) dicke, unterentwickelte Beine und (4) dünne, straffe Beine.

Schwächliche, unterentwickelte Beine

Ein Mensch mit schwächlichen, unterentwickelten Beinen hat Schwierigkeiten, sich selbst auf dem Boden zu halten, weil sein Selbststützungs-
System schwach und zerbrechlich ist. Er hat Schwierigkeiten, ,,auf eigenen Füßen zu stehen''. Man kann in einigen Fällen sogar sagen, daß ihm
,,die Beine unter dem Körper wegsacken''. Aus diesem Grunde ist er um
seinen Selbstachtungs-Status und seine Position im Leben besorgt und ist
von anderen dadurch abhängig, daß er ihre Stützung und ihr Vertrauen
benötigt.

Menschen mit unterentwickelter Energie und Muskulatur sind oft dazu
gezwungen, diese Nachteile mit anderen KörperBewußtseins-Bereichen
auszugleichen. Sie versuchen oft, Halt mit Hilfe ihrer Arme, ihres Halses,
ihrer Kiefer, ihrer Augen oder ihres Intellekts zu gewinnen, um so ihre
fehlende Kraft und Stützung in den Beinen auszugleichen.

Massive Beine mit überentwickelter Muskulatur

Massive Beine mit überentwickelter Muskulatur deuten auf eine steife
Persönlichkeit hin. Ein Mensch, der seine Beine auf diese Weise entwickelt hat, verbringt eine Menge Zeit, um ,,festzuhalten'', und er kann
dies wahrscheinlich auch sehr gut. Das Problem ist jedoch, daß dieses
vielleicht das einzige ist, was er tun kann. Als Konsequenz hat er Probleme mit Veränderungen, der Bewegung und jeder Form von unstrukturier-
ter, spontaner Aktivität. Dadurch, daß dieser Mensch seine Selbstkontrolle und seine Fähigkeiten, Bodenkontakt zu erhalten, überentwickelt
hat, wird er durch sein zwanghaftes Verhalten und seine Steifheit herun-
tergedrückt.

Dicke, unterentwickelte Beine

Diese Art Beinform charakterisiert gewöhnlich eine Person, die sich äußerst schleppend in der Welt bewegt. Sie hat Schwierigkeiten, Tätigkeiten

zu beginnen und irgendwelche Aktivitäten durchzuhalten, die Energie verlangen. Man kann sagen, daß sie in mancher Weise der bleifüßigen Person ähnelt, die wir weiter vorne in diesem Kapitel behandelt haben. Damit ist gemeint, daß ihre enge Seinsweise sie herunterdrückt und es ihr unmöglich macht, aufzustehen und ins Leben zu schreiten.

Dünne, straffe Beine

Dünne, straffe Beine kann man gewöhnlich bei Menschen finden, die ruhelos sind. Die energetische Strömung in diesen Beinen ist intensiv und vital, und sie scheint in spontaner, ungleichmäßiger Weise vonstatten zu gehen. Oft kann man Punkte voller Konflikten und Unwohlsein in den Beingelenken finden. Als Folge dieser Tatsache bewegt sich eine solche Person in einer nervösen und unbeständigen Weise durchs Leben, manchmal mit großem Fluß und großer Motivation, manchmal mit ausgesprochener Schwerfälligkeit. Eine solche Person hat das Bedürfnis entwickelt, von der Außenwelt mobilisiert zu werden, hat jedoch nicht die notwendige Leichtigkeit und den entsprechenden Fluß, die sie in die Lage versetzen würden, auf integrierte und beständige Weise durchs Leben zu gehen.

Neulich leitete ich ein Programm mit dem Titel: ,,Das Lesen, Kartographieren und Befreien des KörperBewußtseins''. In diesem Programm nahmen wir uns viel Zeit für die Erforschung der Beine. An einem bestimmten Punkt dieses Programms fragte mich eine Teilnehmerin, was Spannung in den Rückseiten der Beine bedeute. Viele andere Teilnehmer zeigten ebenfalls starkes Interesse an dieser Frage, denn auch sie litten unter diesem Problem. Eine der einfachsten Methoden, um herauszufinden, ob man unter Anspannung in dieser Region des KörperBewußtseins leidet, ist, sich nach vorne zu beugen und die Zehen mit den Händen zu berühren, wobei die Knie durchgedrückt bleiben. Sollten Sie in der Lage sein, sogar mit den Handflächen den Boden zu berühren, brauchen Sie sich keine Sorgen zu machen. Sollten Sie jedoch noch nicht einmal Ihre Knie berühren können, dann würde ich Ihnen empfehlen, die nächsten Abschnitte genau zu verfolgen.

Ich entschied mich, daß der einfachste Weg, den Teilnehmern zu ermöglichen, die psychosomatischen Eigenschaften der Rückseiten ihrer Beine zu entdecken, der sei, bei dem sie die Spannung selbst empfinden würden. Daher bat ich sie, Paare zu bilden. Einer sollte die Augen schließen, während sein Partner sich hinter ihm aufstellte. Der mit geschlossenen Augen sollte sich dann ausgestreckt zurückfallen lassen, damit sein Partner ihn auffangen könne, bevor er den Boden berührte. Versuchen Sie diese Übung mit einem Freund, um festzustellen, wie das ist. Es handelt sich hierbei um eine „Vertrauens"-Übung, die dazu dient, Ihnen zu zeigen, wie Sie sich fühlen, wenn Sie zurückfallen und von jemandem aufgefangen werden. Wenn Sie versuchen, sich zurückfallen zu lassen, werden Sie feststellen, daß Sie Schwierigkeiten haben, in bestimmten Teilen Ihres KörperBewußtseins nachzugeben. Ich habe festgestellt, daß diese einfache Übung eine Menge über die Art und Weise zeigt, wie ein Mensch seine Kontrollmechanismen löst, wie leicht es ihm fällt, diese zu lösen, und wie lange er sie noch aufrechterhält, nachdem er sie anscheinend gelöst hat.

Nachdem alle Teilnehmer diese Übung eine Weile lang ausgeführt hatten, diskutierten wir unsere Reaktion auf das Erlebte. Fast alle gaben an, daß dieses Gefühl des „Sich-Gehenlassens" zu den Muskeln der Beinrückseiten, der unteren Rückenpartie und der Nackenmuskulatur in Beziehung stände. Außerdem war dieses Gefühl des Sich-Gehenlassens von einem Spannungsabbau in der Bauchpartie begleitet. Es bestand allgemeine Übereinstimmung, daß die Muskeln der Kniesehnen zur Selbstkontrolle in Beziehung standen, außerdem zu Schwierigkeiten, sich gehenzulassen, und ebenfalls zu der Angst vor dem Fallen, Vornüberfallen, sich zu verlieben, Kontakt mit der Wirklichkeit zu verlieren, das Bewußtsein zu verlieren, abgelehnt zu werden, den Halt zu verlieren, sich selbst zu verlieren und das Leben zu verlieren.

Die Aussagen dieser Teilnehmer stimmten mit meinen eigenen Beobachtungen überein, denn ich bin zu der Überzeugung gelangt, daß psychosomatische Spannung in dieser Region des KörperBewußtseins gewöhnlich zu der Art und Weise in Beziehung steht, mit der wir uns an unser „geliebtes Leben" klammern. Dabei spielt die Allgemeinstruktur der Beine keine Rolle. Bei den ewig wechselnden Launen, Stilen, Tempos und Leidenschaften unserer Gesellschaft ist es kein Wunder, daß das Individuum ein wenig Angst verspürt, der Boden würde ihm unter den Füßen weggezogen. Als Reaktion auf die ständig gesteigerte Bewegung in unserem menschlichen Dasein versuchen wir, mit den Beinen Halt zu gewinnen, zwingen unsere Beinsehnen, sich anzuspannen und zu verkürzen, und unterbrechen unseren Kontakt mit dem Boden noch mehr.

Zum Glück jedoch scheinen die Muskeln der Beine für Dehn- und Lokkerungsübungen sehr empfänglich zu sein. Außerdem scheinen viele Menschen in der Lage zu sein, ihre Haltung während des Stehens bewußt zu entkrampfen und ebenfalls ein sicheres und anmutiges Selbstbild zu entwickeln. Dies ist ein Ziel vieler therapeutischer Prozesse.[14]

KAPITEL
4

BECKEN

Ihr Becken entspricht ungefähr der Region, die an Ihrem Körper von Ihrer Unterhose bedeckt wird. Aber bevor ich mit der Diskussion fortfahre, wie das Becken die psychologische Lebensgeschichte und den persönlichen Stil widerspiegelt, wäre es hilfreich, wenn Sie sich noch einmal ein paar Minuten nehmen, um Ihr Becken zu untersuchen.

Sie sollten nackt vor einen mannshohen Spiegel treten und Ihr Becken genauestens betrachten. Ist es schmal oder breit? Sieht es so aus, als ob es nach hinten oder vorne geneigt ist? Auf welche Weise bereitet Ihnen Ihr Becken Freude oder Schmerz? Ist es funktionstüchtig? Das heißt, hatten Sie irgendwelche physischen oder medizinischen Probleme in dieser Region Ihres KörperBewußtseins, und sind Ihre Anal- und Genitalregionen funktionstüchtig und vital? Während Sie Ihr Becken noch weiter betrachten, bewegen Sie es ein wenig im Kreise und stellen Sie fest, ob es dehnbar ist. Versuchen Sie einmal zu fühlen, welche Muskeln Ihr Becken mit Ihren Beinen, Ihrem Rückgrat und Ihrem Rücken verbinden. Sind diese Muskeln stark, gespannt, biegsam, schwächlich oder steif? Gefällt Ihnen Ihr Becken? Wenn ja, warum? Wenn nicht, warum nicht? Auf welche Art und Weise könnten Sie Ihr Becken in eine lebendigere und größere Freude spendende KörperBewußtseins-Region umwandeln?

Das Becken ist aus vielen Gründen eine wichtige Region des KörperBewußtseins. Strukturell gesehen ist es das Fundament, auf dem der ganze Oberkörper ruht. Einerseits stellt das Becken die Hauptverbindung zwischen den Beinen und Füßen dar, andererseits die Hauptverbindung zwischen Rückgrat und Rumpf. Dies ist auch die Region, die die Steißbein- und Kreuzbeinwirbel enthält. Diese Wirbel sind verantwortlich für das Funktionieren der Nervenbahnen, die die anal-sexuellen Aspekte des KörperBewußtseins aktivieren und die Energie liefern, die die Beine belebt. Aufgrund der Stellungen des Beckens als eines wichtigen Teils des KörperBewußtseins und aufgrund seiner Funktion als einer Verbindung, die zwischen den oberen und unteren Körperhälften vermittelt, muß seine gesunde und flexible Funktionstüchtigkeit als eine Notwendigkeit für ein vitales, frei fließendes KörperBewußtsein angesehen werden.

Es gibt Meinungsverschiedenheiten zwischen den verschiedenen Theorien des KörperBewußtseins über die richtige Stellung des Beckens. Ida Rolf (strukturelle Integration)[1] vertritt die Meinung, daß das Becken waagerecht liegen sollte und daß es senkrecht zu der Geraden ruhen sollte, die vom Kopf zu den Füßen durch den aufrecht stehenden Körper verläuft. Wenn das Becken auf allen Seiten geschlossen wäre, so daß es aussähe wie eine Schale, würde diese Schale waagerecht sein und könnte eine Flüssigkeit bis an den Rand enthalten, ohne daß davon etwas verlorenginge.

Andererseits würde Lowen (Bioenergetik)[2] es lieber sehen, daß das Becken sich ein wenig nach unten neigt. Das hätte zur Folge, daß die Schale nach vorne kippt. Bei dieser Stellung dehnt sich die Bauchhöhle ein wenig aus, so daß der Darm ausgedehnt bleibt.

Ich persönlich halte keine von diesen beiden Stellungen für die „richtige", obwohl beide zusammen eine Beckenstellung aufzeigen, die sich in vielen Fällen als höchst wirksam für die Struktur des normalen Menschen erweist. Ich kenne jedoch viele Menschen, deren Becken zu einem höheren Grade nach unten oder oben geneigt ist, als Rolf oder Lowen es für gesund halten, und von denen ich den Eindruck hatte, daß sie ganz wohl und glücklich lebten. Wie bei allen anderen Anpassungen des KörperBewußtseins führt jede Art der Beckenstellung zur Bevorzugung eines bestimmten Seinsstils, so wie umgekehrt die Verhaltensweise, in der eine Person sich mit den Beckenaspekten ihres Lebens befaßt, sich durch die Stellung und den Gebrauch dieser lebenswichtigen Region des KörperBewußtseins widerspiegelt. So wie es keine „perfekten" oder „idealen" Menschen gibt, so gibt es ebenfalls kein „ideales" Becken.

Gemäß meiner Meinung, daß bestimmte KörperBewußtseins-Stile Streß und Disharmonie innerhalb des Organismus verursachen, versuche ich jedoch, das Becken aus dem Blickwinkel zu betrachten, welche Position es am besten bei jedem einzelnen Menschen haben sollte, damit dieser sein Leben aus der vitalsten, gesündesten und ausbaufähigsten aller möglichen Stellungen angehen kann. Ich möchte noch einmal betonen, daß ich niemandem mit einem „Ideal" vergleiche. Statt dessen versuche ich, die Art und Weise zu erforschen, durch die das Individuum selbst vermeidbaren Streß, Konflikt und Un-Bewußtsein innerhalb seines KörperBewußtseins verursacht, und versuche dann, in Richtung auf eine Verbesserung der gesamten psychosomatischen Situation zu arbeiten.

Ich erhalte zum Beispiel eine große Zahl Beschwerden bezüglich der Beckenregion von Personen, deren Becken entweder übermäßig nach vorne und nach oben geneigt oder unmäßig nach unten und fallend ist.

Nach oben geneigtes Becken

Wenn das Becken nach oben geneigt ist, (so daß die Flüssigkeit von dem

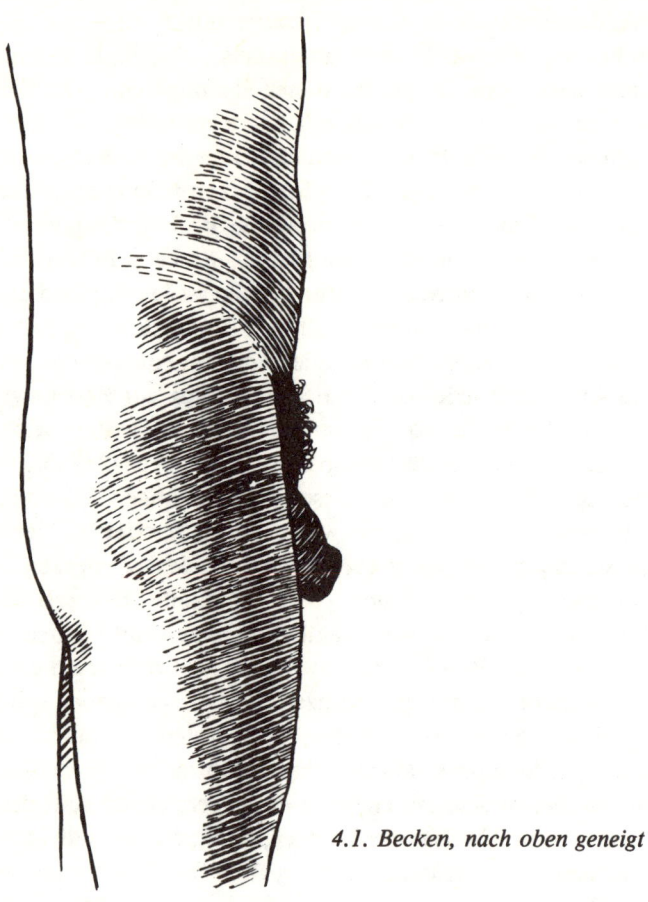

4.1. Becken, nach oben geneigt

hinteren Teil der Schale fließen würde) und eine Abflachung der Rückenpartie verursacht wird, besteht die Tendenz zur Verringerung der sexuellen Energie und Konzentration. Diese Beckenstellung wird normalerweise
von einem Einbehalten der sexuellen Empfindungen begleitet. Oft stellt
man fest, daß das Becken, wenn es sich in dieser Stellung befindet, dazu
neigt, ziemlich dünn und unterentwickelt zu sein. Menschen mit flachem
Gesäß haben oft Beine, die entweder steif oder unterentwickelt sind und

damit die entsprechende Unfähigkeit an den Tag legen, sich auf jegliche emotionale Aktivität zu konzentrieren und sich daran zu klammern. Für einen solchen Menschen ist die sexuelle Begegnung nur eine andere Form des Gefordertseins und der Leistung. Deswegen liegt die Betonung in diesem Falle nicht auf den Gefühlen, sondern auf Durchführung oder Beschwichtigung, denn die Gefühle werden eingeengt und behindert, und die energetische Beteiligung kommt hauptsächlich vom Kopf und vom Oberkörper. Das soll nicht heißen, daß die betreffende Person an das sexuelle Erlebnis mit einer sorglosen Haltung herangeht, sondern das KörperBewußtsein scheint den Betreffenden bestimmte Aspekte der sexuellen Begegnung gegenüber anderen bevorzugen zu lassen.

In bezug auf die Struktur habe ich festgestellt, daß, wenn Menschen ihr Becken auf diese Art und Weise übertrieben geneigt halten, die Tendenz besteht, daß die Energie, die zu den Beinen strömt und die mit ,,Grund-Fassen'' und Konzentration zu tun hat, abnimmt. Das gleiche gilt für den Bauch, der mit dem Gefühl in Verbindung steht. Entsprechend besteht die Neigung zu einer Überentwicklung des Brustkastens, der mit Ausdrucksweise und Kontrolle zu tun hat, und des Kopfes, dessen Funkion das rationale Denken ist. Die Folge davon ist, daß viele dieser Menschen für Beinverletzungen, sexuelle Funktionsstörungen, Blasenempfindlichkeit, Bauchverspannungen, Hämorrhoiden, Schmerzen im unteren Bereich des Rückens und streßerzeugte Kopfschmerzen anfällig sind.

Nach unten geneigtes Becken

Im anderen Extremfall, wenn das Becken übertrieben nach unten geneigt ist (so daß die Flüssigkeit an der Vorderseite der Schale ausfließen würde) und dadurch eine übermäßige Verkrümmung des unteren Rückgrats zustande kommt, besteht die Tendenz zur Erhöhung sexueller Energie und Konzentration. Als Ergebnis tendiert diese Person dazu, sehr sinnlich und gefühlsorientiert zu sein, und kann unter Umständen sogar vom Bedürfnis nach sexuellem Kontakt geradezu besessen sein. Wenn auch eine solche Person zu starkem Sexualverhalten neigt, kann sie Schwierigkeiten haben, sexuelle Entspannung zu finden, denn es scheint sich ein Übermaß an Energie zu stauen, und der Betreffende ist nicht mehr wirklich in der Lage, sie wohltuend freizusetzen. Ich habe festgestellt, daß, wenn Menschen zuviel aufgestaute Energie in ihrem Becken haben, sie häufige se-

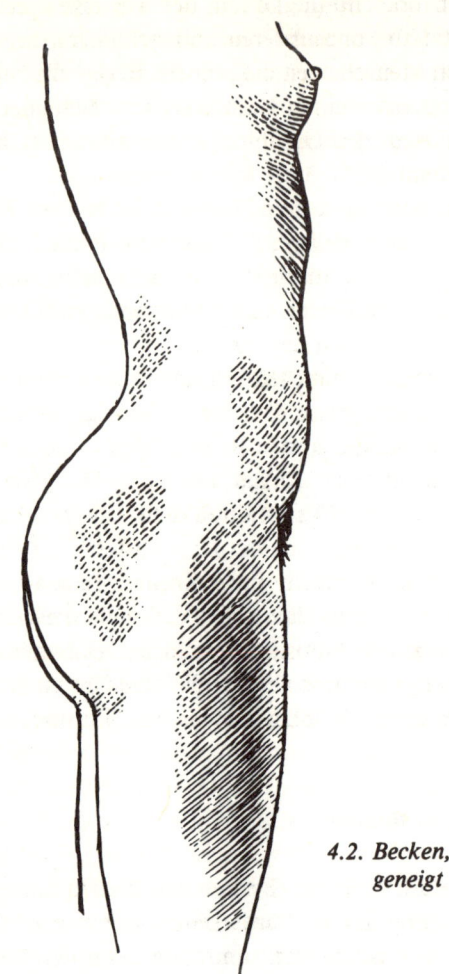

4.2. Becken, nach unten
geneigt

xuelle Enspannung suchen, obwohl sie sich gleichzeitig zutiefst davor
fürchten, denn die Hingabe zu solch mächtigen Gefühlen bedeutet nichts
weniger als das Freisetzen aller Emotionen, die in Becken und Bauch gespeichert sind. Die Angst davor, sich vollkommen gehenzulassen, ist bei
Menschen mit dieser Art Beckenstellung ausgeprägt.

Bezüglich der Struktur habe ich festgestellt, daß, wenn das Becken auf
diese Art und Weise übermäßig geneigt ist, dies häufig im Zusammenhang
steht mit überentwickelten Beinen, die ein starkes Sicherheitsbedürfnis

ausdrücken, einem vergrößerten Bauch, der teilweise durch das geneigte Becken verursacht wird und der eine Überfülle innerer Gefühle ausdrückt, einem zusammengezogenen Zwerchfell, das die zurückgehaltene Wut ausdrückt, und einer gespannten oder schwächlichen Brustregion, die eine unterentwickelte Fähigkeit zum Selbstausdruck und zur Selbst-Durchsetzung widerspiegelt.

Die körperlichen Merkmale, die häufig diese besondere Stellung des KörperBewußtseins begleiten, sind Stuhlbeschwerden, Hämorrhoiden, Schmerzen im Bereich des unteren Rückens, Magen- und Darmstreß, Empfänglichkeit für Krankheiten der Brust wie Asthma, Katarrh und Bronchitis.

Meinem gegenwärtigen Untersuchungsziel folgend, unterteile ich das Becken in zwei allgemeine Regionen: die Anal- und die Genitalregion.

DIE ANALREGION

Die Analregion des KörperBewußtseins schließt das Gesäß, den Anus, das untere Ende des Rückgrats und alle damit verbundenen Muskeln und Organe ein. Zusätzlich zu ihrer Position am Ende des Nahrungs- und Verdauungskanals und des unteren Teils der Wirbelsäule stellt diese Region die Basis dar für das, was im Tantra-Yoga als ,,Kundalini-Energie'' bezeichnet wird. Zum Zwecke der vollkommenen Erforschung der Beschaffenheit und Bedeutung dieser Region und um eine Basis für die folgende Analyse des KörperBewußtseins zu haben, will ich kurz abschweifen. Ich will erklären, wie das Konzept der Kundalini-Energie auf meine Diskussion der Art und Weise, wie die psychologischen Haltungen sich an bestimmten Stellen im physischen Körper befinden, anwendbar ist und umgekehrt wie der physische Körper sich formt, um die psychologischen Präferenzen oder Strukturen zu beherbergen. Diese Erklärung ist entscheidend an diesem Punkt, nicht nur weil sie mir eine genauere Diskussion über das Becken erlaubt, sondern auch weil sie mir bei der Darstellung des Gerüstes für den Rest dieses Buches hilft.

Kundalini-Yoga

Dem Kundalini-Yoga, einem Zweig des Tantra-Yoga, wurde in letzter Zeit große Aufmerksamkeit geschenkt. Aus diesem besonderen Yoga-Zweig bilden sich sowohl eine sehr detaillierte Methode der Selbst-Entfaltung durch sorgfältige Übungen und Meditation als auch eine faszinierende Sicht der KörperBewußtseins-Beziehungen. Mein eigenes Interesse am Kundalini-Yoga begann, als ich zum ersten Mal erkannte, daß die Kundalini-Perspektive der psychosomatischen Struktur und des psychosomatischen Prozesses bemerkenswerte Ähnlichkeiten mit einigen westlichen Methoden wie Bioenergetik, Reichscher Energetik, Rolfing und Chiropraktik hat.

Die zentrale Idee des Kundalini-Yoga ist, daß ein Energie-Kanal, den die Hindus ,,Suschumna" nennen, im Inneren des Rückgrats in einer hohlen Region, die *Canalis centralis* heißt, besteht. Die mächtigste aller Energien, Kundalini-Energie, strömt diesen Kanal entlang von der Basis des Anus bis zum Scheitel. Zusätzlich gibt es auf beiden Seiten dieses Kanals zwei weitere Energie-Kanäle. Derjenige, der rechts von der Basis des Rückgrats seinen Anfang nimmt, heißt ,,Ida". Der andere, ,,Pingala", beginnt links von der Basis des Rückgrats. Man sagt, daß diese beiden psychischen Ströme, die den männlichen (Ida) und weiblichen (Pingala) Lebenskräften entsprechen, sich wie Schlangen um das Rückgrat und Suschumna aufwärts ringeln und sich an sieben wichtigen Stellen kreuzen. Jeder dieser sieben Wirbel wird ,,Chakra" beziehungsweise ,,Energie-Rad" genannt und als ein Bewußtseins-Zentrum betrachtet. Gemäß der alten Hindu-Literatur bezieht sich jedes Chakra auf ganz bestimmte Aspekte des menschlichen Verhaltens und der menschlichen Entwicklung. Da die psychosomatische Beschaffenheit jedes Chakras mit einem bestimmten Punkt am Rückgrat sowie mit einem spezifischen Niveau der psycho-emotionalen Entwicklung verbunden ist, ist es die lebenslange Aufgabe des Kundalini-Yogi, sich so zu entwickeln, daß die verschiedenen Chakra-Eigenschaften und -Anforderungen verwirklicht und dadurch der Brennpunkt der Kundalini-Energie aufwärts von der Basis des Rückgrats bis zum Scheitel gebracht wird.

Vom aufmerksamen Yogi wird verlangt, daß er nicht nur diese Zentren des KörperBewußtseins aktiviert und ihre gespeicherte Energie befreit, sondern auch die dualen Kräfte von Ida und Pingala in Einklang miteinander bringt.

Innerhalb des Kundalini-Systems der Sichtweise und Erforschung des KörperBewußtseins, gibt es viele nützliche Metaphern, die viel Licht auf die verschiedenen Niveaus der Anteilnahme und Bewußtheit im menschlichen Organismus werfen. Deswegen und weil die Beziehungen der Kundalini-Chakras denen ähnlich sind, die ich aufgrund eigener Forschungen entdeckte, und denen, die Abendländer wie Reich und Lowen entworfen haben, will ich an dieser Stelle etwas genauer auf das Kundalini-System eingehen. Ob Sie an den esoterischen oder astralen Dimensionen des Kundalini-Systems Interesse haben oder nicht, ist im Rahmen dieses Buches nicht wichtig. Die Hauptsache ist, daß Sie auf die Beschreibungen der psychosomatischen Eigenheit und Struktur achten, die diese vieltausendjährige Lehre anbietet, und Sie sie mit den erst vor kurzem wieder entdeckten und inzwischen allgemein verbreiteten Auffassungen der modernen humanistischen Psychologie und holistischen Medizin vergleichen. Ich glaube, daß Sie über die Ähnlichkeiten staunen werden.

Was sind denn nun eigentlich die Chakren, und welchen Aspekten der menschlichen Entwicklung entsprechen Sie? Ich werde zwar diese Fragen ausführlicher beantworten, wenn ich mit der Untersuchung und Diskussion aller entsprechenden Regionen des KörperBewußtseins fortfahre, ich will aber an dieser Stelle eine kurze Gesamtdarstellung der Chakren abgeben. Die sieben Chakren manifestieren sich in aufsteigender Reihenfolge wie folgt im menschlichen KörperBewußtsein.

Chakra 1: Wurzel-Chakra oder ,,Muladhara''. Es befindet sich an der Basis des Rückgrats und ist mit dem allgemeinen großen menschlichen Potential, der Urenergie und den grundlegenden Überlebensbedürfnissen verbunden.

Chakra 2: Milz-Chakra oder ,,Svadhisthana''. Es befindet sich auf der Höhe der Genitalien und ist überwiegend mit dem Geschlechtstrieb und den zwischenmenschlichen Beziehungen verbunden.

Chakra 3: Nabel-Chakra oder ,,Manipura''. Es befindet sich am Nabel und ist verbunden mit groben, unverfeinerten Emotionen, Machttrieb und gesellschaftlicher Identifikation.

Chakra 4: Herz-Chakra oder ,,Anahata'' — befindet sich über dem Herzen und ist verbunden mit Mitleidsgefühlen, Liebe und Selbstausdruck.

Chakra 5: Hals-Chakra oder ,,Vishuddha''. Es befindet sich an der Vorderseite des Halses und ist verbunden mit Gedanken, Kommunikation, Ausdruck und Selbstidentifikation.

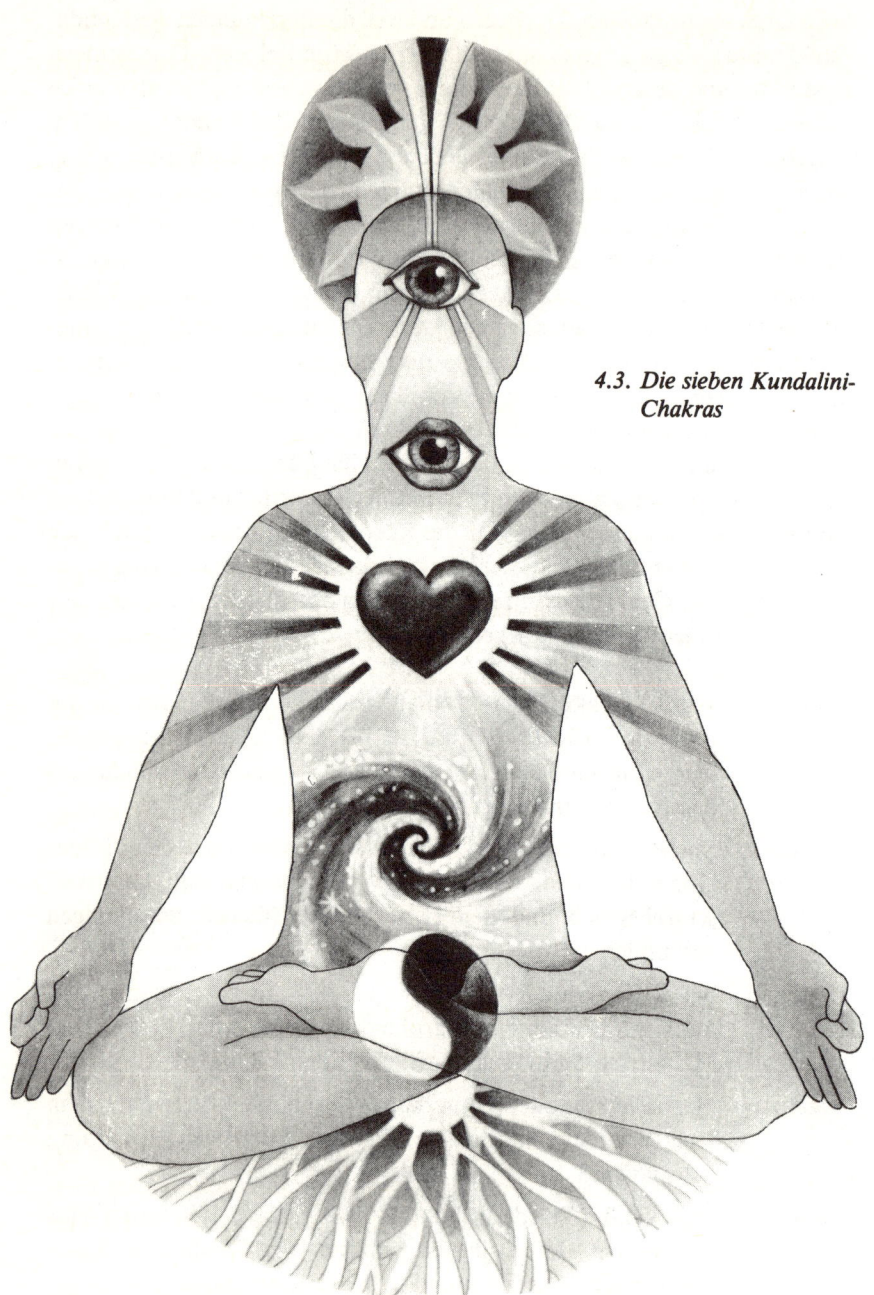

4.3. Die sieben Kundalini-Chakras

Chakra 6: Brauen-Chakra oder „Ajna". Es befindet sich im Raum zwischen den Augenbrauen und ist verbunden mit Geisteskräften und erhöhter Selbst-Bewußtheit.

Chakra 7: Kronen-Chakra oder „Sahasrara" — befindet sich am Scheitel und ist verbunden mit der Erfahrung der Selbstverwirklichung oder Erleuchtung.

Wir sehen sofort, daß jedes dieser Chakren nicht nur einer besonderen Region des physischen Körpers entspricht, sondern auch mit einer bestimmten Kategorie oder Eigenschaft des Verhaltens und der menschlichen Entwicklung verbunden ist. Zusätzlich scheinen die beschriebenen Stellen dieser Chakren auch eine Weiterentwicklung zu beinhalten, die auf einen Pfad deutet, auf dem ein Individuum auf seinem eigenen Wege zur optimalen Gesundheit des KörperBewußtseins und einer vollkommenen Erkenntnis seiner menschlichen Potentiale fortschreiten kann. Der Erforscher seines Lebens durchläuft nämlich gemäß diesem vom Körper selbst angebotenen Plan folgende Stationen: seine Lebensgeschichte und planetarische Wurzeln (Füße und Beine); grundsätzliche Überlebensbedürfnisse (Anus und erste Chakra-Region); Geschlechtstrieb und überwiegend zwischenmenschliche Beziehungen (Genitalien und zweite Chakra-Region); unverfeinerte Emotionen, Machttrieb und gesellschaftliche Identifikation (Bauch, unterer Rücken und dritte Chakra-Region); Mitleidgefühl, Liebe und Selbstausdruck (Brustkorb, Arme, oberer Rücken und vierte Chakra-Region); Gedankenaustausch und Selbstidentifikation (Hals, Genick, Kinnbacken und fünfte Chakra-Region); erweiterte Geisteskräfte und erhöhte Selbst-Bewußtheit (Gesicht und sechste Chakra-Region); Selbsterkenntnis oder Erleuchtung (siebte Chakra-Region).[3]

Es wird allgemein angenommen, daß jedes aufsteigende Chakra zusammen mit seinen entsprechenden menschlichen Verhaltenseigenschaften befreit und entwickelt werden sollte, bevor die nächste Region vollkommen und fruchtbar erforscht werden kann. Auf diese Art und Weise werden die verschiedenen Eigenschaften und Charakterzüge der sieben Chakren nicht als Elemente betrachtet, die ignoriert oder umgangen werden können, sondern als schöpferische Anforderungen, die kultiviert und umgewandelt werden sollen. Auf diese Art und Weise können die Entfaltung durch die Chakren und die verschiedenen Kräfte und Eigenschaften eines jeden Chakras als die natürliche und organische Entwicklung des Menschenlebens durch seine verschiedenen Ebenen der Bewußtheit und des KörperBewußtseins angesehen werden.

Dies soll nicht heißen, daß jede KörperBewußtseins-Region nur nach einer bestimmten Reihenfolge untersucht und verwirklicht werden kann, sondern daß die richtige Reihenfolge der Chakren den vernünftigsten Weg anzudeuten scheint, auf dem diese Selbsterforschungsreise beschritten werden soll. Man sagt, daß jede Chakra-Region des KörperBewußtseins eine spezifische Schwingung ausstrahlt, die den durch Musikinstrumente erzeugten Schwingungen sehr ähnlich ist. Das niedrigste Chakra erzeugt die tiefste und dichteste Schwingung. Nach allgemeiner Auffassung strahlt jedes Chakra in aufsteigender Reihenfolge eine immer weniger materielle und weniger tiefe Schwingung aus. Das siebte Chakra stellt den Ort der höchsten, rein energetischen Schwingung in uns dar.[4]

Von diesem Standpunkt aus können die niedrigeren Chakra-Regionen als das Fundament angesehen werden, auf dem die höheren, verfeinerten Potentiale ruhen. Dieser Standpunkt legt auch nahe, daß diejenigen, die ungelöste Verspannungen in den tieferen Chakren beibehalten, eine negative Beeinflussung der mehr sensitiven Beziehungen und Elemente der oberen Chakrabereiche riskieren.

Ein Beispiel für die Art Probleme, die sich ergeben, wenn Menschen Chakren ,,überspringen'', wird bei William Schutz erwähnt:

> Die Reihenfolge der Chakren ist wichtig. Ich habe einige Menschen beobachtet, die versuchten, die höheren Chakren zu erreichen, ohne durch die niedrigeren zu gehen. Dieses Phänomen ist sehr typisch auf niedrigem Bewußtseinsniveau. Ein Mann in einer Encounter-Gruppe hat Schwierigkeiten, eine Liebesbeziehung (viertes Chakra) mit einer Frau in der Gruppe aufzunehmen. Sie erzählt, daß sie eine bestimmte Unaufrichtigkeit in seinen Annäherungsversuchen und Gefühlen spürt. Häufig ergibt es sich, daß er sie sexuell begehrt (zweites Chakra) und sich nicht eingesteht, daß diese Angelegenheit zuerst behandelt werden müßte. Manchmal hat er große Feindseligkeit gegenüber Frauen (drittes Chakra), aber er beschäftigt sich nicht damit. Die Reihenfolge der Chakren untermauert die Vorstellung, daß die sexuellen und aggressiven Gefühle mit Erfolg erledigt werden sollten, bevor die höchsten Ebenen der Freude und Ekstase oder sogar der Zuneigung erreicht werden können.[5]

Vielleicht ist es auch Ihr Wunsch, Ihre psychischen Kräfte (sechstes Chakra) weiterzuentwickeln, und Sie sind immer noch etwas blockiert und unterentwickelt hinsichtlich persönlicher Kraft und Selbstkontrolle (drittes Chakra). Dann können Sie vielleicht feststellen, daß Ihr Streben nach höherer psychischer Bewußtheit vor allem auf Ihr unsicheres Bedürfnis nach Macht und Leistung zurückzuführen ist. Die Folge davon ist, daß Sie diese Kräfte (falls Sie sie in Ihrem Inneren entdecken können) nicht im Stadium der Liebe und Selbstlosigkeit verwenden würden, sondern sie wären nur ein Werkzeug, mit dem Sie versuchen würden, sich weiterzubringen.

Wir wollen nun mit dieser KörperBewußtseins-Reise beginnen und zu der Region des ersten Kundalini-Chakras zurückkehren, das, wie ich schon erwähnt habe, der Analregion des KörperBewußtseins entspricht.

Das erste Chakra, ,,Muladhara'', befindet sich auf der Basis des Rückgrats und ist mit dem vierten Kreuzbeinwirbel verbunden. Es ist verantwortlich für wesentliche Überlebensbedürfnisse und Überlebenshandlungen, und nach allgemeiner Auffassung ist es der Punkt, um den sich die Kräfte und Haltungen der primitiven materiellen Interessen drehen.

Wenn ein Mensch in dieser KörperBewußtseins-Region verspannt und steif ist, zeigt dies an, daß er ein übertriebenes Interesse an materiellen und Überlebensbedürfnissen hat. Die Folge davon ist, daß er Schwierigkeiten hat, auf eine ungehemmte Art und Weise etwas zu geben oder zu nehmen, und daß er versucht, alles, mit dem er in Berührung kommt, zu horten und zu besitzen. Vitalität und Biegsamkeit in dieser Region spiegeln andererseits eine offene, gebende und freifließende Art und Weise des Seins in der Welt wider.

Bevor ich diese Region genauer erläutere, nehmen Sie sich einen Augenblick Zeit, Ihre Augen zu schließen und Ihre Analschließmuskeln anzuspannen. Entspannen Sie dann die Muskeln und wiederholen Sie diese kleine Übung. Wenn Sie dieses Mal die Analschließmuskeln anspannen, seien Sie sich auch der anderen Muskeln bewußt, die Sie zusammen mit diesen winzigen Muskeln unbewußt anspannen. Viele von Ihnen spannen wahrscheinlich auch die Muskeln gluteus maximus (Gesäßmuskeln), die Unterleibsmuskulatur und die Beckenbodenmuskeln an (das sind alle die Muskeln, die sich auf der Basis Ihrer Rückenpartie befinden und nicht nur Ihren Anus, sondern auch Ihre Genitalien umschließen). Ich bin sicher, daß einige von Ihnen auch die Beinmuskeln, die Muskeln der unteren Rückenpartie, die Kinnmuskeln und die Muskeln in den Unterarmen anspannen. Warum? Ich beobachte immer wieder faszinierende Zusam-

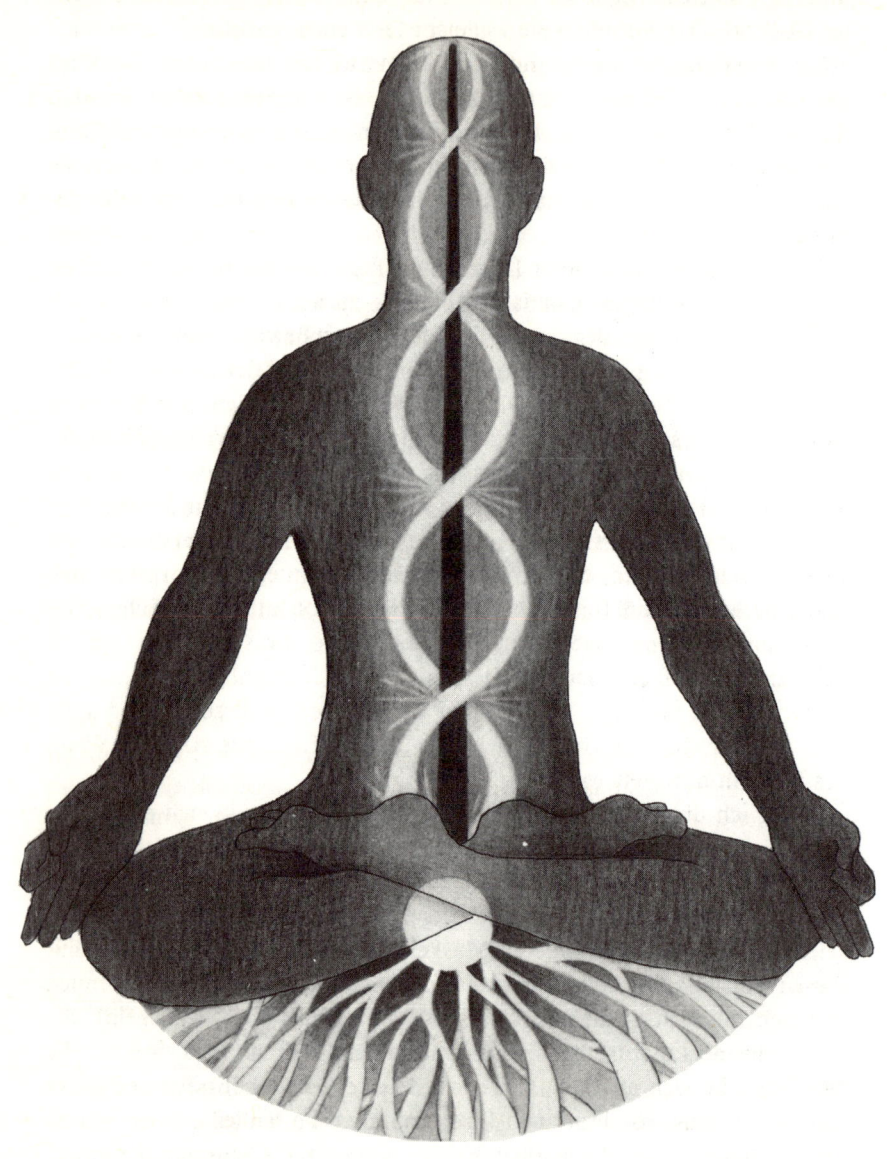

4.4. Erstes Chakra: das Wurzel- oder Basis-Chakra

menhänge zwischen dem Gebrauch dieser Muskeln und einer großen Zahl unserer Charakterzüge. Es wird wahrscheinlich sehr hilfreich sein, die körperlichen Aspekte dieses Vorgangs zuerst zu besprechen.

Die Analschließmuskeln sollten schon entwickelt sein, wenn ein Kind zur Sauberkeit erzogen wird. Es besteht dann idealerweise keine Notwendigkeit, daß das Kind alle übrigen Muskeln seines Körpers betätigt oder verspannt, wenn es sich mit seinem Stuhlgang beschäftigt. Wenn wir den Darm entleeren lernen, lernen aber überraschenderweise viele von uns dabei nicht, die verschiedenen Muskelregionen voneinander zu unterscheiden, die unseren Anus umfassen. Infolgedessen gewöhnen wir uns an, eine Menge der verschiedenen Muskeln im Gesäß mit zu gebrauchen, als ob sie zusammengefügt und unfähig wären, unabhängig voneinander zu funktionieren. Wenn dies geschieht, verlieren die Beckenmuskeln ihre Flexibilität und Spannkraft und bilden einen panzerähnlichen Ring von Muskelverspannungen, der die gesamte Beckenumgebung chronisch zusammenschnürt.

Viele Experten sind der Meinung, daß der undifferenzierte Muskelpanzer in der Beckenregion aufgrund der Sauberkeitserziehung entsteht, die der beherrschende oder gefühllose Elternteil dem Kinde vorzeitig aufzwingt. Dr. Elsworth Baker, der zehn Jahre lang Schüler und Kollege von Wilhelm Reich war, äußerte dazu das folgende:

Das Leben wird durch verfrühte Erziehung zur Sauberkeit weiter blockiert. . . . Die Kontrolle über die Analschließmuskeln kann nicht vor dem Alter von achtzehn Monaten erreicht werden, deshalb verursacht eine verfrühte Sauberkeitserziehung (die einige Mütter schon anfangen, wenn das Kind erst vier Monate alt ist) ein Zusammenziehen der Körpermuskulatur, insbesondere der Muskeln an den Oberschenkeln, der Gesäßmuskeln, der Beckenbodenmuskeln, sogar eine Schrumpfung des Beckens und außerdem eine Behinderung der Atmung. Dies ist ein bekanntes Beispiel des Panzerungsprozesses. Er vermindert wirkungsvoll den natürlichen Gefühlsausdruck und insbesondere die angenehmen Gefühle, die vom Becken her kommen.[6]

Wir sehen also, daß das Kind wegen des verfrühten Zwangs, seinen Darm auf eine bestimmte Art und Weise zu entleeren, Verhaltensweisen entwickelt, nach denen die Entleerung des Darms ein Zusammenziehen des ganzen KörperBewußtseins bei übermäßiger, nicht differenzierender Verspannung der Magen-Darm-(Gefühls-) und Genital-Regionen mit einschließt. Dies bedeutet auch, daß für viele von uns der Entleerungsvorgang oder das Loslassen etwas ist, das wir auf unangenehme Weise, mit angespanntem Körper, zurückgehaltenem Anus und zusammengezogenem Becken verrichten. Wenn wir diese unbewußte Verhaltensweise in Verbindung mit unseren Entleerungsvorgängen entwickeln, ziehen wir unbewußt unsere Gefühle durch die Anspannung in unserem Bauch und unsere Sexualität durch die Anspannung unserer Genitalien zusammen und blockieren sie. Deswegen ist die Entleerung für viele von uns ein schwieriger und unangenehmer Vorgang, der unbewußt mit der Anspannung und Festhaltung des KörperBewußtseins verbunden ist und mit einer übergroßen Unfähigkeit, bequem loszulassen, ohne daß ein umfangreicher Bereich der Muskeln und Gefühle nutzlos aktiviert wird.

Ich bin auch der Meinung, daß der körperliche Vorgang der Nahrungsaufnahme, der Verdauung und der Ausscheidung in vielen Merkmalen mit den emotionalen und intellektuellen Vorgängen der Wahrnehmung, Überlegung und Aussonderung übereinstimmt. Bei all diesen Tätigkeiten nehmen wir etwas vom Äußeren ins KörperBewußtsein auf und bearbeiten es und geben es vielleicht dann der Welt in der Form von Ausdrücken, Handlungen oder Schöpfungen zurück.

Die Ausübung der Aufnahme, Nutzung, Bearbeitung und Abgabe ist äußerst tiefgründig. Freud entwickelte die Theorie, daß dieser Vorgang und das mit ihm verbundene Analstadium der psychologischen Entwicklung höchst entscheidend und gestaltend in der Entfaltung des Individuums in bezug auf gesunde Sexualfunktion und psychoemotionale Reife sei. Aber viele von uns beziehen sich auf ihre eigene Analität auf eine Art und Weise, die eine Schwierigkeit mit dem Ausscheidungsvorgang vermuten läßt. Infolgedessen halten wir nicht nur zahlreiche Muskeln in dieser Region fest und unbewußt, sondern wir halten auch entsprechend unsere Gefühle, Schöpfungen und den Lebensstrom fest, der regelmäßig durch unser KörperBewußtsein in Form von Energie, Gefühlen und Gedanken fließt.

Menschen, die es also schwer haben, sich auf eine schöpferische, spontane und flexible Art und Weise darzustellen, und denen es schwerfällt, ihre Gefühle und Handlungen auf eine zwanglose, ungehemmte Art und Weise fließen zu lassen, werden deshalb oft diese existenziellen Verspannungen in der Analregion ihres KörperBewußtseins widerspiegeln. Auf dieser Ebene können Ausdrücke wie ,,du hast ja den Kopf voll Scheiße'' oder ,,laß doch die Scheiße'' ganz wörtlich genommen werden.

Anale Blockierung

Es gibt mehrere Methoden, wie man Blockierungen in der Analregion des Beckens optisch wahrnehmen kann. Ich habe drei allgemeine Muster der Analverspannung und -blockierung festgestellt, die diese KörperBewußtseins-Region gestalten. Diese Verspannungsmuster können allein oder in verschiedenen Kombinationen auftreten.

Der erste Typ der beobachtbaren Zusammenziehung und Panzerung in dieser Region tritt auf, wenn die Gesäßmuskeln (M. gluteus maximus) festgehalten und chronisch zusammengehalten werden, der typische ,,zusammengekniffene Arsch''. Der so gepanzerte Mensch sieht so aus, als ob

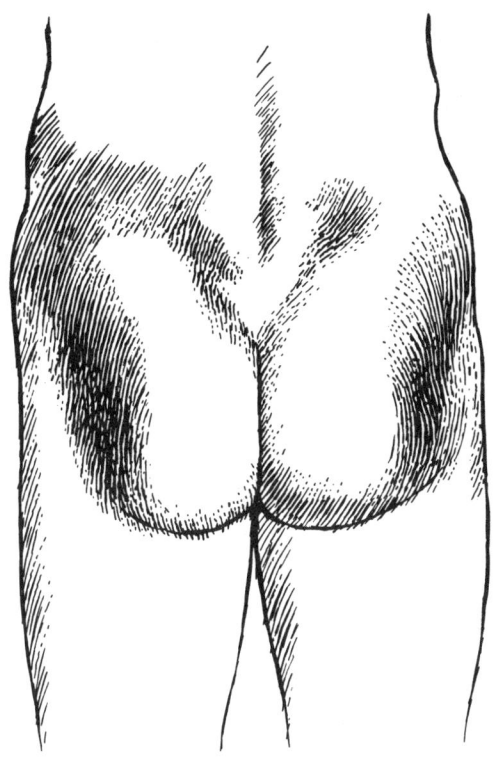

4.5. Haltung der Analregion mit
zusammengepreßten Hinterbacken

109

seine Rückseite von den Seiten her zusammengedrückt worden wäre. Dieser Typus hat eine Haltung entwickelt, aufgrund derer er all seine Ausdrücke, seine Gefühle und Schöpfungen mit aller Kraft zurückhält. Weil das Festhalten an dieser psychosomatischen Körperhaltung übermäßige Verspannung mit sich bringt, kann er Hämorrhoiden und möglicherweise Schmerzen im Bereich des unteren Rückens wegen der übermäßigen Kontraktion der Muskeln des Anus und des unteren Rückens, die mit den Gesäßmuskeln verbunden sind, bekommen.

Der zweite Typus des Festhaltens der Analregion konzentriert sich hauptsächlich auf die Umgebung des Beckenzwerchfells. Wie ich vorher erwähnte, sind dies die Muskeln, die sich unter dem Anus und an der Ba-

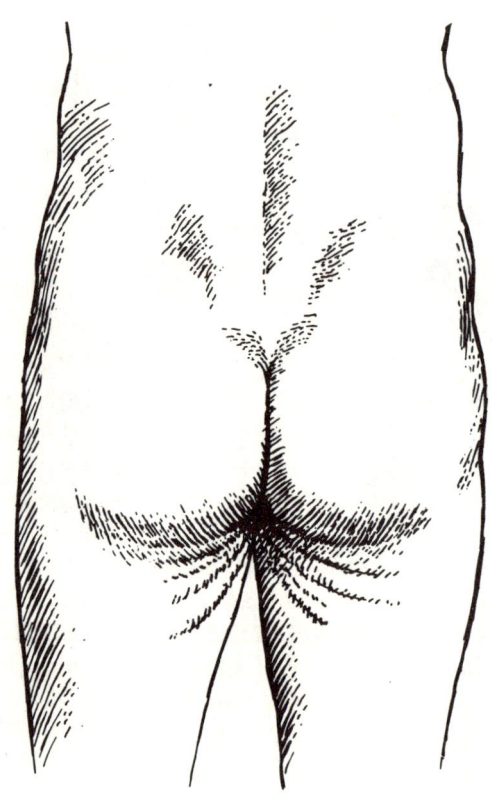

4.6. Haltung der Analregion mit ein- und hoch-
gezogenem Beckenboden

sis des M. gluteus maximus vereinigen. Diese Muskeln werden normalerweise im Zusammenhang mit dem Festhalten der Muskeln der Kniesehne an der Rückseite der Beine zusammengezogen. Das Festhalten hat in diesem Falle mit dem Kontrollieren der Stellung des Individuums in seinem Leben zu tun, nach der es versucht, eine sichere und angenehme Umwelt zu schaffen, in der es funktionstüchtig ist. Diese Form der Blockierung führt zur Beschränkung der sexuellen Funktionstüchtigkeit, weil viele Muskeln des Beckenzwerchfells nicht nur den Anus umfassen, sondern sich auch in der Genitalregion ausdehnen. Dieser Mensch kann Schwierigkeiten mit dem psychoemotionalen Geben und Nehmen haben. Weil er sein Gesäß und seine Geschlechtsorgane so übermäßig festhält, trennt er sich buchstäblich von einer Menge seiner Gefühle und spontanen Interaktionen ab.

Der letzte Haupttyp des Festhaltens in der Analregion unterscheidet sich von den anderen dadurch, daß die Ursache der Verspannung der Regionen über dem Gesäß und nicht innerhalb des Gesäßes oder unter ihm erzeugt wird. Durch das Entstehen der Blockierung innerhalb des Bauches und der unteren Rückenpartie ist dieser Typ mit bloßen Augen sogar am schwierigsten wahrzunehmen. Die in diesen Regionen angesiedelten Gefühle werden in diesem Falle beim Abwärtsfließen in die Anal- und Genitalregion blockiert. Dieser besondere Typ der Energie-Blockierung wird im nächsten Kapitel genauer erklärt, in dem ich besprechen will, auf welche Art und Weise die Emotionen durch das KörperBewußtsein vom Bauche aus nach unten fließen. Der Mensch, der auf diese Art und Weise seine Analregion verhärtet, unterdrückt auch häufig seine Emotionen durch Überbetonung von Rationalität und intellektueller Kontrolle. Die Folge davon ist, daß die Magen-Darm-Muskeln, der Lendenmuskel und die Muskeln der unteren Rückenpartie (einschließlich u.a. Lenden-, Kreuzbein- und Gesäßmuskeln) sich zusammenziehen und steif werden. Schmerzen im Bereich des unteren Rückens, blockierte Gefühle, Verdauungsstörungen, sexuelle Funktionsstörungen und ein unentwickelt aussehendes Gesäß können diese bestimmte Form der Haltung begleiten.

In allen drei Fällen der Panzerung der Analregion gibt es Blockierungen in den Regionen um den Anus. Abhängig von der Art und Weise der Kontrolle, die das Individuum über sich ausübt, haben die Muskeln neben, unter und über dem Anus die Tendenz, chronisch von der Analblockierung mitbetroffen zu werden. Diese Haltungstypen können durch zusammengepreßte Backen, einen hinaufgezogenen Beckenboden oder durch Verspannung im Bauch und im unteren Rücken unterschieden werden. Wie ich weiter oben erwähnte, zeigen viele von uns eine Kombination dieser Tendenzen in ihrem KörperBewußtsein. Aufgrund der unpassenden psychomuskulären Entwicklung, die mit dieser Haltung eng verbunden ist, fließt Verspannung in dieser Region zusätzlich häufig in andere Regionen über. Die unbewußte Anspannung dieser anderen Muskelregionen zeigt das Vorhandensein einer KörperBewußtseins-Panzerung und undifferenzierter Muskelverspannung an.

Diese Panzerung scheint anzudeuten, daß ungelöste anale Konflikte und ungesunde Interaktionen auf reinem Überlebensniveau die weitere Entwicklung und Reifung hemmen, während die Lebenskräfte durch das KörperBewußtsein aufsteigen. Wenn also Verspannung von einer Region bewußt oder unbewußt in andere Regionen überfließt, verzahnen sich alle betroffenen Regionen durch die Gewohnheiten und die Muskelpanzerung, die sie zusammenhalten. Dies steht im Zusammenhang mit der Fähigkeit, über die Grenzen der rein materiellen Interessen hinauszugelangen.[7]

DIE GENITALREGION

Die nächste wichtige Region des KörperBewußtseins ist die Genitalregion, die ebenfalls ein Teil der Beckenregion ist. Diese Region umfaßt den vorderen Teil des Beckens und enthält die Genitalien und die verschiedenen Muskeln in ihrer Umgebung. Das Kundalini-Chakra, das dieser KörperBewußtseins-Region entspricht, heißt ,,Svadhisthana'' und betrifft die grundlegenden zwischenmenschlichen Beziehungen, die bei sexuellen Interaktionen geschaffen werden. Gesundheit und Vitalität in dieser Region spiegeln gesunde, sexuelle Funktionstüchtigkeit und Beziehung wider, während Verspannung und Konflikt von unwohler sexueller und zwischenmenschlicher Aktivität begleitet werden können.

Aufgrund der Beschaffenheit dieser Region ist die Diagnose psychosomatischer Beziehungen durch einfache Beobachtung mit den Augen sehr schwierig. Wenn außerdem irgendeine Form sexueller Funktionsstörungen vorhanden ist, ist die Feststellung des tatsächlichen Ursprungs des Konflikts aufgrund der zahlreichen Aspekte unseres KörperBewußtseins, die zu unseren Einstellungen hinsichtlich unserer Sexualität beitragen,

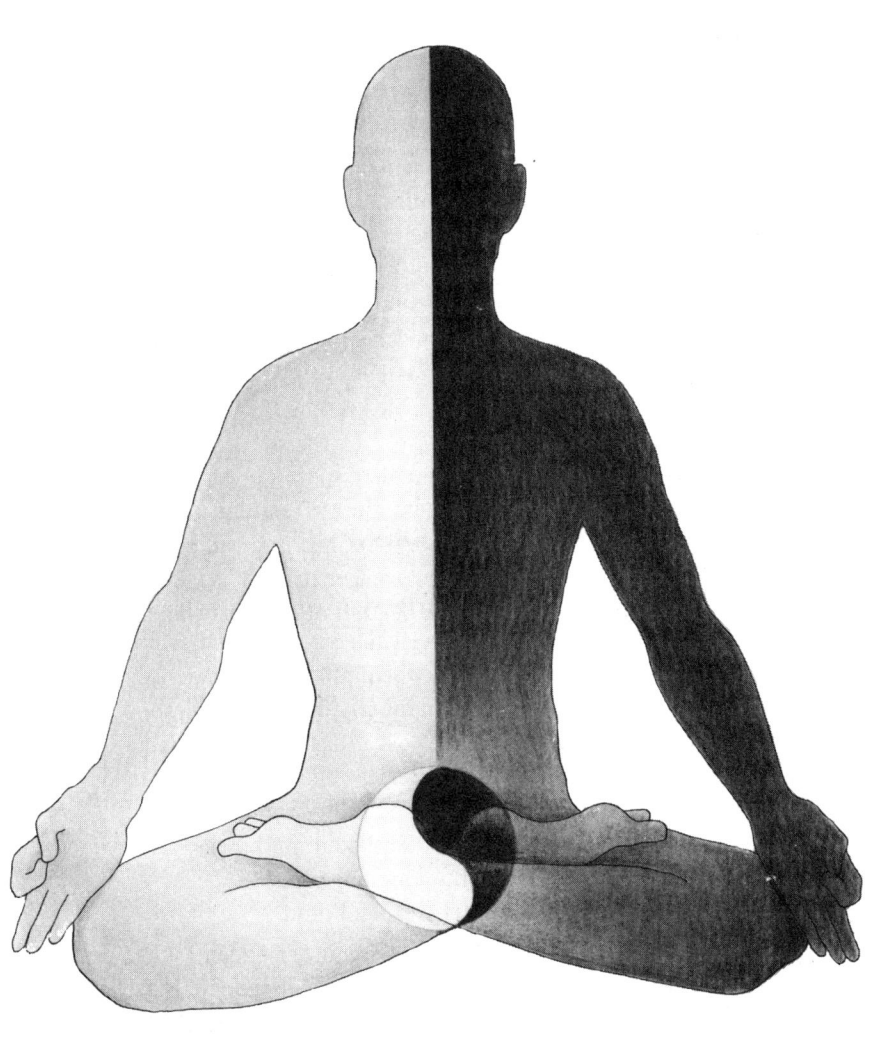

4.7. Zweites Chakra: das Milzchakra

schwierig. Ich bin in der Tat davon überzeugt, daß eine ehrliche und zutreffende Diagnose der psychosomatischen Aspekte der Sexualität im Rahmen dieses Buches viel zu komplex ist. Ich glaube deshalb, daß es für mich am fruchtbarsten ist, wenn ich meine Erforschung der Genitalregion des KörperBewußtseins fortsetze, indem ich einige Zusammenhänge zwischen Sexualität, Gesundheit, Bewußtheit und der Entwicklung des KörperBewußtseins untersuche.

Es gibt seit Beginn der Geschichte so viele gegensätzliche Standpunkte über die psychosomatischen Aspekte der Sexualität, daß die Wahrheit schwer auszumachen ist. Ich habe in meinem Leben ein konzeptuelles Betrachten der Funktionstüchtigkeit meiner eigenen Sexualität gesucht, das mit der Anschauung der Einheit meines KörperBewußtseins übereinstimmt. Ich habe gleichzeitig meine eigenen sexuellen Gefühle und Überzeugungen und die verschiedenen theoretischen Lehrmeinungen, die in bezug auf dieses Thema entwickelt worden sind, untersucht. Dabei haben mich zwei angeblich gegensätzliche Einstellungen zu Sexualität und KörperBewußtsein besonders angezogen: Eine kommt aus dem Osten, die andere aus dem Westen.

Der erste dieser Standpunkte ist in den späteren Arbeiten Wilhelm Reichs entwickelt worden, der andere ist die Auffassung, die sich aus der Theorie und Praxis des Tantra-Yoga gebildet hat. Ich will hier eine kurze Zusammenfassung dieser beiden Ansätze geben und versuchen, Ihnen mitzuteilen, auf welche Art und Weise Sexualität und sexuelle Aktivitäten im Rahmen einer holistischen Einschätzung des KörperBewußtseins begriffen werden können. Diese beiden Einstellungen werden zwar als sehr verschieden hinsichtlich Voraussetzungen und Durchführung angesehen, ich glaube aber, daß Sie staunen werden, wie ähnlich sich bestimmte Aspekte in Wirklichkeit sind.

Reich und die Sexualität

Wilhelm Reich lebte und praktizierte während der ersten Hälfte des 20. Jahrhunderts. Er erhielt seine medizinische und psychoanalytische Ausbildung im Wien der frühen zwanziger Jahre. Den Haupteinfluß auf seine frühe Entwicklung hatte Sigmund Freud. Viele der von Reich während der zwanziger und dreißiger Jahre entwickelten Postulate werden erst heute anerkannt und gewürdigt. Ich bin davon überzeugt, daß keine

Theorie eines anderen zeitgenössischen westlichen Denkers oder Heilers dem von Reich gelieferten Beitrag zur Auffassung des KörperBewußtseins im Sinne von Charakterpanzerung und psychosomatischer Verspannung gleichkommt.

Die Sexualenergie war für Reich die sublimste aller Energien und sexuelle Freiheit die höchste aller Bestrebungen. Diese Einstellung hat Reich am ersten März 1919, dem Jahr, in dem er Freud kennenlernte, in seinem persönlichen Tagebuch festgehalten: ,,Vielleicht lehnt meine eigene Sittlichkeit es ab. Meine Erfahrung und die Beobachtung meiner selbst und anderer haben mich jedoch davon überzeugt, daß die Sexualität das Zentrum ist, um das sich das Ganze des Gesellschaftslebens sowie auch das innere Leben des Individuums drehen.''[8]

Der gesunde Mensch zeichnet sich nach Reichs Auffassung dadurch aus, daß er sich regelmäßig an liebevoll ungehemmter sexueller Interaktion beteiligt, die zu einem gründlich befriedigenden Orgasmus führt. Im Gegensatz dazu ist der nicht gesunde Mensch wegen neurotischer Symptome und starrer Charakterzüge unfähig, sich vollkommen der Intensität der sexuellen Begegnung hinzugeben, und ist infolgedessen unfähig, einen vollkommenen Orgasmus und ein völliges Freisetzen der Sexualenergie zu erleben. Reich postulierte tatsächlich, daß alle neurotischen Symptome auf irgendeine Art und Weise mit zurückgehaltener Sexualenergie verbunden sind.

Zum Zwecke eines besseren Verständnisses des Zusammenhangs zwischen den sexuellen Erlebnissen eines Menschen und dem Gesamtzustand seines KörperBewußtseins begann Reich, seinen Patienten direkte Fragen über ihre Sexualität zu stellen — ein Vorgehen, das seine Wiener Psychiatrie-Kollegen als zu radikal und unpassend ansahen. Er stellte fest, daß fast alle seine weiblichen Patienten nicht regelmäßig zum Orgasmus kamen und daß auch viele seiner männlichen Patienten keine echten Orgasmen hatten. Die Männer hatten vielleicht Erektionen und Ejakulationen, aber sie erlebten nicht das, was Reich als einen echten Orgasmus betrachtete.

Reich stellte weiter fest, daß verschiedene Menschen sich auf verschiedene Weise dem orgastischen Fließen ergeben können und daß es qualitativ verschiedene Abstufungen des orgastischen Erlebens zu geben scheint, wenn der Orgasmus überhaupt erlebt wird. Er bezeichnete die Fähigkeit, die KörperBewußtseins-Energie durch das sexuelle Erlebnis freizusetzen, als ,,orgastische Potenz'' und definierte sie als ,,die Fähigkeit zur Hingabe an das Strömen der biologischen Energie ohne jede Hemmung, die Fähigkeit zur Entladung der hochgestauten sexuellen Erregung durch unwillkürliche lustvolle Körperzuckung".[9]

Reich legte soviel Betonung auf Sexualität und orgastische Potenz, weil er fest glaubte, daß von allen bioenergetischen Mechanismen des Menschen der Orgasmus der Vorgang ist, der allein die Fähigkeit hat, Streß und Angst durch die sexuelle Vereinigung und die sie begleitende Befreiung von Anspannung höchst wirksam zu lösen. Wenn diese angesammelte Ladung nicht mit Erfolg vom KörperBewußtsein freigesetzt wird, fängt sie an, den Charakter und das Verhalten des Individuums auf ungesunde Weise zu beeinflussen. Reich postulierte des weiteren, daß sexuelle Funktionsstörungen und neurotisches Verhalten nicht nur eng miteinander verbunden sind, sondern auch, daß diese hochgestaute Sexualenergie beim Erstarren des gesunden Fließens der Gefühle durch das KörperBewußtsein hindurch neurotisches Verhalten verstärkt. Wenn diese Gefühle derart eingefroren werden, verwandeln sie sich in den von Reich so bezeichneten „Charakterpanzer". Der Charakterpanzer ist laut Walt Anderson selbst eine „Art Krankheit, ein Einfrieren der früher einmal spontanen menschlichen Persönlichkeit in starre Verhaltensmuster. Er (Reich) hat seine Theorie des Charakters mit der Theorie des Orgasmus verbunden: Charakter ist ein Phänomen, das sich aus der blockierten Sexualität herausentwickelt hat; die vollkommen funktionstüchtige ‚genitale' Persönlichkeit hat Zen-ähnliche Strömungsfähigkeit, kaum einen Charakter überhaupt."[10]

Bei seinem Versuch, vollkommen zu verstehen, wie sich der Charakterpanzer bildet und welche Wirkung er auf die sexuelle Funktionstüchtigkeit des Individuums hat, richtete Reich seine Aufmerksamkeit immer mehr auf die Art und Weise, wie der Charakterpanzer mit der Körperstruktur und der vegetativen Funktionstüchtigkeit verbunden ist. Von diesem Zeitpunkt an drehte er seinen Psychoanalytiker-Sessel um, damit er seine Patienten sehen konnte, und fing an, seine klinische Aufmerksamkeit von rein verbal/intellektuellem Material dem Fließen und der Gestalt des physischen Körpers zuzuwenden. Indem er dies tat, bemerkte er, daß der Charakterpanzer und das damit verbundene neurotische Verhalten den spezifischen Körperverspannungen und Starrheiten direkt zu entsprechen schienen.

Seine Beobachtungen führten ihn zu der dramatischen Entdeckung, daß alle psychoemotionalen Konflikte und Blockierungen sich im Muskelbindegewebe des Körpers ansiedeln und dort den „Körperpanzer" formen. Der Körperpanzer, das körperliche Gegenstück zum Charakterpanzer, übernimmt die Funktion des Einschließens des Menschen in seine eigene, schützende Muskelmuschel. Diese Muschel hält nicht nur die schädlichen und schmerzhaften Reize fern, sondern dient zusätzlich dazu, die Erfahrung der schrecklichen oder schmerzhaften Emotionen im Innern zu begrenzen. Je stärker der Panzer ist, desto weniger können Gefühle durch das KörperBewußtsein fließen; die Folge davon ist, daß außerdem die gesunde sexuelle Funktionstüchtigkeit herabgesetzt wird. Da Reich die sexuelle Funktionstüchtigkeit und „orgastische Potenz" als direkte Zeichen des Grades der authentischen Lebendigkeit und Bewußtheit seiner Patienten betrachtete, stellte er die Theorie auf, daß die Panzerung zur Hemmung des durch den Organismus fließenden Lebensstromes führt.

Seine Erkenntnis, daß psychoemotionale Energie (die Freud „Libido" nannte) eine wirklich existierende Substanz (er bezeichnete diese Bioenergie mit dem Begriff „Orgon") zu sein schien, hatte eine dramatische Veränderung seines therapeutischen Verfahrens zur Folge. Wenn nämlich die Charakterpanzerung zum Unglücklichsein des KörperBewußtseins beiträgt, warum sollte man dann nicht versuchen, die Panzerung und damit die Neurose durch direkte Behandlung des Körpers zu lindern und aufzulösen? Nachdem er angefangen hatte, körperliche Manipulationen und Atemübungen in seine therapeutische Praxis aufzunehmen, war Reich schnell außerhalb der Lehrmeinung der Freudschen Psychoanalyse, die den Körper nicht als einen Teil des therapeutischen Vorganges einbezieht; desgleichen hatte er das traditionelle Untersuchungsgebiet der psychosomatischen Medizin überschritten, da das Anfassen der Patienten auf diese Art und Weise streng verboten war.

Je mehr Reich mit dieser neuen Art von Therapie arbeitete, desto mehr war er davon überzeugt, daß das einzige Mittel zur Linderung der Neurosen seiner Patienten das therapeutische Auflösen des Charakter- und Körperpanzers war, der sie einschloß und dadurch das Fließen des Lebens durch ihr KörperBewußtsein verhinderte. Wenn die Patienten dann fähig zum ununterbrochenen Fließen der Kraft durch ihr neuromuskuläres Gewebe wurden, war vollkommenes Freisetzen der Sexualität notwendig.

Nur durch die befriedigende Erfahrung voller und liebevoller Vereinigung mit einem anderen menschlichen Wesen kann das KörperBewußtsein von aufgehäufter Energie, Verspannungsstreß und Neurose befreit werden. Bei seiner Beschreibung des idealen Erlebnisses des Orgasmus, das in einem vollkommenen Freisetzen von sexueller Energie gipfelt, unterschied Reich vier deutlich abgegrenzte und notwendige Stadien des energetischen Vorgangs. Das sind (1) Spannung, (2) Stauung, (3) Entladung und (4) Entspannung. Diese Stufen bilden zusammen den sogenannten ,,Orgasmuszyklus''.

Der vollkommene und gesunde Orgasmuszyklus wird in den folgenden Textstellen von *Total Orgasm* bei Jack Rosenberg deutlich erklärt:

Der Orgasmus läßt sich in vier deutlich abgegrenzte Stufen einteilen, wenn sie auch in Wirklichkeit in ein Ganzes zusammenfließen. Die vier Teile sind in der grafischen Darstellung (siehe unten) mit römischen Ziffern gekennzeichnet und folgendermaßen unterteilt: I) *Erregung*; II) Fortdauer der Erregung bei gleichzeitigem *Aufladen der Spannung* (hierfür wird manchmal auch der Terminus ,,Plateau'' verwendet); III) Freisetzen und *Entladung* der Spannung (der orgastische Reflex); IV) *Lösung* (Erholungsphase).

Phase I schließt jede Form der Erregung ein, sei es das Anschauen, das Sprechen, das Denken . . . Alles, was den Reiz aufbaut, ist eine Art Vorspiel. Der mit *Vorspiel* bezeichnete Teil der Kurve weist auf den Anfang des wirklichen Anfassens, Küssens usw. hin. Dann, während die Erregung sich aufbaut, findet ein plötzliches Anwachsen der Energie statt, die die aufwärts zu einem Orgasmus steigende Kurve beginnen läßt. Dies kann der Punkt des Eindringens sein oder auch nicht, auf jeden Fall aber ist es der Punkt, an dem die Möglichkeit der Spannungssteigerung bis zum Orgasmus wahrscheinlicher ist. Das Aufbauen und Speichern von Energie (Erregung) fängt also hier an. Dies ist das Stadium des Aufladens. Am Anfang werden

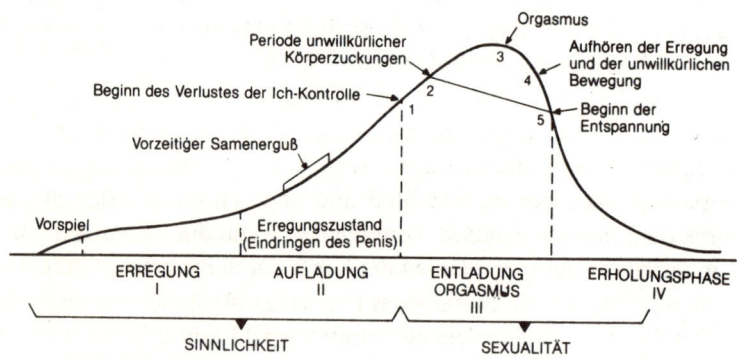

4.8. *Typischer Orgasmuszyklus des Mannes*
(Rosenberg, Total Orgasm*).*

die Bewegungen vom Kopf (unter der Kontrolle des Ich) kontrolliert. Diese Bewegungen können langsam, zart und entspannt sein, und sie können unterbrochen werden, um alle Arten lustvoller Geschehnisse stattfinden zu lassen wie das Aufsprobieren von Stellungen, Ruhepausen und alles, wobei man sich gut fühlt. Falls es zu einer Unterbrechung kommt, stört sie normalerweise nicht den Ablauf der Erregung.

Bei Punkt 1 fängt jetzt der Verlust dieser Ich-Kontrolle an. Bei Punkt 2, dem Punkt, an dem man nicht mehr umkehren kann, steigert sich das Tempo der sexuellen Bewegungen, und die unwillkürlichen Körperbewegungen nehmen zu. An diesem Punkt ist eine willkürliche Kontrolle des Verlaufs der Erregung nicht mehr möglich. Die körperliche Erregung wird immer mehr auf die Genitalien konzentriert, und eine Art Verschmelzungsgefühl setzt ein. Diese Erregung setzt die ersten unwillkürlichen Zuckungen der ganzen Muskulatur der Genitalien und des Beckenbodens in Gang. Diese Zuckungen erfolgen wellenartig, und der Wellenkamm wird erreicht, während das Becken bei der Ausatmung vollständig nach vorne bewegt wird. Bei der Frau findet eine Kontraktion der glatten vaginalen Muskulatur statt. Je intensiver der Orgasmus ist, desto auffälliger sind die Kontraktionen. Beim Manne lassen diese Kontraktionen die Ejakulation beginnen. Bei jedem Stoß wird das Becken vor- und aufwärts gezogen. Alle Muskeln des Unterleibes ziehen sich kräftig zusammen. Die Kreuzbeinregion (untere Rückenpartie) ist gleichzeitig vollkommen entspannt. Es gibt Menschen, die sich während des Geschlechtsverkehrs im Bereich des unteren Rückens nicht loslassen; diese leiden deswegen danach unter Rückenschmerzen. In Wirklichkeit haben sie gegen sich selbst gearbeitet. Schmerzen im Bereich des unteren Rückens sind einem ,,Übermaß an sexueller Aktivität'' zugeschrieben worden; in Wirklichkeit ist die Ursache aber *kein* Übermaß an Sex, sondern nur *übermäßiges Festhalten*.

Von dem Punkt an, an dem man nicht mehr umkehren kann, dem Punkt 2, bis zum Schlußpunkt der unwillkürlichen Bewegungen, Punkt 4, findet eine Periode der erhöhten Lust statt, die als orgastischer Gipfel bezeichnet wird. Die Erregung beginnt bei Punkt 4 abzuflauen, und Bewußtheit und Kontrolle beginnen zum Körper zurückzukehren. Die unwillkürliche Bewegung dauert eine Weile bis zu Punkt 5 fort; danach setzt sich die Entspannung durch. Phase IV ist die Erholungsperiode, eine Zeit, in der eine nochmalige Erregung bis zum Orgasmus hin nicht mehr möglich ist. Bei Frauen kann diese Zeitdauer von einigen Sekunden bis zu einer Stunde oder länger reichen, bei Männern dauert die Erholungsperiode länger. Ein Mann muß normalerweise von fünf Minuten bis zu einer Stunde oder mehr warten, bevor er seinen orgastischen Zyklus wiederholen kann . . .

Zusammenfassend kann man also sagen, daß der Körper als ein ,,denkendes" Wesen beginnt und genau soviel Lust erhält, wie die von seinem Kopf und seinem Ich ausgehenden Entscheidungen hinsichtlich Lust ihm ermöglichen. Wenn die Bewegungen beim Geschlechtsverkehr oder bei der Erregung fortgesetzt werden und der orgastische Reflex sich durchsetzt, fangen im Becken selbständige Bewegungen an, und man „verliert die (rationale) Kontrolle" über sich selbst. Die Bewegungsrichtung ändert sich allmählich, so daß das Stoßen des Beckens nach vorne immer mehr vom Grund oder von den Füßen herkommt . . . Von dem Punkt an, an dem man nicht mehr umkehren kann, fließt die Bewegung vom Becken aufwärts bis zum Kopf. Es folgt dann ein entsprechendes Loslassen des Ich, wenn man vollkommen mit der verschmelzenden Eigenschaft des orgastischen Reflexes fließt.[11]

Um es noch einmal zu betonen: Wenn dieser Zyklus während irgendeines Punktes seines Fortschreitens blockiert wird oder unvollständig bleibt, erlebt der Betreffende keinen vollkommenen Orgasmus, und die energetische Aufladung reizt das KörperBewußtsein weiterhin. Die nicht freigesetzte Spannung häuft sich noch mehr auf und verursacht noch mehr Streß und Konflikt.

Zusammen mit Gay Luce und Eugenia Gerrard bin ich seit zwei Jahren Leiter des SAGE-Projektes in Berkeley, Kalifornien. SAGE ist die Abkürzung für „Senior Actualization and Growth Exploration" und ist ein Projekt, das auf ganzheitliche Weise mit Männern und Frauen im Alter von fünfundsechzig Jahren und darüber arbeitet, um ihnen zu Selbst-Entwicklung und Persönlichkeitswachstum zu verhelfen. Wir haben im Rahmen dieses Projektes versucht, bei einer Vielzahl älterer Menschen eine große Zahl populärer Wachstumstechniken anzuwenden, um herauszufinden, ob ältere Menschen diese Prozesse irgendwie dazu nützen können, ihren Körper wiederzubeleben, ihren Haltungen und Gefühlen neue Energie zu geben und ihr Bewußtsein zu stimulieren.[12] Der Aufbau unseres Projektes war von der Überzeugung getragen, daß die späteren Lebensjahre sehr wohl eine zweckmäßige Zeit für das Persönlichkeitswachstum und die Entwicklung der Selbstbeobachtung sein können. Wir hatten auch die Hoffnung, daß wir, wenn diese Menschen vitalere Wege entdecken, um sich wiederzuerschaffen, etwas mehr Einsicht in das Wesen vieler *Human-potential*-Techniken und Therapien zur Förderung des KörperBewußtseins erlangen können.

Während der drei Jahre, seit denen wir mit dem Verfahren arbeiten, hatten wir andauernden Erfolg. Wir haben wiederholt festgestellt, daß ältere Menschen, ganz ähnlich wie die jungen, tatsächlich wachsen, sich verändern und sich entwickeln können.[13]

Da ich mit älteren Menschen bei SAGE und auch mit jungen Menschen in meiner eigenen Praxis und meinen Workshops zusammenarbeitete, bin ich in der Lage, kurzfristige wie langfristige Auswirkungen von psycho-emotionalem Zurückhalten, Blockierungen und Panzerungen zu beobachten. Mich hat die Entdeckung überrascht, daß das KörperBewußtsein auch noch in den späteren Lebensjahren zum Wachsen, zur Veränderung, zur Erneuerung von Muskelgewebe und zur Linderung von Streß fähig ist.

Während einer unserer SAGE-Sitzungen leitete ich zum Beispiel eine Übung, die eine Abwandlung einer bioenergetischen Bewegung darstellt und dazu entwickelt wurde, das Becken locker zu machen. Da viele ältere Menschen eine große Menge an Muskelverspannung in ihren Hüften haben, ist diese Übung sehr geeignet, sie locker zu machen und sie wieder dazu zu befähigen, lebhaft gehen zu können. Die Bewegung besteht darin, daß Sie Ihre Füße schulterbreit voneinander wegstellen und Ihre Hände auf die Hüften legen. Kreisen Sie dann mit der Hüfte ganz langsam, so daß die Bewegung Ihres Beckens einen Kreis bildet. Wenn Sie diese Bewegung schnell machen würden, sähe sie aus, als ob jemand Hula-Hoop spielte. Die Übung sollte zehnmal in beide Richtungen gemacht werden. Alle Mitglieder der Gruppe waren gebeten worden, diese Bewegung in ihre tägliche Übungsroutine aufzunehmen und auf die Wirkung zu achten, die diese Bewegung auf ihr Gehen und Sitzen ausübte.

Fast alle Gruppenmitglieder erzählten in der darauffolgenden Woche, daß sie eine Menge befreiter Sexualenergie gespürt hatten. Während der täglichen Durchführung der Übungen waren die Becken- und Hüftmuskeln allmählich biegsam geworden, und außerdem waren die seit langer Zeit abgeschlossenen sexuellen Gefühle und Wünsche befreit worden. Es war, als wären diese Gefühle wegen Untätigkeit oder Empfindungslosigkeit eingeschlafen und wären mit der Wiederbelebung der entsprechenden Muskeln und Nerven noch einmal geweckt worden.

Diese Erfahrung bestätigte mich in meiner Überzeugung, daß blockierte Energien auch in älteren Menschen nicht verschwinden, sondern nur latent werden und in Form von Erinnerungen und Phantasien innerhalb des steifen Muskelgewebes und des Körperpanzers weiterleben. Diese emotionalen Blockierungen können manchmal durch rein physische Mittel aufgedeckt und freigesetzt werden. Als diese sexuellen Gefühle wieder an die Oberfläche gekommen waren, versuchten wir, uns mit ihrer Auswirkung innerhalb unserer Gruppe zu befassen. Das Wiedererleben sexueller Energie war bei den verschiedenen Gruppenmitgliedern gleichzeitig willkommen und unwillkommen, da viele von ihnen keinen Gatten oder Geliebten mehr hatten, mit denen sie ihre wiederentdeckten sexuellen Leidenschaften hätten teilen können. Einige Mitglieder der Gruppe meinten, daß es ihnen, weil sie ihren sexuellen Gefühlen keinen freien Lauf lassen konnten, lieber wäre, gar nichts von ihnen zu wissen, und daß sie vielleicht die Bewußtheit in ihrem Becken vor langer Zeit sogar ganz absichtlich ausgeschaltet hätten, als das Gefühl, eine Sexualität zu besitzen, ihnen nicht mehr angenehm war.

Es war in unserer Diskussion darauf hingewiesen worden, daß sexueller Kontakt viel mehr bedeutet als Geschlechtsverkehr und Lösen von Spannung, obgleich diese Aktivitäten an und für sich wünschenswert sind. Während diese älteren Menschen einander ihre Gefühle und Erinnerungen mitteilten, ist es mir jedoch immer klarer geworden, daß der wichtigste Aspekt ihres Geschlechtslebens darin bestand, daß die sexuelle Erfahrung es ihnen ermöglicht hatte, sich einem anderen Menschen psychologisch zu nähern und die Fülle ihres Leben innerhalb der liebevollen Umarmung der sexuellen Vereinigung miteinander zu teilen.

Zusammenfassend ist zu sagen: Reichs klinische Beobachtungen zur Beziehung zwischen Panzerung, Neurose und orgastischer Potenz führten ihn zur Überzeugung, daß die Panzerung nicht nur das Fließen der sexuellen Energie oder des Orgon durch das KörperBewußtsein vermindert und so die Vollständigkeit des gesamten Orgasmuszyklus verhindert, sondern auch daß der Grad der Blockierung und Panzerung bei seinen Patienten den Grad ihrer Bewußtheit, Gesundheit und Fähigkeit zum Erlebnis offener und reifer Liebe mit einem anderen Menschen widerspiegelte.

Wenn das KörperBewußtsein immer mehr blockiert wird, wird der Orgasmus offensichtlich immer weniger vital, wobei gleichzeitig alle Gefühle und Interaktionen etwas eingeschränkt und abgestumpft werden. Der Betreffende verliert schließlich sein Potential für vollkommenes Loslassen durch den Orgasmus, weil der Orgasmus von einem reichen, voll befriedigenden und mit dem ganzen KörperBewußtsein eng verbundenen Erlebnis zu einem winzigen, schwankenden und auf die Genitalien beschränkten Erlebnis zusammenschrumpft. Umgekehrt stellte Reich fest, daß seine Patienten nach der Entfernung des Panzers und der Blockierung fähiger waren, die volle orgastische Potenz zu erleben, und dadurch noch mehr Lösung von Verspannung, Konflikt, Streß und neurotischem Verhalten erreichten.

Es ist wichtig, zu betonen, daß sexuelle Bewußtheit und sexuelles Loslassen nach der Auffassung von Reich den Gipfel der erreichbaren Entwicklung des menschlichen Organismus bedeuten. Wenn er über sexuelle Funktionstüchtigkeit sprach, betrachtete er das gesamte KörperBewußtsein als eine ganzheitliche Energie-Einheit. Der ganze Mensch muß offen und frei sein, damit das sexuelle Selbst seine Freiheit und Offenheit ausdrücken kann.

Wenn auch die Geschlechtsorgane und die Genitalregion die hauptsächlichen Anziehungspunkte zu sexuellem Kontakt und zu sexueller Beziehung sind, muß das ganze KörperBewußtsein offen und verfügbar sein, damit ein vollkommenes und liebevolles Erlebnis des Orgasmus zustande kommen kann.

Es gibt meines Erachtens zwei ganz besonders bewundernswerte Aspekte von Reichs Beschäftigung mit der menschlichen Sexualität. Der erste Aspekt kann nur dann richtig eingeschätzt werden, wenn man versteht, daß die gesunde sexuelle Funktionstüchtigkeit nach der Auffassung von Reich ein Merkmal der höchsten Bewußtseinsstufe ist, die ein Individuum erreichen kann. Von diesem Standpunkt aus verdient Reich Lob, weil er sich mit den psychosomatischen Erscheinungen der sexuellen Blockierung und der sexuellen Funktionstüchtigkeit ehrlich und direkt befaßte. Die hervorragendste Neuerung Reichs im Gegensatz zu seinen Vorgängern und Zeitgenossen bestand in seiner Bereitschaft, den Bereich der Wörter und des Intellekts zu verlassen, um sich direkt mit den körperlichen sowie den psychosomatischen Aspekten des Menschseins zu befassen.

Zweitens muß man Reich hoch anrechnen, daß er die Sexualität und deren Funktionsstörungen auf eine holistische Art und Weise anging. David Boadella sagt zu Recht:

> Während Kinsey und Masters und Johnson die orgastische Reaktion von der Gesamtheit der Sexualbeziehungen abspalten und sie als einen objektiv meßbaren und quantifizierbaren Vorgang zu beobachten suchten, betrachtete Reich die Erfahrung des Orgasmus als untrennbar verbunden mit dem gesamten Reaktionssystem und der Kontaktfähigkeit einer Person. Störungen der orgastischen Erlebnisfähigkeit deuten auf Störungen in der Persönlichkeit hin und wirken sich im psychosomatischen Sinn auf die umfassende Gesundheit des Organismus aus.[14]

Immerhin zeigt unser jetziger Entwicklungsstand, daß Reichs Einstellung und Praxis doch endlich in den Vereinigten Staaten fruchtbaren Boden

Boden fanden, in dem sie wachsen und sich weiterentwickeln konnten. Die meisten der bekannten neueren Therapien — Gestalttherapie, Encounter, Bioenergetik, Sensory Awareness, Rolfing, die Feldenkrais-Methode und Primärtherapie — sind in einer bestimmten Weise direkte Weiterentwicklungen des Reichschen Ansatzes zum KörperBewußtsein. Jeder dieser Ansätze vermittelt eine tiefe Einsicht in die Untrennbarkeit von Geist, Körper und Gefühlen und versucht, diese durch sinnvolle und kreative Entdeckungen und Aktivitäten zu integrieren.[15]

Das führt mich wieder zu meiner Diskussion über die tantrische Einstellung zur Sexualität, die mehr den spirituellen Aspekt der sexuellen Vereinigung betont als die Betrachtungsweise von Reich. Während Reich die orgastische Entladung als den erfüllendsten Höhepunkt der sexuellen Vereinigung ansieht, geht der Tantra-Yoga davon aus, durch achtsames Zurückhalten des Orgasmus die sexuellen und orgastischen Energien zur höheren Entwicklung zu nutzen.

Tantra-Yoga und Sexualität

Wie ich schon anführte, betonen die verschiedenen Yoga-Richtungen ihren bestimmten Weg zur Selbst-Entfaltung und persönlichen Evolution. Jede dieser Disziplinen umfaßt eine Vielzahl von Anschauungen, Übungen und Ritualen. Viele Yoga-Richtungen stimmen in der Einstellung überein, daß sich sexuelle Tätigkeit nachteilig auf die wachsende Entwicklung des Selbst auswirkt und daß sie nach Möglichkeit vermieden werden sollte. Ein zölibatäre Einstellung zum spirituellen Wachstum finden wir ja auch in vielen religiösen Traditionen der Welt.

Innerhalb des umfangreichen und ein wenig mysteriösen Bereichs des Tantra-Yoga glaubt man, daß die Sexualität ein wunderbares Hilfsmittel zum Erreichen gesteigerter Selbst-Bewußtheit und erhöhten Bewußtseins sein kann. William Irwin Thompson beschreibt dies folgendermaßen: „Die Tantra-Yogis sind davon überzeugt, daß eine enorme Energie in der Sexualität eingeschlossen ist, die, wenn sie vom Steißbein her freigesetzt wird, durch das Rückgrat aufwärts fließt und dem Geiste göttliche Erleuchtung bringt."[16]

Der Schüler des Tantra-Yoga übt seinen Körper und Geist, um nicht nur seine Muskeln, Nerven und Gefühle, sondern sogar seine Gedanken beherrschen zu können, bis er in der Lage ist, die Konzentration seines gesamten KörperBewußtseins auf einen einzigen Punkt zu richten und zu halten. Dies ist nicht so einfach wie es klingt: Manchmal verbringen Yoga-Schüler ihre gesamte Lebenszeit mit dem Streben nach diesem Ziel, ohne daß sie es jemals erreichen.

Wenn der Yogi dann durch Abbau der Körperverspannung Selbst-Beherrschung gelernt hat, seine Selbst-Gespräche verstummen läßt und seine Energie-Blockierungen abbaut, ist er soweit, sich mit einer Partnerin zu vereinigen, deren Energien und deren Geist seine eigenen so ergänzen, daß sie zusammen eine Einheit bilden. Dies ist die archetypische Vereinigung von Shiva und Shakti, von Yang und Yin und von männlichem und weiblichem Prinzip.

Im tantrischen Erlebnis des Liebesspiels, das ,,Maithuna'' heißt, unterzieht sich das Liebespaar einer großen Zahl von Meditationen und Ritualen, bevor es sich tatsächlich körperlich vereinigt. Diese Rituale und Vorbereitungen sind darauf angelegt, ein starkes geistiges Band zwischen den beiden Liebenden zu knüpfen. Außerdem sollen die Rituale auch eine Stimmung von tiefer Paar-Bewußtheit und Hochachtung für den darauffolgenden Geschlechtsverkehr schaffen. Wenn die vorbereitenden Meditationen vollständig ausgeführt sind, vereinigt sich das Liebespaar miteinander und gleichzeitig hält es die starke geistige Verbindung aufrecht, die es durch so hingebungsvolles Streben erzeugte,

Auf diese Weise verknüpfen die ,,Seelen-Partner'' Körper, Herz und Seele miteinander. Diese vollkommene Verbindung des KörperBewußtseins ermöglicht es ihnen, ihre eigenen persönlichen Begrenzungen zu überschreiten und allmählich in den psychischen Raum einzutreten, den sie um und zwischen sich erzeugt haben. Wenn das Liebespaar sich auf diese Weise vereinigt, findet kaum eine tatsächliche körperliche Bewegung und überhaupt keine intellektuelle Aktivität statt. Statt dessen strebt das Liebespaar danach,

sich das Fließen der pranischen Strömungen vorzustellen. Die stärkste Strömung ist der Verbindungspunkt ihrer Geschlechtsorgane. Eine solche Konzentration besteht nicht aus Zwang oder Verspannung, sondern sie kommt auf eine losgelöste und fast schläfrige Art und Weise zustande.

Jeder der beiden Liebespartner wird sich der aufsteigenden Flut eines freudigen Gefühls bewußt, daß in dem Maße an Intensität zunimmt, wie psychische Energie durch die Fortpflanzungsorgane und die Chakren fließt.[17]

Während die Intensität und der Brennpunkt des Erlebnisses sich zum Orgasmus aufbauen, weitet sich der psychische Raum zwischen den Liebenden noch mehr aus und ermöglicht beiden Partnern ein Gefühl der Offenheit und Göttlichkeit. Beim Tantra-Yoga streben die Liebenden nicht nach dem Orgasmus. Wenn sie überhaupt etwas zu erzielen versuchen, versuchen sie in der Tat *keinen* Orgasmus zu erzielen.

Ich erwähnte bereits in meiner Diskussion des Hatha-Yoga, daß es viele Begrenzungen gibt, an die wir stoßen und die wir überschreiten, wenn wir unsere Grenzen entdecken. Diese Begrenzungen werden beim Hatha-Yoga als Verspannung und Anstrengung bemerkbar. Beim Tantra-Yoga manifestieren sich diese Begrenzungen ebenfalls, aber es gibt hierbei noch eine andere wichtige Begrenzung, gegen die die beiden Liebenden ihr Bewußtsein spielen lassen. Diese Begrenzung ist der Orgasmus selbst, und die Liebenden sind bestrebt, seiner Explosion so nahe zu kommen, daß sie seine Intensität und Großartigkeit erfahren, ohne daß sie sich dem Höhepunkt ergeben.[18] Dadurch, daß er dem orgastischen Loslassen immer so nahe bleibt, ihm aber nicht erlaubt stattzufinden, macht es der Yogi möglich, daß seine Kräfte sich vermehren und intensivieren. Auf diese Weise baut er die ihm zur Verfügung stehenden Kräfte und Fähigkeiten auf, wobei die Kundalini-Energie weiterfließt und sein Dasein erleuchtet. „Da der Orgasmus der Höhepunkt der Zeit ist, hofft der Tantra-Yogi, daß er sich durch das Erschließen seiner Geheimnisse von den Fesseln der Zeit befreien kann."[19]

Wir sehen also, daß im tantrischen Ritual des Liebesspiels der sexuelle Kontakt als ein Mittel betrachtet wird, durch das zwei Menschen eine intime geistige Verbindung schaffen können. Der Zweck der sexuellen Vereinigung ist es, die verbindende und orgastische Leidenschaft als einen Weg zur vollkommeneren Erforschung und Entwicklung des eigenen Selbst zu verwenden. Beide Liebende versuchen im Maithuna sich miteinander auf eine Art und Weise zu verschmelzen, daß sie die trennenden und sie in verschiedene Menschen zerteilenden materiellen Fesseln vollkommen auflösen. Bei dieser Verbundenheit kommt eine erhöhte Bewußtheit der Kundalini-Energie und ihres am Rückgrat entlang aufsteigenden Weges zustande. Indem sie diese Energie aktivieren, erhalten die Liebenden die Gelegenheit, die Kundalini-Energie dazu zu verwenden, ihr Bewußtsein zu steigern, um dadurch die Konzentration auf die Sexualität in eine wirklich „erleuchtende" Erfahrung zu verwandeln.[20]

Ich finde diese östliche Auffassung faszinierend wegen ihrer Ähnlichkeiten und Unähnlichkeiten mit der vorurteilsfreien westlichen Anschauung, die Wilhelm Reich in seinen Arbeiten zusammenfaßt. Wie ich schon sagte, wird das KörperBewußtsein vom Reichschen Standpunkt her als ein Ganzes betrachtet. Wenn ein Individuum offen und nicht blockiert wäre, müßte es auch in der Lage sein, sexuelle Lust zu erfahren, die in einem vollkommenen Orgasmus und im Lösen sexueller Anspannung und Aufladung gipfelt. Reich erkannte, daß die Menschen sich in der Sexualität so benehmen, wie sie sich im allgemeinen in ihrem Alltagsleben benehmen, und daß man zuerst sein ganzes psychoemotionales System verändern muß, bevor man seinen Geschlechtsverkehr anders ausführen kann. Reich hielt das Freisetzen sexueller Energie im kurzen Erlebnis des Orgasmus, zusammen mit dem vorübergehenden Verschwinden des Ich-Bewußtseins, für den Gipfel der von einem Menschen erlebbaren spirituellen Leistungen. Diese Erfahrung sollte das Individuum von Neurosen befreien und ihm ein befriedigendes und gesundes Leben sichern.

Aus der Perspektive des Tantra-Yoga wird das KörperBewußtsein gleichfalls als ein Ganzes betrachtet. Es wird auch hier anerkannt, daß ein Mensch die Vollständigkeit seiner Sexualität nicht erleben kann, wenn er blockiert und seiner selbst nicht bewußt ist. Sexualität wird in Übereinstimmung mit der Reichschen Auffassung als ein zusätzliches Merkmal dessen eingeschätzt, wie lebendig und bewußt ein Mensch ist und wie fähig, sich einem anderen Individuum ehrlich und in reifer Weise mitzuteilen. Außerdem glaubt man, daß eine Veränderung der sexuellen Gewohnheiten eines Menschen notwendigerweise eine Veränderung des ganzen KörperBewußtseins voraussetzt. Die beiden Systeme stimmen außerdem darin überein, daß der Aufbau sexueller Energie und sexueller Konzentrationsfähigkeit und nicht ihre dauernde Verschwendung und ihre unerfüllte Entladung erzielt und genossen werden sollten. An dieser Stelle hören die Ähnlichkeiten plötzlich auf. Reich glaubte, daß der fundamentale Wert des sexuellen Erlebnisses im orgastischen Verströmen seinen Ausdruck findet. Im Gegensatz dazu sehen die Tantra-Yogis den grundsätzlichen Wert des sexuellen Erlebnisses in seiner einzigartigen Fähigkeit, zwei Menschen zu gestatten, ihr KörperBewußtsein so miteinander zu verschmelzen, daß sie die Grenze des Orgasmus spielerisch dazu verwenden, den Strom der Kundalini-Energie dem Rückgrat entlang nach oben zu leiten. Dadurch benutzen sie ihre Interaktion zur Erforschung und Entwicklung höherer Zentren und Perspektiven.

Wenn ich diese Ansätze zur Sexualität intellektuell betrachte, fühle ich mich von der Direktheit und Klarheit des Appells zur sexuellen Befreiung bei Reich genauso angezogen wie von der tantrischen Auffassung, daß die sexuelle Vereinigung spirituell erleuchtend sein kann. Aber ich erlebe innerhalb meines eigenen Lebens und KörperBewußtseins immer noch viele Konflikte mit meiner Sexualität. In gewissem Sinne habe ich das Gefühl, daß ich zwischen zwei Generationen und den gegensätzlichen Auffassungen von Sittlichkeit, die diese Generationen vertreten, gespalten bin. Einerseits bin ich mit dem Grundsatz aufgewachsen, daß Sexualität etwas Privates ist, das nur Eheleute miteinander teilen, und daß sie nicht offen diskutiert und ausgetauscht wird. Eine ganze Reihe von Grundsätzen und Einstellungen zu Beziehungen, Familie und gefühlsmäßiger Stabilität sind mit diesen Überzeugungen eng verbunden. In diesem Rahmen ist der Mann der Geldverdiener, der Kämpfer und der Ehemann. Es ist dies die Lebensweise meiner Großeltern, die neunundfünfzig Jahre verheiratet gewesen waren, als mein Großvater vor kurzem starb. In einer leicht abgewandelten Form ist dies auch die Lebensweise meiner Eltern, die seit dreißig Jahren glücklich und monogam verheiratet sind.

Ich habe Glück gehabt, denn meine Eltern lieben sich wirklich und haben große Achtung voreinander. Ich bin in einer Familie aufgewachsen, die sowohl Nähe als auch Liebe vermittelte. Meines Erachtens bietet die monogame Liebes- und Lebensbeziehung Schönheit und Stabilität. Diese Art Beziehung scheint bei der Entfaltung von Klarheit, Feinfühligkeit und Verpflichtung hilfreich zu sein. Von diesen Eigenschaften sagt man, daß sie den gegenseitigen Austausch von Liebe zwischen zwei Menschen unterstützen.

Andererseits bin ich auch mit einer Generation von Männern und Frauen aufgewachsen, für die die Sexualität ein wechselreiches, erregendes und spielerisches Geschehen darstellt. Sie wird offen diskutiert, die Partner werden ungehemmt getauscht, und sie wird oft nur oberflächlich erlebt. Im Zusammenhang mit diesen Einstellungen und Verhaltensweisen ist eine neue Auffassung von Moral entstanden, die große Betonung auf Freiheit, Unabhängigkeit, Gleichheit der Geschlechter und den offenen Ausdruck der Gefühle legt.

Auch bei diesem Aspekt der Liebe habe ich Glück gehabt, da ich Zeit meines Lebens viele warme und liebevolle Begegnungen mit Frauen hatte, deren Körper und Seele sich mit den meinen leidenschaftlich verknüpfen konnten. Diese Begegnungen dauerten manchmal Jahre. In anderen Fällen waren sie nur Reisen auf fliegenden Teppichen, deren Dauer man in

Minuten messen konnte. Ich habe viele verheiratete Freunde beim Untersuchen der Grenzen der „offenen Ehe" erlebt, und ich habe erlebt, daß viele meiner verheirateten Freunde sich scheiden ließen.

Ganz gewiß haben beide Generationspräferenzen ihre Vor- und Nachteile. Ich will hier nicht alle Aspekte des Austausches von Sexualität und Liebesbeziehungen, die ich auch weiterhin erforschen und untersuchen werde, besprechen. Meine Absicht ist hier nur, Ihnen die Tatsache mitzuteilen, daß ich immer noch im Werden begriffen bin, daß ich ungelöste Fragen habe, daß ich mich zwischen diesen zwei Welten noch nicht entschieden habe und daß die Verpflanzung — wie immer sie sein mag — noch nicht vollkommen stattgefunden hat. Ich habe bemerkt, daß viele aus meiner Generation ebenfalls zwischen den Stühlen sitzen: Verstandesmäßig sind sie vom einen überzeugt, gefühlsmäßig von etwas anderem.

Ich habe außerdem das Gefühl, daß ich etwas unsicher bin, wie ich zu meinen sexuellen Handlungen stehen soll. Welche Gründe habe ich, wenn ich mich mit einem anderen Menschen vereinige? Das Verströmen von Energie, emotionale Unterstützung, geistige Begegnung, egoistisches Leistungsdenken, rein sinnliche Lust, Gelegenheit zur Persönlichkeitsentfaltung, psychischer Austausch oder die Gelegenheit zum Teilen meiner tiefen Liebe? Ich weiß, daß von Zeit zu Zeit meine Liebeserlebnisse all diese Masken und Persönlichkeiten angenommen haben. Ich weiß außerdem, daß jede von ihnen genausosehr wie eine andere meinem „Ich" entspricht. Ich vertrete nicht die Ansicht, daß eine von ihnen richtiger als die andere ist. Es ist vielmehr meine Absicht, Ihnen einige für mich interessante Fragen und Untersuchungen, die mich hinsichtlich der Sexualität beschäftigen, mitzuteilen. Ich würde mich freuen, wenn Sie sich hierzu Ihr eigenes Urteil bilden würden. Es ist mir bekannt, daß die existentiellen Konflikte, die ich bezüglich meiner eigenen Sexualität erlebe, auf mein gesamtes KörperBewußtsein und mein ganzes Leben hinweisen. Manchmal will ich mich vollkommen offen machen und die Welt umarmen. Ein anderes Mal erlebe ich mich verschlossen und habe Angst, verletzt und abgewiesen zu werden. Ein Teil von mir will frei und unabhängig sein, ein anderer wünscht Sicherheit und die Beziehung zu nur einer Frau. Als Folge besteht bei mir eine starke Verspanntheit wegen meiner sexuellen und emotionalen Bedürfnisse, die ihren Sitz in meinem ganzen Becken, Bauch, Brustkasten, Genick und Gesicht haben. Manchmal fühle ich mich, als hätte ich die ungelösten Fragen unserer Zeit verinnerlicht; und ich merke, daß, während unsere Kultur mit dem Versuch, Lösungen für diese Probleme zu finden, beschäftigt ist, mein Körper gleichfalls nach Klarheit strebt.

Im Sinne meiner eigenen sexuellen Erfahrung und meines Ausdrucks entdeckte ich jedoch, daß ich, je bewußter ich werde, und je offener mein KörperBewußtsein wird, desto dynamischer und schöner die sexuellen Gefühle sind, die ich erlebe. Es ist mir besonders aufgefallen, daß mein Körper, wenn er gut eingestimmt und nicht blockiert ist, fähig zu erhöhter Sinnlichkeit und ausgedehnter emotionaler Erfahrung ist. Und wenn ich ehrlich und bewußt bin, glaube ich, daß meine Begegnungen mit meiner Partnerin offener, förderlicher und liebevoller sind.

Ich betrachte Rolfing, die Feldenkrais-Methode, Bioenergetik und Yoga, um nur einige der Techniken mit Namen zu nennen, als Prozesse, die mir auf eine Art und Weise erlauben, mich selbst über die Beschaffenheit meines KörperBewußtseins zu belehren, daß ich mein eigenes energetisches Fließen und dessen Ausdruck besser erkenne.[21] Somit bin ich fähiger, meinem gesamten KörperBewußtsein zu erlauben, Sexualität zu empfinden, wenn ich Liebe mache, während früher meine Sexualempfindungen hauptsächlich auf meinen Penis und meine Phantasien beschränkt waren. Aus diesen naheliegenden Einsichten also übt die Offenheit und Klarheit der Auffassung von Reich über nicht blockierte sexuelle Funktionstüchtigkeit eine ebenso starke Anziehungskraft auf mich aus wie die tantrische Anschauung, daß die sexuelle Vereinigung der Anfangspunkt zu höheren Bereichen der Selbstentwicklung und des menschlichen Kontaktes sein kann.

KAPITEL
5

BAUCHBEREICH UND
UNTERE RÜCKENPARTIE

Wie ich vorher in diesem Buche erwähnte, hat der untere Teil des Körper-Bewußtseins überwiegend mit den privaten, selbststützenden, selbstbe-gründenden Aspekten der Persönlichkeit zu tun, während der obere Teil mit den Sozialisations-, Kommunikations-, Emotions- und Ausdrucksas-pekten des Selbst zu tun hat. Emotion, Selbstausdruck und zwischen-menschliche Wechselbeziehungen werden daher eine zunehmende Rolle in der Struktur des KörperBewußtseins spielen, während ich durch die Psy-choanatomie des Rumpfes aufwärts reise. Dieses Kapitel wird sich auf die Bauchhöhle konzentrieren.

Diese wichtige Region des KörperBewußtseins beginnt am oberen Teil des Beckens, enthält die Bauchhöhle und endet am Zwerchfell. Sie ent-spricht somit der gesamten Region der Reichschen Bauchhöhlen- und Zwerchfellsegmente (damit auch der bioenergetischen).[1]

Die Bauchhöhle ist die verwundbarste und ungeschützteste Region des KörperBewußtseins. Wenn wir uns immer noch auf vier Beinen bewegen würden, würde sie von oben durch unseren Rücken, von den Seiten durch unsere Flanken und Gliedmaßen und von unten durch den Boden ge-schützt sein. Aber mit der Entwicklung einer aufrechten Haltung mußte der Mensch seinen empfindlichen Bauch seiner Umgebung darbieten. Vie-le unserer lebenswichtigen Organe, unsere Eingeweide und unsere Gefüh-le leben innerhalb dieser ungeschützten Höhle.

Sie ist auch der Körperbereich, der das dritte Chakra enthält. Dieser Energiewirbel mit Namen ,,Manipura'' entsteht im Nabel und ist mit dem Rückgrat am achten Brustwirbel verbunden. Dies ist das Kundalini-Zentrum von ursprünglicher und aufgewühlter Kraft. Hier gewinnt die aufsteigende Kundalini zunehmend mit einem heftigen Verlangen nach Kontrolle und Vereinnahmung an Bedeutung.[2] Während das erste Cha-kra sich mit der Abgabe und Aufnahme der fundamentalen Überlebens-bedürfnisse beschäftigt und das zweite Chakra sich auf den Geschlechts-trieb und die grundlegenden zwischenmenschlichen Beziehungen bezieht, die aus diesen Bedürfnissen entstehen, konzentriert sich das dritte Chakra auf die Welt der Macht, der Gefühle und der Beherrschung, die die kom-plizierteren zwischenmenschlichen Beziehungen und sozialen Entwicklun-gen kennzeichnen.[3]

Offenheit und Unblockiertheit eines Individuums in dieser Region sind meines Erachtens ein Zeichen dafür, daß es sich um einen Menschen han-delt, der nicht dem Zwang ausgesetzt ist, sich und alle in seiner Umge-bung ständig zu überwachen. Statt dessen erkennt er die Wichtigkeit seiner Gefühle an und hat Respekt für die Gefühle von anderen. Er verwendet seine eigene Kraft als ein Mittel, um seine eigenen Erfahrungen zu vervollständigen, ohne daß er andere mit seinen Ambitionen zermalmt. Im Gegensatz dazu kann ein blockiertes und deshalb in dieser Chakra-Region fixiertes Individuum die Kontrolle über seine eigenen Emotionen bis zu einem Grade verlieren, daß sie, wenn sie ins Innere gerichtet sind, es mit ihrer Intensität überfluten und, wenn nach außen gerichtet, es dazu veranlassen könnten, alle und alles in seiner Umgebung zu erobern. John Campbell bemerkt dazu: ,,Das beherrschende Interesse eines Menschen, dessen entfaltende Schlangenkraft sich auf dieser Ebene festgesetzt hat, drängt nach Vereinnahmen, Erobern, alles zu seiner Angelegenheit zu machen oder alles in seinem Sinn zu beeinflussen.''[4]

DER BAUCH

Der Bauch ist das Gefühlszentrum des KörperBewußtseins. Viele unserer Emotionen und Leidenschaften entstehen in diesem Bereich. Wenn sich etwas in unserem Leben ereignet, das Emotionen entstehen läßt, scheinen viele von diesen Emotionen aus unseren Gedärmen zu ,,wachsen'' und dehnen sich dann durch den Rest unseres KörperBewußtseins auf jenem zweckmäßigen und zur Verfügung stehenden Wege aus, um sich hinreichend auszudrücken. Emotionen können als Energie in Bewegung betrachtet werden, und ich bin davon überzeugt, daß sie sich nach ihrer Entstehung zum Ausdruck zu bringen versuchen, es sei denn, sie werden durch zuwiderlaufende Meinungen und Mechanismen des KörperBewußtseins unterdrückt.

Stellen Sie sich die Emotionen als schnelle, sich drehende, kreisende Ströme von vielfarbiger Energie vor. Diese Wirbel von emotiver Substanz fließen durch das gesamte KörperBewußtsein. Die Mehrheit von ihnen hat ihren Ursprung im Bauch, beziehungsweise in den ,,Eingeweiden''. Die Emotionen fließen vom Bauch nach unten, wallen durch das Becken und die Beine, überfluten das KörperBewußtsein mit sexueller Energie und Kraft und geben dem Rumpf durch die energetischen Kanäle der Beine die Verbundenheit zur Erde.

Andere Emotionen fangen im Bauch an und fließen aufwärts durch das Zwerchfell in den Brustkasten. Der Brustkasten tendiert dazu, diese Emo-

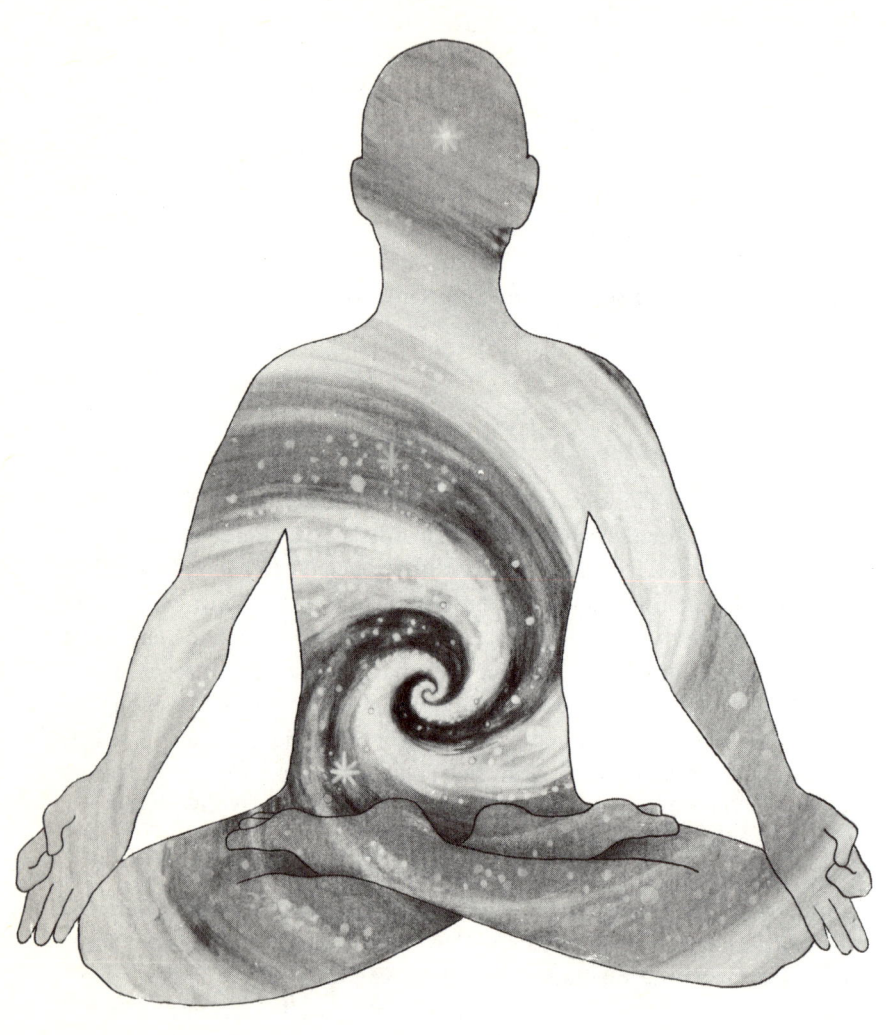

5.1. Drittes Chakra: das Nabel-Chakra

tionen mit Liebe und Selbstbehauptungswillen zu verstärken. Diese Emotionen können dann zur Kehle, den Armen, dem Mund, den Augen, dem Genick oder der Hirnschale weitergehen, da sie nicht nur physisch, sondern auch psychoemotionell wirken. Das jeweilige Ziel dieser Emotionen im KörperBewußtsein hängt von ihrer Art ab. Jeder Bestandteil spielt seine eigene Rolle im Ausdruck und in der Widerspiegelung von Emotionen.

Jede Region des KörperBewußtseins kann ein Ort sein, in dem der natürliche Fluß der Emotionen eingeschränkt oder blockiert wird. Infolgedessen kann er dort zum Stillstand gebracht oder umgekehrt werden, und es kann ein Stau entstehen. Ungefähr wie Steine, Pflanzenwuchs und Trümmer den Weg eines Flusses strukturieren, so gestalten emotionelle Blockierungen und unausgedrückte Gefühle das Fließen emotiver Energie durch das KörperBewußtsein — von der Entstehung bis zum Ausdruck. Der Ausdruck von Emotionen folgt demselben allgemeinen Muster wie der im letzten Kapitel beschriebene Ausdruck sexueller Energie. Das heißt, daß alle Gefühle nach ihrem Beginn zwangsläufig die Phasen von Anspannung, Aufladung, Entladung und Entspannung durchlaufen, bevor die eigene Ordnung und kontinuierliche Befreiung des emotionellen KörperBewußtseins zustande kommen kann.[5]

Nehmen wir zum Beispiel an, daß Sie sich in einer Situation befinden, die Ihren Ärger erregt. Da Sie schon eine emotionelle Ladung entwickelt haben, wäre der gesündeste Weg vom Standpunkt des energetischen Entladens aus gesehen, daß Sie diese Gefühle des Zorns ausleben, so daß Ihr KörperBewußtsein wieder zu einem Zustand der Entspannung und Balance zurückkehren kann. Wenn Sie diese Anspannung nicht entladen können, wird sie wahrscheinlich dazu tendieren, irgendwo in Ihrem KörperBewußtsein — vielleicht in Ihrem Bauch — steckenzubleiben.

Oder vielleicht befinden Sie sich in der Situation, daß Sie in jemanden tief verliebt sind und Sie diese Gefühle in sich aufgestaut haben. Sie möchten gern dieser geliebten Person diese Gefühle äußern, aber aus irgendeinem Grund gelingt Ihnen dies nicht. Das ist noch ein anderes Beispiel dafür, wie Energie innerhalb des KörperBewußtseins in unausgedrückter Form steckenbleiben kann. Wenn die Energie auf diese Art und Weise blockiert wird, fängt die gesunde Anspannung der ursprünglichen Emotion an, sich zu sammeln und zu verdichten, staut sich schließlich und wird dann oft umgeformt. Je länger der Ausdruck des Gefühls zurückgehalten wird, desto mehr staut sich die emotionale Energie in dieser Region des KörperBewußtseins.

Wenn im allgemeinen eine oder mehrere Phasen nicht vollständig sind, staut sich die emotionale Ladung und wandelt sich in energetische Bruchstücke, die sich am Punkt der Blockierung ansammeln. Dieser Punkt ist in vielen Fällen der Bauch. Diese angesammelten Bruchstücke werden anfangs als Streß und später als Panzerung empfunden, und sie verwandeln die natürliche Funktionstüchtigkeit derart, daß sie zu einem Konflikt-und Unwohlseinszustand führen kann. Im emotionellen Körper werden diese Konfliktkonstellationen Neurosen genannt, während sich im physischen Körper dieses Unwohlsein normalerweise als Krankheit, Schwäche, Anspannung und gewöhnlicher Kränklichkeit ausdrückt.

Vielen von uns wird in unserer Kultur beigebracht, entweder keine Gefühle zu empfinden oder diese, wenn sie empfunden werden, nicht auszudrücken. Es wird uns beigebracht, daß unsere Emotionen unkontrollierbar, nicht geordnet und höchst unberechenbar sind. Die Vernunft und das ,,Behalten eines kühlen Kopfes'' werden als positives Mittel dargestellt, durch das die potentiell ablenkenden Eigenschaften der Gefühle und Leidenschaften überwunden werden können. Die Folge davon ist, daß wir unsere Gefühle verneinen, unsere Emotionen zurückhalten und unsere Ausdrucksweisen beschränken. Eine Vielzahl der gesellschaftlichen Verhaltensnormen, besonders ihre Verbote: ,,Tu es nicht! Mach es nicht! Mach jenes nicht! Das sagt man nicht! Fühle das nicht so!'', werden zu Barrieren, die uns in unserer freien Ausdrucksweise beschränken. Viele dieser Barrieren leben in unserem Bauch. Viele der Anspannungen, die wir in dieser Region des KörperBewußtseins fühlen, sind Folge der Konflikte, die zwischen unserem tatsächlichen Sein und der Vorstellung, ,,wie wir sein sollen'', bestehen. Da unsere Erfahrungen, Handlungen und Einstellungen — auch die persönlichsten — in großem Maße durch die von der Kultur geprägten Verhaltensnormen bestimmt werden, sind viele von uns selbst überzeugt, daß bestimmte Gefühle und Handlungen ,,gut'', ,,anständig'' und ,,positiv'' sind, während andere ,,schlimm'', ,,unanständig'' und ,,negativ'' sind.

Manchmal betrügen wir uns selbst, indem wir glauben, daß, wenn wir diesen Emotionen mit Hilfe unseres Intellekts befehlen, sich aufzulösen, sie dann auch aus unserem KörperBewußtsein verschwinden, ohne Spuren zu hinterlassen. Es wäre schön, wenn dies wirklich der Fall wäre, aber es gibt genügend Beweise dafür, daß dies nicht der Fall ist. Wenn ein Gefühl vor seinem vollständigen Ausdruck blockiert wird, scheint die energetische Ladung des Gefühls und der Erfahrung, die dieses Gefühl hervorrief, innerhalb des Teils des KörperBewußtseins unter Streß einbehalten zu werden, der dieser Blockierung zugeordnet ist. In vielen Fällen ist dieser Teil der Bauch. Diese Region des KörperBewußtseins gestaltet und formt sich um die chronisch angehaltene implodierende Energie, also um die streßerzeugenden Haltungen, die diese energetische Blockade hervorruft. Blockierungen und Panzerung hemmen als Konsequenz den natürlichen Strom des Lebens und der Bewußtheit durch die jetzt aufgestaute Region noch weiter. Ein Ergebnis dieser Art Haltung des KörperBewußtsein ist letztlich ein endgültiger Zusammenbruch der natürlichen Regenerations- und Rehabilitationsvorgänge des Körpers.[6] Dies kann zu einer Vielzahl von Unwohlseinszuständen und Problemen im Magen führen.

Ich erinnere mich daran, wie ich nackt und nervös auf meinem Rücken auf einem Massagetisch in Carmel, Kalifornien, lag. Dies war der Tag, an dem ich meine fünfte Rolfing-Sitzung erleben würde. An den ersten vier Sitzungen hatte ich mich schon beteiligt und sah dieser Stunde der strukturellen Integration mit gespannter Erwartung entgegen. Mein Rolfer war Chat Wilson, ein Mensch, dessen langsames, ungezwungenes Verhalten kaum mit der Kraft und dem Schmerz, die er mit seinen Rolfing-Fingern und -Knöcheln ausübte, übereinstimmte.

Die fünfte Rolfing-Sitzung beschäftigt sich hauptsächlich mit zwei Muskeln. Einer ist der große längsgestellte Bauchmuskel (M. rectus abdominus), der sich an den Rippen bei ihrem Abzweigungspunkt vom Brustbein (der 5., 6. und 7. Rippe) anschließt, sich weiter über den Magen ausdehnt und schließlich genau an der Mitte des Schambeins (Symphysis pubica) über den Genitalien endet. Dies ist der Muskel, auf den Männer schlagen, wenn sie zeigen wollen, wie hart ihre Bauchmuskulatur ist. Der andere Muskel ist der Lendenmuskel (Psoas oder Iliopsoas), ein interessanter Muskel. Er befindet sich tief innerhalb des Körpers, schließt sich an den unteren Teil des Rückgrats an, kreuzt sich über dem Becken und endet innerhalb des oberen Teils des großen Oberschenkelknochens (des kleineren nach innen liegenden Knochenfortsatzes unterhalb des Gelenkkopfes am Oberschenkelknochen). Er verbindet daher den oberen Körperteil mit dem unteren und das Rückgrat mit dem Bein. Er ist sehr wichtig für alle Bewegungen des Beckens, allgemeines körperliches Gleichgewicht und sexuelle Bewegungen.[7]

Die Sitzung war höchst qualvoll für mich. Je tiefer Chets Hände sich in meinen Bauch eindrückten, desto größer wurde der Widerstand und desto mehr Schmerzen fühlte ich. Ich war immer stolz auf meinen festen, kräftigen muskulösen Bauch gewesen. Es war mir nie in den Sinn gekommen, daß mein Magen nicht wegen meiner sportlichen Leistungen steif und fest war, sondern eher, weil ich ein ganzes Leben von Gefühlen festhielt, die ich in dieser Region meines KörperBewußtseins eingeschlossen hatte.

Während ich meine Augen schloß und die Rolfer-Hände diese Muskeln langsam und fest bearbeiteten, fand ich mich in einer spontanen Wahrnehmung geistiger Bilder wieder, die mich mit ihrer Lebendigkeit überwältigten. Eine dieser Vorstellungen stellte meinen Bauch als einen ganz verschlossenen, im Innersten meines Körpers begrabenen Metallsarg dar. Ich stellte mir Chets Hände als Lötlampen vor, die ihren Weg durch die Oberfläche dieses Metallsarges brannten. Während die Lötlampe mich mit ihrer Hitze und ihrem Schmerz noch weiter durchdrang, erreichte ich einen Punkt, an dem ich mich fühlte, als ob ich es nicht länger ertragen könnte und das Bewußtsein verlieren müßte. Doch zuvor stellte ich mir noch eine winzige Naht in diesem begrabenen Metallbehälter vor, die Chets Hände aufzubrechen versuchten. Nach kurzer Zeit erschien eine kleine Öffnung in dem Sarg und tausend Farben, Erinnerungen und Bilder begannen sich vor meinem geistigen Auge auszubreiten. Gefühle von Zorn, Wut, Unglück, Traurigkeit, Gewaltsamkeit, Schmerz, Einsamkeit und Leid strömten von meinem Bauch mit der Kraft von Wassermassen, die sich durch einen gebrochenen Damm ergießen.[8] Die Vorstellungen waren so lebendig, so wirklich und so zweifellos die ,,meinen'', daß ich mich ihnen hingab und zu weinen begann und mich auf dem Rolfing-Tisch unkontrolliert schüttelte. Chet nahm seine Hände von meinem Bauch und wartete, bis ich einige meiner lang angehaltenen Gefühle und Erinnerungen befreit hatte. Ich erinnere mich, daß meine Körperbewegungen sich fast orgastisch anfühlten, denn mein ganzes KörperBewußtsein beteiligte sich daran aktiv mit unkontrollierter Bewegung und Vibration. Ich hatte den Punkt der Befangenheit in meinem ungewöhnlichen Verhalten überschritten und erlaubte meinem KörperBewußtsein, eine Reihe von lange angehaltenen, giftigen Gefühle in gewissem Sinne zu ,,erbrechen''.

Nach einer Weile wurde mein Schütteln und mein emotionelles Ausströmen ruhiger, und ich erinnere mich, daß ich mich entspannter fühlte, als in all den Jahren zuvor. Wie ein Baby lag ich ruhig auf dem Tisch, während Chet seine nun schmerzlose Behandlung meines Bauches fortführte.

Als ich seine Praxis verließ, hatte ich das Gefühl, als ob ein Teil von mir wiedergeboren sei und ich mich von einem Zentner toten emotionalen Gewichts befreit hatte. Dennoch war die Befreiung nicht vollkommen. Mein Metallsarg war anscheinend eine Büchse der Pandora, denn nach der Sitzung verbrachte ich fast sechs Tage mit Weinen, Wüten, Lachen und Entladen einer Vielzahl unausgelebter emotioneller Geschichten meines Lebens. Es war, als ob meine emotionelle Abwehr nicht mehr tätig war, denn ich weinte wegen der kleinsten Provokation, wütete wegen geringfügiger Einschüchterungen und bekam beim kleinsten Anlaß einen Lachkrampf. Nach und nach strömten alle diese vorher zurückgehaltenen Gefühle aus meinem KörperBewußtsein und lösten sich aus meinem bisherigen Charakter, während sie gleichzeitig mein sich wiederaufbauendes Muskelgewebe verließen.

Ein weiteres seltsames Ergebnis dieser Rolfing-Sitzung war, daß ich später in der Nacht, als ich müde und erschöpft in mein Zimmer zurückgekehrt war, begann, mich zu erbrechen. Dies mag Ihnen vielleicht nicht seltsam vorkommen, aber es war ungewöhnlich für mich, weil ich sehr selten erbreche. Ich hatte mich zum letzten Male erbrochen, als ich zehn Jahre alt war und mit meinem Vater eine Hochseefischerei-Tour gemacht hatte, auf der ich sehr seekrank wurde. Ich erbrach fast buchstäblich meine Gedärme im Laufe der Nacht. Es war, als ob mein Körper versuchte, alle Gifte, die sich in meinem Safe aufgehäuft hatten, in derselben Art und Weise zu beseitigen, in der mein emotionelles System seine verwesenden Erinnerungen und unausgedrückten Gefühle entlud. Da war ich nun, den Kopf über der Toilette und gebar aus meinem Mund den häßlichsten Haufen an Substanz, den ich jemals gesehen hatte. Ich erinnere mich daran, daß ich später das Gefühl hatte, als ob mein Inneres so vollständig abgeschrubbt worden sei, wie ich es mit meinem Äußeren tun wollte. An diesem Morgen hatte ich meine erste wirkliche Erfahrung von „Sauberkeit".[9]

Rolfing

Aufgrund meiner Erfahrungen während und nach dieser besonderen Rolfing-Sitzung und der zwanzig nachfolgenden Behandlungen begann ich, Rolfing als drei getrennte Prozesse zu betrachten. Erstens gibt uns Rolfing einen Weg zur Betrachtung der ganzheitlichen Beschaffenheit des

KörperBewußtseins bezüglich Gesundheit und Unwohlsein. Zweitens ist Rolfing eine Form der Körpertherapie, die danach strebt, Verspannungen zu lösen und den Körper zu reintegrieren, so daß er lebendiger und ökonomischer funktioniert. Und schließlich ist Rolfing eine echte Lern-Erfahrung. Während Sie gerolft werden, bekommen Sie die ideale Gelegenheit, sich selbst in bezug auf ihre eigenen Ebenen der Verspannung, Muskelpanzerungen, emotionellen Blockierungen und Schmerztoleranzgrenzen intimer zu erleben.

Die geringfügigste Wirkung von Rolfing an meinem KörperBewußtsein hat meines Erachtens mit dessen Veränderungen des Zustandes meines Muskulatur- und Bindegewebes zu tun. Ehrlich gesagt bin ich nicht sicher, ob mehr als vier oder fünf von meinen Rolfing-Sitzungen überhaupt irgendwelche physischen Veränderungen brachten.

Nach Beobachtungen an Hunderten von gerolften Körpern stelle ich fest, daß wohl die Menschen am meisten vom Rolfing profitieren, die sich am wenigsten um ihren Körper kümmern, und die Menschen, die von Anfang an schon gesunde Körper hatten, am wenigsten davon profitieren. Das heißt, Menschen wie ich, die Yoga oder ein anderes Körpertraining praktizieren, die ein ziemlich gesundes Leben führen und relativ jung sind, erfahren offenbar die geringfügigsten Veränderungen durch Rolfing. Andererseits erlangen wohl die Menschen, deren Körper verspannt, untrainiert und unbeachtet ist, den umfangreichsten und schnellsten Gewinn von der Behandlung.

Nach fünfundzwanzig Sitzungen habe ich daher nicht das Gefühl, daß ich mich aufgrund der Körpermassagen sehr stark verändert habe.

Warum dann, so mögen Sie sich vielleicht fragen, investiert er so viel Zeit, Geld und Schmerzen, wenn er zugibt, daß es für ihn nicht das bringt, was es bringen sollte?

Die Antwort für mich liegt in den zwei anderen Aspekten des Rolfing. Erstens hat die Rolfing-Erfahrung meine Ansicht bestätigt, daß der Körper eine Ganzheit ist und als eine Ganzheit betrachtet und behandelt werden muß, bevor wirkliche Integration zustande kommen kann. Außerdem habe ich das Gefühl, daß die Art und Weise, mit der Ida Rolf die Beziehung des Körpers zur Schwerkraft in Situationen der Gesundheit und des Unwohlseins formulierte, mich erheblich bewußter über die Notwendigkeit einer gut zusammenpassenden, symmetrischen, ausgeglichenen Körperstruktur werden ließ. Diese durch Rolfing erlangten Kenntnisse hinterließen in mir die Überzeugung, daß ich ,,Ich'' bin und daß mein physischer Körper deutlich und direkt meine eigene Schöpfung ist, die das Resultat eines Lebens voller Erfahrungen, Gewohnheiten und Leidenschaften ist. Dieses ganze Buch und insbesondere die Aufmachung, die ich für die Darstellung dieses Materials gewählt habe, ist in großem Maße dank Ida Rolf und aller Rolfing-Knöchel entstanden, die durch meine Haut in meinen Geist eingedrungen sind. Außerdem bestätigen mich meine Rolfing-Erfahrungen in der Meinung, daß die Gefühls- und Einstellungshaltungen, die dem Körper seine ursprüngliche Form gaben, auch verändert werden müssen, bevor er Veränderungen erfahren kann. Muskelbewegungen ohne Bewußtsein scheinen nicht lange anzudauern. Meine eigenen Rolfing-Beobachtungen haben ergeben, daß der physische Körper die umfassendsten Veränderungen aufweist, wenn sie mit der entsprechenden Veränderung der Einstellung und der Bewußtheit einhergehen. Das Problem beim Rolfing ist, daß es der Wichtigkeit dieser Aspekte des Prozesses eine zu kleine Rolle zuschreibt und lediglich den physischen Teil der Erfahrung hervorhebt.

Stellen Sie sich zum Beispiel einmal vor, was Sie machen würden, falls Sie in diesem Augenblick einen funkelnagelneuen Körper hätten. Wahrscheinlich hätten Sie keine andere bewußte Wahl als die, sich in Ihrem ,,neuen'' Körper genau wie in Ihrem ,,alten'' zu verhalten. Sie würden wahrscheinlich Ihren neuen Körper sofort mit der ganzen Menge an Gewohnheiten, Verspannungen und Unausgewogenheiten aufladen, weil Sie ein psychosomatisches Selbstbild entwickelt haben, das Sie so fest umschließt wie Ihre Haut. Der einzige Weg, um etwas anderes mit Ihrem ,,neuen'' Körper zu tun, würde darin bestehen, daß Sie eine neue Seinsweise in diesem Körper annehmen. Diese neue Bewußtheit und dieses veränderte Selbstbild entstehen nur im Zusammenhang mit einer Veränderung des Seins, des Fühlens, des Denkens und des Glaubens. Es scheint also, daß ohne eine entsprechende Veränderung der Gewohnheiten und Haltungen, die dem Körper Form geben, die rein physischen Handlungen des Körpers bestehen bleiben, ohne eine neue geistig-seelische Struktur, in der sie Wurzeln schlagen könnten. Aus diesem Grunde glaube ich, daß Rolfing teilweise unzureichend für einen umfassenden Prozeß des KörperBewußtseins ist, da es dem Menschen nicht erlaubt, sich und die innerhalb seines eigenen KörperBewußtseins möglichen Veränderungen langsam und bewußt zu erfahren. Es handelt sich bei Rolfing in einem größeren Maße um etwas, das ,,mit'' Ihnen gemacht wird, als etwas, was Sie selbst bewußt tun.

Der wichtigste Aspekt meiner Rolfing-Erfahrung, der sich insbesondere während meiner fünften Stunde herauskristallisierte, ist die Tatsache, daß ich während dieser fünfundzwanzig Sitzungen die Gelegenheit hatte, meine eigenen Grenzen von Schmerz, emotioneller Haltung und Entladen von Verspannung zu beobachten und zu erfahren. Wie ich vorher in meiner Beschreibung des Hatha-Yoga erwähnte, hebt Schmerz die Grenzen zwischen den Dingen hervor, die wir für uns als das Machbare betrachten, und denen, die wir uns als das Unmögliche vorstellen. Diese Schwellen tendieren dazu, das Ganze unserer emotionellen, geistigen und physikalischen Begrenzungen zu bestimmen, innerhalb derer wir oft gefesselt sind. Wie ich wiederholt andeutete, besteht der Weg zur Ausdehnung dieser Begrenzungen erstens darin, sich dieser Grenzen bewußt zu werden — durch Erforschen der Parameter —, und zweitens darin, diese Grenzen nach außen auszudehnen und dabei unsere menschlichen Potentiale zu erweitern. Selbst-Ausdehnung findet im Yoga langsam und vorsichtig statt. Der Prozeß im Rolfing ist schnell, aggressiv und etwas schmerzvoll. Wie zweckdienlich ist es doch, Rolfing als ,,das westliche Yoga'' zu bezeichnen.

Wenn ich gerolft wurde, fiel ich gewöhnlich in eine Art selbsthypnotische Trance, in der ich alle meine Reaktionen bezüglich der Rolfing-Konfrontation genau beobachtete. Die Entdeckungen, die ich machte, waren faszinierend. Ich stellte fest, daß ich Schmerz in den angespannten Teilen meines Körpers erfuhr — das heißt, sie taten mir weh. Außerdem entdeckte ich, daß meine angespannten Teile die Regionen zu sein schienen, in denen ich ungelöste und blockierte Gefühle festhielt. Da der Massagedruck während des ganzen Rolfing-Prozesses relativ gleichbleibend ist, resultierten meine Gefühls- und Erfahrungsschwankungen meistens aus meinen spezifischen Grenzen von Schmerz und Unbehagen. Diese schienen in meinen verschiedenen Körperteilen erheblich voneinander abzuweichen. Das Rolfing meines Brustkastens und meiner Oberschenkel erzeugte fast keinen Schmerz, dies war eher ganz angenehm. Aber ich fühlte große Schmerzen in anderen Teilen, wie zum Beispiel in meinem Gesäß und meinem Kiefer. Ich konnte während jeder Sitzung meine eigene psychosomatische Landkarte durch die Einzeichnung von Regionen der Verspannung und Schmerzen und von Regionen der Abwesenheit solchen Unwohlseins vervollständigen, und all dies führte zu erhöhter Bewußtheit in meinen eigenen Begrenzungen und Möglichkeiten.

So wie sich meine Bauchmuskeln entspannten und die Spannungen freigesetzt waren, schien meine Erfahrung des Schmerzes zu schwinden, und meine psychische Betroffenheit, durch die Erinnerungen und Blockierungen, die diese physischen Schmerzen hervorriefen, schien sich ebenfalls in nichts aufzulösen.

Die Rolfer haben eine Erklärung für dieses Phänomen, die meines Erachtens sinnvoll ist. Sie sagen, daß sie keine Schmerzen während ihrer Arbeit verursachen, sondern daß sie Schmerzen enthüllen, die chronisch innerhalb des Gewebes des KörperBewußtseins leben. Deshalb sind die Schmerzen, die Sie fühlen, wenn Sie gerolft wurden, nicht von dem Rolfer verursacht. Sie fühlen statt dessen genau die Schmerzen, die Sie in dem spezifischen Gewebe aufgespeichert haben. Die Rolfer glauben ebenfalls, daß diese Schmerzen während der Sitzungen gelindert und aus dem Muskel- und Bindegewebe herausgelöst werden können und daß die Folge davon die Befreiung des Körpers von lange festgehaltenen Schmerzen ist. Diese Abwesenheit von Verspannung und Schmerzen befähigt dann das KörperBewußtsein, eine von weniger Streß aufgeladene Haltung anzunehmen, und ermöglicht eine verstärkte Erfahrung von Lust und Vitalität. Ich stimme mit diesen Schlußfolgerungen überein, und sie scheinen in vollkommener Übereinstimmung mit den Ansichten von Reich, Lowen, Perls, Schutz, Feldenkrais und des Yoga bezüglich Verspannung, Blockierung und Unwohlsein zu sein.[10]

Da die Primärfunktionen der Bauchregion innerlich sind, ist es leichter, den psychosomatischen Zustand des Bauches unter Beobachtung von innen anstatt von außen zu lesen. Das heißt, da Verspannung und psychosomatischer Konflikt nicht aufgrund der äußerlichen Form des Bauches wahrnehmbar sind, ist es hilfreich, das Individuum über den relativen Zustand von Gesundheit/Unwohlsein der diesbezüglichen Organe und über die Vorgänge, für die diese Organe verantwortlich sind, zu befragen. Durch Untersuchung, wie die inneren Organe in gesunder und lebendiger Weise funktionieren, kann man vieles über die Verspannung und den psychosomatischen Konflikt in dieser Region des KörperBewußtseins aufdecken.

Wenn ich zum Beispiel mit jemandem arbeite, der einen chronisch nervösen Bauch besitzt, dessen Nervosität sich vielleicht durch Geschwüre oder Darmkrämpfe manifestiert, kann ich diese Informationen als einen Schlüssel zum Verständnis seiner Verhaltensweisen bezüglich seiner Gefühle anwenden. Solches Unwohlsein und solche Bauchkrankheiten zeigen gewöhnlich, daß dieser Mensch eine Menge Gefühlsaufladung zurückhält, die sich innerhalb der Magendarmwände entlädt und seinen inneren Organen Schaden zufügt.

Menschen, die sich selbst angewöhnt haben, keine „harten" Emotionen zum Ausdruck zu bringen, überkompensieren dieses durch übertrieben zarte und empfindliche Persönlichkeitszüge. Diese Menschen zeigen meistens eine ruhige, feinfühlige Vornehmheit in ihrem zwischenmenschlichen Verhalten und begehen selten gewaltsame oder heftige Taten. Wenn man einige Charakterzüge, die häufig im Zusammenhang mit Panzerung in dieser Region des KörperBewußtseins hervorkommen, betrachtet, kann man Ausdrücke wie „Wut im Bauch haben", „da läuft mir die Galle über" oder „das kann ich nicht verdauen" ohne weiteres wörtlich nehmen.

Meine Mutter ist ein Musterbeispiel dieses Persönlichkeitstyps. Während ihrer Kinderzeit brachten ihre Eltern ihr bei, daß Schreien, Heulen oder Zornesausbrüche in jeder Art und Weise höchst unhöflich seien. Während ihres ganzen Lebens hat sie sich daran gehalten und nie meinen Vater, meinen Bruder oder mich angeschrien oder Wut gezeigt. Meine Mutter ist immer ein Musterbeispiel von Herzlichkeit und Zartgefühl gewesen. Ihre Anwesenheit strahlt Wärme, Geduld und Verständnis aus. Sie ist eine Frau, zu der meine Freunde kamen, wenn sie jemand brauchten, der ihnen zuhörte oder bei dem sie sich ausweinen konnten.

In ihrem Falle wird Wut, die sie manchmal empfindet, innerhalb ihres Bauches zurückgehalten und blockiert und richtet sich bei dem Versuch, sich zu entladen, zerstörerisch nach innen. Es ist, als ob diese unausgedrückten Gefühle innerhalb des Bauches wachsen und zu wilden Tieren werden, die kämpfen, um hervorzubrechen und sich selbst von ihrer Wut zu befreien. Eingeschlossen in ihrem Bauch rächen sie sich an den vorhandenen Organen, indem sie sich dort entladen. Meine Mutter leidet an übernervösen Magenbeschwerden und Darmkrämpfen.

Sie und ich haben oft über ihre Unfähigkeit, auch nur die geringste Wut zu entladen, gesprochen. Obwohl sie mir zustimmt, daß es gut für sie wäre, dies zu tun, machen es ihr die Gewohnheiten und Verhaltensmuster schwer, dies durchzuführen. Vor einigen Monaten jedoch rief sie mich eines Abends an und lachte hysterisch. Während sie das Frühstück an diesem Morgen zubereitet hatte, begannen sie und mein Vater, sich über ein geringfügiges Thema zu streiten. Die übliche Reaktion meiner Mutter ist, daß sie die passive Rolle in einem Streitgespräch spielt und ihren gesamten Ärger herunterschluckt. Aber an diesem Morgen entschloß sie sich, etwas anderes zu tun, und warf ohne Warnung eine Schüssel voller Pfannkuchenteig auf meinen Vater. Meine Mutter war über ihre neu entdeckte Fähigkeit, Ärger zu zeigen, so freudig überrascht, daß sie nichts anderes tun konnte, als über meinen Vater, der mit dem Teig bekleckert war, hysterisch zu lachen. Mein Vater ist ziemlich gutmütig, und nach Überwindung seines anfänglichen Erstaunens lachte er ebenfalls aus vollem Halse. Als meine Mutter mir das Ereignis erzählte, sagte sie, daß sie sich nie vorstellen könne, jemandem wehzutun, aber daß es angenehm war, diese Gefühle aktiv auszudrücken, anstatt sie in ihrem Bauche aufzuhäufen.

Ich bin der Meinung, daß viele von den Gefühlen des Durchsetzungswillens, der Aggression und Wut, die wir empfinden und in unseren Bäuchen festhalten, gesunde und natürliche Aspekte der menschlichen Funktionen sind. Diese werden nur monsterhaft und zerstörend, wenn sie ständig blockiert und innerhalb des immer stärker überfüllten Gefühlszentrums des KörperBewußtseins aufgestaut werden. Als ich in Encounter-Gruppen in Esalen war, war es für mich interessant zu sehen, daß einige der friedlichsten, ruhigsten Menschen zu starker Gewalttätigkeit neigten, sobald sie die Erlaubnis und Gelegenheit dazu bekommen.

Eine gute, leichtverständliche Darstellung von Jane Roberts über die positiven Aspekte von Durchsetzungswillen und Aggression kann man in ihrem Buch *The Nature of Personal Reality, A Seth Book*[12] nachlesen. Genauer gesagt, Seth, ein körperloses Wesen, das mit der Welt der sterblichen Menschen durch die Person Jane Roberts kommuniziert, schrieb:

Was in der Regel in Vergessenheit gerät, ist die wirkliche Natur der Angriffslust, die in ihrem eigentlichen Sinne nicht mehr als ,,kraftvolle Handlung'' bedeutet. Dies bedeutet nicht unbedingt physische Kraft, sondern auch die Kraft der Energie, die auf sachliche Handlung gerichtet ist.

Die Geburt ist vielleicht in Eurem Sein die kraftvollste Aggression, zu der Ihr in Eurem Realitätssystem fähig seid . . . Auf dieselbe Art und Weise ist die Entwicklung einer Vorstellung in eine zeitweilige Verwirklichung ein Resultat von kreativer Aggression. Der Versuch, wirkliche Aggression auszulöschen, muß zum Scheitern verurteilt sein. Die Verwirklichung dieses Versuchs würde das Leben, wie Ihr es kennt, vernichten.

. . . Jeder Versuch, den Fluß *wirklicher* Aggression zu verringern, führt zu einer verzerrten, uneinheitlichen und jähzornigen Pseudo-Aggression, die Kriege, individuelle Neurosen und eine große Menge Eurer Probleme in allen Lebensbereichen verursacht.

Normale Aggression fließt in starken Energiemustern und gibt *allen* Euren Gedanken Triebkraft. Es ist ohne Bedeutung, ob *Ihr* bewußt diese Gedanken als positiv oder negativ, gut oder böse ansieht . . . Die gleiche, kreative Woge bringt all dies hervor. Wenn Ihr einen Gedanken als gut betrachtet, stellt Ihr ihn normalerweise nicht in Frage. Ihr gestattet ihm zu leben und verfolgt ihn mit Nachdruck. Wenn Ihr einen Gedanken (oder eine Handlung) als böse oder unter Eurer Würde betrachtet oder Ihr Euch seinetwegen geniert, dann versucht Ihr in der Regel, ihn zu verneinen, seine Bewegung zum Stillstand zu bringen oder ihn zurückzuhalten. Ihr könnt keine Energie hemmen, obwohl Ihr Euch eine solche Fähigkeit vorstellen könnt. Ihr sammelt sie lediglich, danach wächst sie und sucht ihre Erfüllung.

Dies kann dazu führen, daß Ihr Euch sagt: ,,Angenommen, ich hätte Lust, meinen Chef umzubringen und dann Gift in den Tee meines Mannes zu schütten oder — noch schlimmer — meine fünf Kinder statt der Handtücher an der Wäscheleine aufzuhängen. Meinst Du also, daß ich dies einfach machen sollte?''

Ich habe Verständnis für Eure mißliche Lage. Tatsache ist, daß, bevor Euch solch scheinbar erschreckende, unnatürliche Ideen ,,überfallen'', Ihr schon durch eine endlose Menge von viel weniger drastischen Ideen blockiert wurdet, die Ihr im Alltagsleben ganz gefahrlos und natürlich hättet ausdrücken können. Euer Problem ist demnach nicht, wie man sich gegenüber normaler Aggressivität verhält, sondern wie man sich ihr gegenüber verhält, wenn sie auf lange Dauer unausgedrückt, ignoriert und verneint geblieben ist . . .

Jeder von Euch muß für sich selbst die Gebiete entdecken, in denen er seine Gedanken (und Emotionen) stark unterdrückt, weil dort viele Energieblockierungen gefunden werden können.[13)]

Ich habe gerade mit der Behandlung einer Frau begonnen, die eine andere Anspannung in der Bauchregion in ihrem KörperBewußtsein verkörpert. Sie ist eine ziemlich gesunde Frau von ungefähr fünfundsechzig Jahren und kam ursprünglich zu mir, um sich zu beklagen, daß sie das, was sie vom Leben erwartete, nicht bekam und daß sie das Gefühl hatte, daß ihre Emotionen und Leidenschaften in ihr verschlossen seien und sich nicht befreien konnten.

Man brauchte ihren Körper nur kurz anschauen, um diese Beschreibung bestätigen zu können. Sie hatte auffallend dünne Arme und Beine, die die Unfähigkeit widerspiegelten, wichtige Dinge zu ergreifen und festzuhalten, einen schmalen und zusammengezogenen Brustkasten, der Schwierigkeiten in der Selbstverwirklichung und -äußerung zeigte, und einen dünnen, steifen Hals, der einen Konflikt zwischen Geist und Körper widerspiegelte, bei dem der Intellekt in ihrem Falle dominierte. Dennoch war ihr Bauch vergrößert und geschwollen. Es sah fast so aus, als ob sie schwanger sei. Es sah geradezu grotesk aus, wie dieser übergroße Bauch mit solch dünnen und unterentwickelten Beinen, Armen und Genick verbunden war. Es erschien mir, als ob Gefühle und Äußerungen einer ganzen Lebenszeit in ihren Eingeweiden eingeschlossen waren.

Je mehr ihr Bauch sich mit unausgelebten Gefühlen und Erinnerungen füllte, desto dünner und dünner wurden die Teile ihres KörperBewußtseins, mit denen sie sich ausdrückte — ihre Arme, Beine und ihr Brustkasten. Ihr KörperBewußtsein war sozusagen voller schöner Blumen, aber da das gesamte Wasser in ihrem Bauch eingeschlossen war, erhielten diese Blumen keine Nahrung und schrumpften infolgedessen in sich zusammen, während der Bauch durch die zunehmende Wassermenge noch weiter anschwoll. Sie hatte nie gelernt, ,,aus sich herauszukommen''. Die Folge davon war, daß ihr Bauch mit all ihren Gefühlen und Leidenschaften buchstäblich zugestöpselt war.

In unserer gemeinsamen Arbeit versuche ich auf vielen Ebenen gleichzeitig zu wirken, um ihr KörperBewußtsein zu einem Zustand von völligem Gleichgewicht und umfassender Harmonie zu bringen. Zum Beispiel hat sie durch spezifische Yoga- und T'ai-Chi-Übungen die Gelenke und Muskeln ihrer Arme gekräftigt, so daß Energie und Gefühl auf wirkungsvollere Weise durch diese strömen können.[14] Sie macht diese Übungen zu Hause dreißig Minuten täglich. Sie lernt allmählich, ihre Arme und deren psychoemotionelle Funktionen wieder zu einem Ganzen in ihrem Leben zu integrieren. Während jeder wöchentlichen Sitzung lege ich besonderen Nachdruck auf bioenergetische und gestalttherapeutische Arbeit, um sie in der Befreiung vieler Gefühle und Erinnerungen, die in ihrem Bauch chronisch fest sitzen, zu unterstützen. Jede Woche konnten wir ein wenig tiefer an die Ängste und Konflikte herangehen, die sie daran hinderten, ihren Gefühlen Ausdruck zu verleihen und sie in fruchtbarer Weise auszuleben. Da die Verspannung ihres KörperBewußtseins tief und lange festgehalten ist, vermute ich, daß wir erst nach mehreren Monaten eine wichtige Veränderung in ihrem Muskelgewebe oder ihrer emotionellen Struktur bemerken können. Aber sie berichtet schon jetzt von ihrer freieren Ausdrucksfähigkeit und dem zunehmenden Gefühl der Selbstachtung.

Eine der wunderbaren Tatsachen der schnell zunehmenden Auswahl an *Human-potential*-Techniken und -Prozessen ist, daß viele davon insbesondere dazu geschaffen wurden, Menschen zu ermutigen, ihr KörperBewußtsein zu lockern und lange festgehaltene Emotionen zu befreien.

Manchmal verursacht eine rein verbale Therapie nichts anderes als eine Zunahme von Verspannung im KörperBewußtsein. Aus diesem Grunde verwende ich eine Vielzahl von psychoemotionellen Übungen und Aktivitäten bei meinen Versuchen, meinen Patienten die Möglichkeit zu geben, sich von Verspannungen und Konflikten im KörperBewußtsein zu befreien.

Von allen verschiedenen KörperBewußtseins-Therapien und -Übungen, bin ich am meisten von der Reichschen und der bioenergetischen Therapie beeindruckt. Sie ermutigen das bewußte und konstruktive Ausleben von lange festgehaltenen, aggressiven Emotionen. Beide Therapien umfassen psychoemotionelle Übungen, die den Menschen dazu veranlassen, zu treten, sich locker zu bewegen und die in ihren Eingeweiden festgehaltenen Gefühle herauszuschreien.[15] Die Gelegenheit, blockierte Erinnerungen und Gefühle auszuagieren und sie in einer gefahrlosen, therapeutischen Umgebung auszuleben, ist eine wunderbare, neue Möglichkeit im Vergleich zu der in der Regel passiven, verbalen Interaktion der traditionellen Psychoanalyse.

DIE UNTERE RÜCKENPARTIE

Der Unterleib des KörperBewußtseins umfaßt auch die untere Rückenpartie, eine Stelle, in der viele Menschen Probleme zu haben scheinen. Verspannung und Streß im Unterleib sind häufig die Ursache für Schmerzen im unteren Rücken, denn wenn die Bauchmuskeln sich versteifen und zusammenziehen, beginnen sie, an den das Rückgrat umschließenden Muskeln zu zerren, und verursachen dadurch eine Versteifung und Kontraktion derselben. Die Panzerung und das Unwohlsein können sich dann so stark ansammeln, bis chronische Schmerzen und sich ständig wiederholende Rückenschmerzen die Kontrolle über das Gesundheitspotential dieser Region übernehmen.

Die meisten Menschen mit Problemen im unteren Rückenbereich berichten, daß sie anfangs Schwierigkeiten mit ihrem Rücken aufgrund von Verletzungen oder den Rücken anstrengenden Tätigkeiten wie Gewichtheben, Sitzen auf unbequemen Möbeln oder Schlafen in einem übermäßig weichen Bett hatten. Jedoch scheint es mir, daß das Rückenproblem nicht im Moment der akuten Verletzung begann, sondern statt dessen die Verletzung entstand, weil die Muskeln und Gefühle des Rückens eine Zeit lang chronisch festgehalten und zusammengezogen waren und dadurch die Anfälligkeiten der Region für Verletzungen zur Folge hatten.

Aus welchen Gründen haben so viele Menschen Verspannung und Streß in dieser Region des KörperBewußtseins? Die Antwort liegt meines Erachtens in der Tatsache, daß diese Region nicht nur mit dem Gefühls- und Kraftzentrum, dem Bauch, in unmittelbarer Verbindung steht, sondern darin, daß sie außerdem als Vermittler zwischen den psychosomatischen Aspekten der oberen und unteren Hälfte des KörperBewußtseins fungiert. Laut Alexander Lowen kommen Empfindungen und Druck wie ,,Forderungen von Autoritätspersonen, Pflichten, Schuldgefühle und Belastungen physischer und psychologischer Art'' von oben. Von unten kommt die ,,aufsteigende Kraft durch die Beine, die das Individuum in seiner aufrechten Haltung unterstützen und ihm helfen, sich den Anforderungen und Aufgaben, die ihm auferlegt werden, zu stellen''.[16] Gefühle von Sexualität, Selbstbeherrschung, Selbstunterstützung und Selbstvertrauen sind unter den emotionellen Kräften, die nach oben durch das KörperBewußtsein laufen. Wir sehen also, daß sich der untere Rücken direkt im Zentrum einer Vielfalt von Leidenschaften, Konflikten und psychosomatischen Bedürfnissen befindet. Deshalb sollte die Entdeckung, daß so viele Menschen Streß und Verspannung in dieser Region anhäufen, nicht überraschend sein.

Wenn ich mit einem Menschen arbeite, der über Schmerzen im unteren Rücken klagt, versuche ich, sein gesamtes KörperBewußtsein ganzheitlich wahrzunehmen, um festzustellen, welche Aspekte seines Lebens in Konflikt mit dieser Muskelregion stehen. Dann versuche ich, diesen Konflikt mit der Person verbal/intellektuell aufzulösen, und verwende gleichzeitig physische und psychoemotionelle Übungen, die ihr helfen, ihr KörperBewußtsein von Streß und Verspannungen zu befreien und sich gleichzeitig auf eine gesündere und lebendigere Art und Weise neu aufzubauen.[17]

Zum Beispiel arbeite ich zur Zeit mit einem Mann, der berichtet, daß er fast ständig während seiner zweiundsiebzig Jahre Schmerzen im unteren Rücken gehabt hat. Während unseres ersten Gesprächs bezüglich seines Zustandes erläuterte er, daß die Region des Lendenkreuzbeins ständig schmerzte und steif war und daß er deswegen große Probleme mit seinen täglichen Bewegungen hatte. Abgesehen von den Problemen in seinem Rücken schien er sehr gesund zu sein.

Auf meine Bitte führte er eine Reihe von einfachen Yoga-Stellungen aus, so daß ich genauer feststellen konnte, wie weit er seine Muskeln strecken konnte und welche Bewegungen außerhalb seiner Möglichkeiten lagen.[18] Was wir entdeckten, war, daß die beiden am meisten zusammengezogenen Regionen seines KörperBewußtseins sein Becken und sein oberer Rücken waren. Im Vergleich dazu war der Rest seines Körpers ziemlich locker und biegsam — besonders für einen Mann seines Alters. Im Verlauf unserer Unterhaltung ist es klar geworden, daß die psychosomatischen Aspekte seines Beckens und oberen Rückens, insbesondere die zurückgehaltene Sexualität, die aufgestaute Selbstbehauptung und der aufgehäufte Ärger, die psychologischen Grenzen und Blockierungen widerspiegelten, die er sein Leben lang erfahren hatte.

Die Probleme in seinem unteren Rücken waren anscheinend aufgrund der Tatsache, daß er zwischen diesen beiden steifen Regionen eingekeilt war, entstanden. Während seines gesamten Lebens glaubte er, daß sein unterer Rücken zusammengezogen sei. Die Feststellung, daß sein unterer Rücken ziemlich biegsam war und statt dessen sein oberer Rücken und sein Becken ein großes Maß an Übung brauchten, erstaunte ihn sehr. Die Schmerzen in seiner Lenden-Kreuzbein-Muskulatur waren aufgrund von chronischem Streß und Konflikten, die von oben und unten kamen, zustande gekommen.

Mit Hilfe von Yoga-Stellungen und Feldenkrais-Übungen (Feldenkrais-Übungen scheinen besonders wirksam im Falle von älteren Leuten zu sein) haben wir im Verlauf unserer Zusammenarbeit versucht, die Muskeln seines Beckens und oberen Rückens zu lockern. Ich habe außerdem einige einfache bioenergetische und Gestalt-Techniken in unsere wöchentlichen Sitzungen eingebaut, um ihm die Gelegenheit zu bieten, ein wenig von dem psychoemotionellen Material, das die Unausgewogenheit und den Streß in seiner Muskulatur zustande bringt, freizusetzen. Er macht zusätzlich dazu ein tägliches Übungsprogramm, das sich aus einer Vielzahl von Techniken wie Yoga, T'ai Chi und Tanz zusammensetzt. All diese Techniken sollen ihm dazu verhelfen, sein gesamtes KörperBewußtsein zu befreien und wiederaufzubauen, so daß sein Rücken sich nach der Lockerung nicht wiederum in einen Zustand von Streß aufgrund eines versteiften und sich selbst zusammenziehenden KörperBewußtseins verfällt.

Wir arbeiten lediglich seit fünf Wochen zusammen, aber er berichtet schon jetzt, daß seine Rückenschmerzen fast verschwunden sind und daß sein Becken und oberer Rücken sich so anfühlen wie seit Jahren nicht mehr. Er überraschte mich vor einigen Tagen zu Anfang unserer Sitzung, indem er sich bog und ohne jede Schwierigkeit den Boden mit seinen Händen berührte. Seine Hände konnten am Anfang unserer Zusammenarbeit lediglich seine Knie erreichen.

Ich habe festgestellt, daß der Grad, in dem ein Mensch Verspannung in seinem unteren Rücken hält, oft ein ausgezeichneter Indikator dafür ist, wie zwanghaft oder impulsiv er sich in seinen täglichen Aktivitäten und Beziehungen verhält. Es scheint, daß Menschen, die sich übermäßig zwanghaft verhalten, häufig steife Muskeln in ihrem unteren Rücken haben. Andererseits haben Menschen, die übermäßig lebhaft und impulsiv sind, in der Regel ziemlich biegsame Muskeln im unteren Rücken. Dies ist leicht erkennbar, indem man die Personen bittet, sich zum Fußboden zu bücken, ohne die Knie zu beugen. Der zwanghafte Mensch wird in der Regel bezüglich der Bewegungsfähigkeit seines unteren Rückens stark eingeschränkt sein. Andererseits weist der lebhafte und impulsive Mensch einen hohen Grad von Biegsamkeit in dieser Region des KörperBewußtseins auf. Verspannung in diesen Muskeln scheint (wie die Muskeln auf der Rückseite der Beine) den Grad widerzuspiegeln, in dem ein Individuum sein Leben übermäßig organisiert und kontrolliert. Der übermäßig zwanghafte Mensch hat die Tendenz, sein Leben streng zu organisieren. Während der übermäßig impulsive Mensch die Tendenz hat, dieses unzureichend zu organisieren. Ich möchte an dieser Stelle nochmals wiederholen: Der gesündeste Zustand ist meines Erachtens keiner dieser beiden Extreme, sondern liegt irgendwo dazwischen. Das Ideal wäre, daß das Individuum genügend Willenskraft besitzt, um sich durchzusetzen, andererseits jedoch genügend Flexibilität, um schöpferisch, spontan und gefühlvoll zu handeln.

DAS ZWERCHFELL

Das Zwerchfell ist der flache, scheibenförmige Muskel, der sich unter den Lungen unmittelbar über dem Magen, dem Solarplexus, der Bauchspeicheldrüse, der Leber, der Gallenblase, dem Zwölffingerdarm und den Nieren befindet. Aufgrund seiner einzigartigen Position sind seine Gesundheit und Vitalität für die vollkommene Funktiontüchtigkeit der inneren Organe und der Lungen von äußerster Wichtigkeit. Das Zwerchfell ist für mich das Tor, durch das die in den unteren drei Chakra-Segmenten erzeugten Gefühle zu den oberen Teilen des KörperBewußtseins streben. Wenn die Region offen und unblockiert ist, strömt die Energie frei und das KörperBewußtsein erlebt einen Zustand von Gesundheit und Freude. Wenn diese Region steif oder eingeschränkt ist, hat dies eine Veränderung der Gefühle, des Atemvermögens und des Kraftstroms zur Folge. Menschen panzern häufig diese Region als eine Persönlichkeitsabwehr gegen unerwünschte Gefühle ab. Durch das Festhalten dieser Muskeln und das Versteifen des Zwerchfells selbst können sie die Gefühle vorübergehend unterdrücken.

Von oben gesehen scheint das Zwerchfell wie ein muskulöser Deckel zu funktionieren, der fest auf der Bauchschale aufliegt. Da die Bauchschale in der Regel voller gärender Gefühle ist, hat das Zwerchfell die Funktion, die Art und Weise zu kontrollieren, in der sich diese Gefühle zum Ausdruck bringen. Wenn das Zwerchfell biegsam und funktionstüchtig ist, durchfließen es die Gefühle auf natürliche und spontane Weise. Im Gegensatz dazu führt die chronische Zurückhaltung der Gefühle im Bauch zu einer allmählichen Kontraktion und Starrheit des Zwerchfells. Blockierung im Zwerchfell zieht nicht nur eine Verringerung der Empfindung unerwünschter Gefühle nach sich, sondern auch eine Verminderung der Erfahrung angenehmer Gefühle und Freude. Wilhelm Reich bemerkt hierzu: ,,Der Grund für diesen starken Widerstand gegen ein freies Pulsieren des Zwerchfells ist klar: Der Organismus verteidigt sich gegen Sinneswahrnehmungen von Lust oder Angst, die mit der Bewegung des Zwerchfells unvermeidlich auftreten.''[19]

Chronische Panzerung in der Region des Zwerchfells ist außerdem ein mögliches Zeichen dafür, daß das Individuum eine unnachgiebige, mörderische Wut zurückhält, die aufgrund von langer Unterdrückung der bejahenden und expressiven Gefühle auftritt. Bei dieser Panzerung des Zwerchfells kann man oft feststellen, daß der Teil des Rückgrats, der hinter dem Zwerchfell liegt, nach innen in Richtung der Körpervorderseite gezogen ist und wie eine Krümmung der Wirbelsäule aussieht. Häufige psychosomatische Verspannung im Zwerchfell und in den unter ihm liegenden Organen ist oft von Krankheitssymptomen begleitet, die Elsworth Baker mit nervösen Magenbeschwerden bezeichnet, eine mehr oder weniger ständige Übelkeit bei Unfähigkeit zu erbrechen, Magengeschwüre, Gallenblasenerkrankung, Lebererkrankung und Diabetes.[20]

Schließlich scheint das Zwerchfell, von unten aus betrachtet, eine sehr wichtige Rolle beim Atmungsvorgang des KörperBewußtseins zu spielen.[21] Die Atmung wird im nächsten Kapitel im einzelnen behandelt, zu meinem gegenwärtigen Zwecke möchte ich jedoch einige Aspekte dieses komplizierten Vorgangs erwähnen. Während die meisten von uns annehmen, daß die Lungen die Verantwortung für das Ein- und Ausatmen haben, ist es das Zwerchfell, das diesen Vorgang kontrolliert. William Schutz verdeutlicht diese Interaktion in der folgenden Textstelle:

> Der Mechanismus der Atmung bezieht den Körper von den Schultern und dem Schlüsselbein bis nach unten zum Beckenboden ein. Die volle Einatmung sollte in der Bauchregion anfangen und in fließender Art und Weise aufwärts bis zum Schlüsselbein gelangen. Das Ausatmen sollte in umgekehrter Richtung erfolgen. Das Einatmen beginnt im Zwerchfell, einem großen kuppelförmigen Muskel unter den unteren Rippen, der die Lungen und den Brustkorb von der Bauchhöhle trennt. Das Zwerchfell drückt während seiner Kontraktion den Magen, die Leber und den Darm nach unten und außen, so weit wie die Bauchmuskeln dies zulassen. Die Kontraktion des Zwerchfells drückt gleichzeitig die Rippen nach oben und außen. Sie dehnen sich nach allen Seiten aus, vorne und hinten, auf- und abwärts, und jede Rippe läßt sich wie eine Jalousie aufklappen. Die Bewegung der Rippen und des Zwerchfells dehnt die beiden elastischen Lungen aus. Bei der Ausdehnung der Lungen entsteht in ihnen ein luftleerer Raum, in den die Luft von außen einströmt.[22]

Diese Beschreibung des Atemvorgangs erklärt nicht nur die zentrale Rolle, die das Zwerchfell während des gesunden Vorgangs von Ein- und Ausatmen spielt, sondern auch die Notwendigkeit für die Integration und Gesundheit des KörperBewußtseins, bevor dieser Vorgang in harmonischer Weise ablaufen kann. Da die Fähigkeit zu einem vollen, tiefen Atemzug von Bauch, Zwerchfell und Lungen abhängig ist, ist es wichtig, daß diese Regionen des KörperBewußtseins offen und empfänglich für die Bedürfnisse und Fähigkeiten der anderen sind.[23] Wir sehen, wie das gesamte KörperBewußtsein von den lebendigen Funktionen aller Bereiche abhängig ist und wie Unwohlsein oder Verspannung in einem Bereich direkt die Struktur und Funktion in den dazugehörigen Regionen und ihren entsprechenden Persönlichkeitsmerkmalen beeinflußt.

KAPITEL 6

BRUSTKORB

Die KörperBewußtseins-Region, die bei den Anhängern Reichs das Thorax-Segment[17] heißt, erstreckt sich vom Zwerchfell aufwärts zu den Schlüsselbeinen und besteht aus dem Rippengewölbe und seinem Inhalt, der oberen Rückenpartie und den Armen und Händen. Sie weist so viele faszinierende und psychosomatische Sachverhalte auf, daß ich sie in verschiedene Sparten unterteilt habe, die ich in zwei getrennten Kapiteln abhandeln werde. Zunächst werde ich einige der wichtigen Aspekte des Brustkorbs erörtern und dann im nächsten Kapitel die Beziehungen von Schultern, Armen und oberer Rückenpartie zum gesamten KörperBewußtsein aufzeigen.

DIE BRUST

Die Brust übernimmt größtenteils die Funktion, Gefühle zu bündeln, zu verstärken und umzuformen. Die Gefühle, die vom Bauch aus durch das Zwerchfell aufwärts strömen, werden hier nicht nur verarbeitet, sondern darüber hinaus mit Leidenschaften und zwischenmenschlichen Beziehungen angefüllt. All die unterschiedlichen Aspekte menschlichen Daseins, wie Gefühle, Gedanken, Reaktionen und Äußerungen, vermischen sich und wirbeln in der Brust umher und ändern dabei ständig Form und Richtung, während sie von ihrer Entstehung zu ihrer Manifestation fortschreiten. Da die Brust für die harmonische Integration dieser Aspekte des KörperBewußtseins verantwortlich ist, hat sie die Tendenz, sich selbst in einer Weise zu formen, die den Stil widerspiegelt, in dem das Individuum mit diesen Faktoren seines Lebens umgeht. Andererseits ist die Art und Weise, wie ein Individuum mit den expressiven, gefühlsbetonten, zwischenmenschlichen Dimensionen umgeht, äußerst stark von der Beschaffenheit und Struktur dieser KörperBewußtseins-Region abhängig.

Die Lungen

Längsseits des Herzens befinden sich im Brustkorb die beiden Lungen, die KörperBewußtseins-Organe, die der Atmung dienen. Ihre wichtigste Funktion ist das Ein- und Ausatmen der lebenserhaltenden Luft. Wenn die Luft mit Hilfe des Zwerchfells in die Lungen gesogen wird, erweitern sie sich in alle Richtungen, wobei alle Muskeln der Rippen und des Bauches gedehnt werden.

In der Yoga-Terminologie entspricht unserem Wort *Atmung* das Wort *Pranayama* und dem Begriff *Luft* ungefähr *Prana*. Bemerkenswerterweise bedeutet *Prana* auch *Lebenskraft*. Diese Mehrfachbedeutung impliziert, daß unsere Atemluft neben dem lebenserhaltenden Sauerstoff eine Energie enthält, die wir beim Einatmen aufnehmen.[2] Diese Prana-Lebenskraft, die Reich „Orgon" nannte, durchströmt den gesamten Körper, angetrieben durch die Pumpbewegungen des Herzens und das Zusammenspiel von Zwerchfell und Lungen.

Damit der einzelne die ihm zu Verfügung stehende Lebenskraft voll ausschöpfen kann, muß er daher alle Möglichkeiten seines Atmungs/Lebens-Apparates ausschöpfen. Wenn wir uns nicht gerade aktiv bewegen oder mit einer anstrengenden Beschäftigung befaßt sind, gebrauchen die meisten von uns nur einen winzigen Bruchteil unserer gegebenen Atemkapazität. Daher nutzen wir auch nur einen kleinen Teil der Lebenskraft aus, die uns so reichlich zur Verfügung steht. Die Folge ist, daß viele von uns auf einem Gesamtenergieniveau funktionieren, das beträchtlich unterhalb unserer Möglichkeiten liegt.

Wenn wir — aus welchem Grund auch immer — flach atmen, verringern wir nicht nur unseren Anteil an erhaltenem Prana, sondern ebenso das Ausmaß, indem wir ansonsten unsere Lungen ausdehnen und beleben könnten. Demzufolge schränkt eine flache Atmung unter Umständen die Flexibilität der Lungen und der sie umgebenden Muskeln ein und macht eine Rückkehr zur tiefen Atmung noch schwieriger und unwahrscheinlicher.

Viele atmen flach und hastig, wenn Sie nervös und aufgeregt sind, und wenn sie versuchshalber einmal flach und hastig atmen, könnten Sie vielleicht feststellen, daß Verängstigung und Unbehagen in Ihnen aufsteigen. Dies ist ein gutes Beispiel dafür, daß bestimmte Empfindungen den Körper in bestimmter Weise beeinflussen und doch andererseits die Struktur und die Funktionen des Körpers die Voraussetzung für bestimmte Gefühlszustände sind. Wenn zum Beispiel bestimmte Atemmuster als Abwehrmechanismen gegen das Erleben bestimmter Gefühle entwickelt werden, beginnen die Muskeln und das darunter liegende Zwerchfell, sich zu verhärten und zusammenzuziehen und so ein unbewegliches Korsett voller Spannung um die Lungen zu legen. Diese chronische Muskelverspannung bewirkt nicht nur eine fortschreitende Verringerung der Atemkapazität, sondern fördert außerdem einen Zustand latenter Beklemmung und Anspannung, der dieses flache Atemmuster oft begleitet. Diese Angewohnheit kann also einen persönlichen Abwehrmechanismus gegen Gefühlserlebnisse darstellen, denn Atmen heißt Fühlen. Andererseits bedeutet eine Beschränkung der Atmung eine Beschränkung der Gefühle.

Bei einer Abhandlung über die Zusammenhänge zwischen Atemgewohnheiten und Angst hat Fritz Perls, der Begründer der Gestalttherapie, folgende mögliche Erklärungen angeboten:

Angst ist das neurotische Symptom par excellence . . . Da sie dem Therapeuten bei allen Patienten als das grundlegende Symptom begegnet, ist darüber *ad infinitum* theoretisiert worden. Das Geburtstrauma, Empfindungen des Erstickens an der riesigen Brust der Mutter, ,,umgewandelte" Libido, unterdrückte Aggression, der Wunsch nach dem Tode — all dies und mehr erschien dem einen oder anderen Theoretiker als das zentrale Phänomen der Angst. Im Hinblick auf bestimmte spektakuläre Fälle trifft vielleicht jede dieser Theorien zu, aber das Gemeinsame an ihnen ist übersehen worden. Es handelt sich um eine ganz einfache psychosomatische Angelegenheit. *Angst ist die Erfahrung, während irgendeinem blockierten Erregungszustand nicht richtig atmen zu können.* Es ist die Erfahrung, nach Luft zu ringen, wenn die Lungen den Dienst versagen, da die Muskeln den Brustkorb zusammenpressen.

Obwohl ungehindertes Atmen die Angst vertreibt, kann der Neurotiker, den Angst-Zustände quälen, den Rat schlichtweg nicht befolgen, ein- und aus-, das heißt einfach durchzuatmen. Genau dazu ist er unfähig — zum Atmen. Denn dadurch, daß er sich nicht bewußt ist, was er tut, und daher keine Kontrolle über sich hat, verhindert er das Atmen durch ein System motorischer Verspannungen, zum Beispiel durch Zusammenziehen des Zwerchfells, um Schluchzer oder Äußerungen des Abscheus zurückzuhalten, oder dadurch, daß er die Kehle zusammenzieht, um ein Aufschreien zurückzuhalten, die Brust hinausstreckt, um stark und fest zu erscheinen, oder die Aggression der Schulter zurückhält, und viele andere Dinge.[3]

Wie schon zuvor erwähnt, experimentierte ich im Rahmen des SAGE-Projekts in den letzten beiden Jahren mit vielen anderen Wachstums-Techniken und -Praktiken, um eine Wiederbelebung von Körper und Geist bei älteren Menschen zu erreichen. Unter anderem arbeiteten wir mit Entspannungsübungen, Biofeedback, Tiefenatmung, Hatha-Yoga, Bewußtheit im KörperBewußtsein, Feldenkrais-Übungen, Einzelberatung, Meditation, T'ai Chi, Musik- und Gestalttherapie. Nach einem Jahr

Forschung und praktischer Übungen befragten wir die Teilnehmer, welche Technik jeder einzelne für die wirksamste hielte, um emotionale Energie, physisches Wohlbefinden und Empfindungen zwischenmenschlicher Verbundenheit wiederzuerlangen. Die Antwort war fast immer dieselbe: *tiefes Atmen.* Wie bemerkenswert ist es doch, daß eine so einfache Methode Menschen eine so tiefgreifende Kraft und derartige Möglichkeiten bieten konnte, die viel stärker verklemmt und verkrampft sind als die meisten von uns jüngeren Leuten. Meine Erfahrungen mit diesen Menschen haben wiederum meine Ansicht bestätigt, daß der Grad, in dem wir den Lebensstrom in unserem KörperBewußtsein atmen lassen, auch der Grad unserer Lebendigkeit ist, ungeachtet des Alters. Eugenia Gerrard, die zu meinen besten Freunden und den Leitern des SAGE-Projekts zählt, hat neulich eine Video-Dokumentation über die Atmung fertiggestellt. Der Titel des Films drückt die Quintessenz meines Anliegens aus: ,,Zeige mir, wie du atmest, und ich sage dir, wie du lebst.''[4]

Das Herz

Von all den vielen verschiedenen Teilen und Funktionen des KörperBewußtseins, die die Brustregion beherbergt und die sie beleben, glaube ich, daß das Herz der wichtigste und faszinierendste Teil ist. Das Kundalini-Chakra, das in dieser KörperBewußtseins-Region lokalisiert ist, heißt ,,Anahata''. Es liegt in der Mitte des Körpers direkt über dem Herzen und ist am achten Halswirbel mit der Wirbelsäule verbunden. Dieser Energiewirbel soll vorwiegend sowohl mit dem Ausdruck und der Erfahrung von Zuneigung und Liebe als auch mit den expressiven Handlungen, die durch diese Gefühle hervorgerufen werden, zu tun haben.[5]

Spannungen in der Herzgegend deuten normalerweise auf chronischen und übermäßigen Selbstschutz hin. Das Individuum, das sich in dieser KörperBewußtseins-Region anspannt, versucht, sein Herz und seine Herzensgefühle innerhalb einer schützenden Panzermauer einzuschließen. Diese Panzerung schützt gegen Schmerz und Angriff, schließt aber gleichzeitig Gefühle der Wärme und Fürsorge aus. Dieser Spannungszustand führt zu einer Muskelpanzerung und wird als Schmerz empfunden, wenn diese Muskeln beansprucht werden. Zusätzlich beherbergt die linke Schulter oft eine schützende Haltung in bezug zum Herzen, indem sie sich leicht nach vorne dreht, eine Stellung, die eine schützende Haltung andeutet.

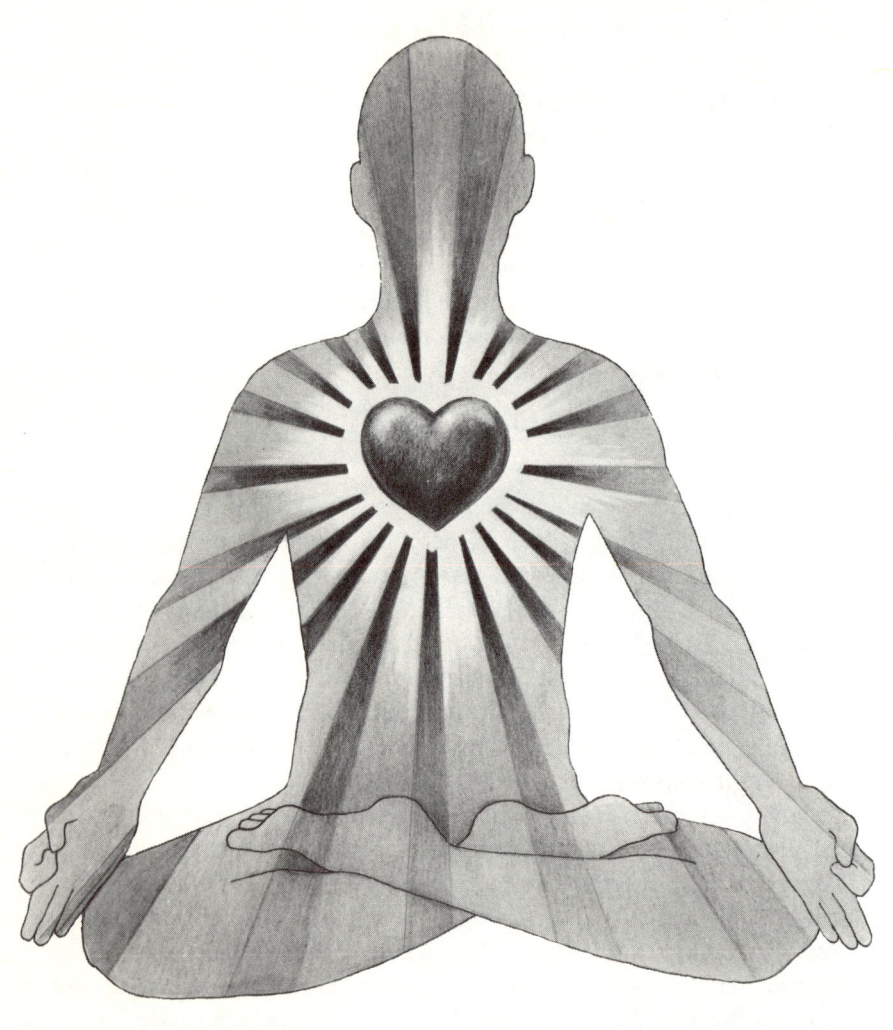

Viertes Chakra: das Herz-Chakra

Bei fast allen Rolfing-Sitzungen habe ich beobachtet, daß die Gerolften übereinstimmend stärkere Verspannungen in der linken Brustseite hatten als in der rechten. Hinzu kam, daß die Empfindung von Schmerz und Schmerzbefreiung auf dieser Seite drastischer verspürt wurde, weil die meisten Gerolften auf die Muskellockerung und -befreiung mit intensiven emotionalen Reaktionen antworteten, die hauptsächlich aus der Aufgabe von lange aufgestauten Ängsten und tiefer Traurigkeit bestanden. Ich war jedes Mal ergriffen, wenn solche KörperBewußtseins-Panzerungen gelöst wurden, da die Gerolften daraufhin gewöhnlich mit sehr stark verbesserten Atemtechniken und einem Lächeln reagierten und einen Gesamteindruck von Leichtigkeit und Wohlsein machten. Die Resultate waren wirklich ,,herzerwärmend'' anzuschauen.

Vor einigen Jahren beschloß ich, ausgedehnt zu fasten, um mein KörperBewußtseins-System zu reinigen.[6] Da ich einige Tage nicht zu arbeiten brauchte, schien es die richtige Gelegenheit zu sein, mich zu entspannen und auf mein Inneres zu konzentrieren. Wenn ich faste und nur Flüssigkeit zu mir nehme, versuche ich, mich auf einen besonderen Aspekt meines physischen Körpers zu konzentrieren und auf diese Weise vielleicht diesen Aspekt und dadurch mich selbst besser kennenzulernen. Während dieser bestimmten Woche entschloß ich mich, meine Yoga-Asanas und meine Meditation auf die Erfahrung und Erforschung der Brustkorbregion meines KörperBewußtseins und insbesondere auf mein Herz zu richten.

Nach vier Tagen Yoga, ohne feste Nahrung, jedoch in ständiger Meditation, fühlte ich mich extrem leicht und glücklich, als ob ich von einer Droge beeinflußt würde, die einen euphorischen Zustand hervorruft. Ich habe oftmals längere Zeit gefastet, so daß ich mir bewußt bin, daß Gefühle von Leichtigkeit und Ruhe nichts Ungewöhnliches sind während einer solchen Selbstprobe. Dennoch schien es mir dieses Mal eine besondere Empfindung von Frieden und Energie zu sein. Um diesen Zustand meines Bewußtseins tiefer zu erfahren, suchte ich mir einen weichen, grünen Flecken auf einer Klippe, die aus der felsigen kalifornischen Küste hervorragte, und setzte mich hin, um mich an den äußeren und inneren Aspekten meines Selbst zu erfreuen. Während ich mich an der Wärme der Sonne und am Geruch des Meeres erfreute, versuchte ich, in mein Herz zu schauen und über die Gefühle, die in meiner Brust wohnten, zu reflektieren.

Manchmal jedoch endet das Denken in einer Sackgasse, denn als ich meinen Intellekt nach Antworten drängte, stieß ich zum wiederholten Male auf nichts. Nach einigen Stunden ständiger geistiger Auseinandersetzung gab ich schließlich auf und entschloß mich, nicht mehr über dieses Thema nachzudenken, sondern mich einfach der Macht des Sonnenuntergangs hinzugeben. Dieses Aufgeben war nicht einfach für mich, denn ich bin darauf trainiert worden, daß der einzige Weg ein Problem zu lösen, heißt, es mit dem Verstand niederzuringen. Aber wenn man versucht, Gefühle zu erfahren, ist der Verstand nicht immer der fruchtbarste Pfad. Weil ich mich ein wenig ärgerte, daß ich meine Fragen nicht gründlich beantworten konnte, gab ich einfach auf. Hierdurch lernte ich eine wundervolle Lektion über Intuition und Selbstprüfung, denn sobald meine verstandesmäßigen Aggressionen aufhörten, erfüllten mich meine Gefühle und Vorstellungen und präsentierten mir eine Antwort in Form eines geistigen Bildes. Während ich mit überkreuzten Beinen dasaß und auf den Ozean in den immer dunkler werdenden Himmel starrte, sah ich mich ganz klar als einen Leuchtturm. Meine überkreuzten Beine und mein Unterkörper waren das Fundament und der Turm des Leuchtturms und mein Hals und mein Kopf das Dach des Gebildes. Mein Brustkorb war die gläserne Linse, durch die mein Herz Licht und reine Energie in alle Richtungen ausstrahlte. Dort saß ich nun, und mein Oberkörper strahlte Gefühle der Wärme und der Zuneigung aus. Da ich im Zentrum dieses Leuchtens war, dehnte sich die lichtähnliche Ausstrahlung nach außen in alle Richtungen bis zur Unendlichkeit aus. Es war jedoch nicht eine Art Licht wie das einer Osram-Glühbirne. Vielmehr war es ein Licht, zusammengefügt aus Gefühlen des Verständnisses, die durch meine Wirbelsäule nach oben stiegen, sich in meiner Brust bündelten und unbegrenzt aus mir auszuströmen schienen.

Ich kann nicht erklären, wie es sich anfühlte, als diese Vorstellung anhielt, aber ich wußte, daß dieses Gefühl von ,,Liebe'' nicht auf eine Person, eine Sache oder einen Platz ausgerichtet war. Vielmehr schien es nicht genau festgelegt zu sein; ein nicht-bestimmbares Gefühl der Güte und des Glücks, das ich jedem und allem entgegenbrachte. In diesem Augenblick war es mir gleichgültig, ob ich etwas für meine ,,Liebe'' zurückbekam oder nicht. Ich freute mich einfach, daß ich ein Kanal war, durch die sie fließen konnte.

Ich blieb einige Stunden lang auf der Klippe sitzen, bis die Sonne schon untergegangen war und die Wellen des Meeres leuchteten, wie es immer in magischer Art und Weise geschieht, wenn es fast Vollmond ist. Danach fuhr ich langsam nach Hause zurück, während ich immer noch den Reichtum dieses inneren Bildes und dessen unverkennbare Bedeutung genoß.

In derselben Nacht notierte ich die folgenden Worte: ,,Es besteht keine Notwendigkeit, mich mit Liebe aufzufüllen. Ich bin schon ausgefüllt mit Liebe. Jeder ist es. Das Problem ist, daß wir es zulassen, daß unsere Fenster alle schmutzig und dunkel werden durch Angespanntheit und Verwirrung und wir dadurch den Ein- und Ausblick dessen blockieren, was schon in uns ist. Liebe scheint die Bewußtheit dessen zu sein, daß wir alle kleine Stücke in der irdischen Suppe sind, die wiederum ein kleines Stück in einer größeren kosmischen Suppe darstellt. Daher ist Liebe die Bewußtheit dieser energetischen Beziehung und die natürliche Anerkennung dieser Situation. Es scheint keine Sache des Findens zu sein . . . es ist eine Sache der Bewußtheit. Es ist keine Frage der Erfindung, sondern vielmehr der Entdeckung.''

Während der Zeit vor diesem Ereignis hatte man mich fortwährend einer ,,Gehirnwäsche'' oder ,,Herzwäsche'' unterzogen und mich glauben lassen, daß Liebe etwas war, das man ,,anfing'' oder ,,abbrach''. Hinzu kam, daß ich gelernt hatte, daß Liebe sowohl ein Artikel war, den man ,,geben'' und ,,bekommen'' konnte, als auch einer, in den man ,,hinein- und hinausschlüpfen'' konnte wie in ein Loch. Sie hatte die Macht, Herzen zu ,,brechen'' und sie wieder ,,zusammenzukitten''. Es erschien mir, als ob Liebe eine Kreuzung zwischen einem Laserstrahl, einem Geburtstagsgeschenk, einem offenen Kanalschacht und einer Trophäe sei. Wie absurd.

Ich möchte damit nicht sagen, daß ich weiß, was Liebe ist oder sie überhaupt *etwas* ist. Ich möchte vielmehr meine Einsicht vermitteln, daß Liebe wahrscheinlich nicht etwas ist, was man ,,haben'' kann wie einen Besitz, oder etwas, was man ,,machen'' kann wie einen Tisch, oder etwas, das man ,,verlieren'' kann wie einen Schlüssel, sondern etwas, das man möglicherweise als eine offene, klare Ausstrahlung von Güte erfahren kann, die innerhalb des KörperBewußtseins aufsteigt und durch den Wirbel des Herzens zutage tritt.

Seit diesem sonnigen Tag habe ich mich seltener so voll Liebe und so klar gefühlt. Aber wenn ich auch nicht immer so offen und strahlend bin wie in jenen Augenblicken, bin ich mir doch bewußt, daß ich jetzt ein anderes Bild davon habe, was die ,,Gefühle'' der Liebe sind, die Vorrang vor den ,,Gedanken'' über Liebe und ,,Zuteilungen'' von Liebe haben, und daß diese Vorstellung immer bei mir ist. Ich möchte sie Ihnen hiermit schenken.

Die Fähigkeit, Prana vollständig zu atmen und einen entspannten und lebendigen Ausdruck der Liebe im Herzen zu erhalten, ist abhängig von Zustand und Wesen des gesamten KörperBewußtseins. So wie die sexuellen Erlebnisse das gesamte KörperBewußtsein einschließen und genauso abhängig von Gefühlen der Liebe und des Grund-Fassens sind wie vom sexuellen Kontakt, sind die Gefühle und der Ausdruck von Liebe und Leben ebenso ganzheitliche Körper-Bewußtseins-Erlebnisse. So wie ein Leuchtturm sein Fundament als Stütze für Höhe und Leuchtweite braucht, so ist auch der Brustkorb abhängig von Beinen, Becken und Bauch und deren gemeinsamen Eigenschaften des Grund-Fassens, Selbst-Ausdrucks, Emotionsflusses und der Kraft. Der Leuchtturm hängt ab von seinen Motoren und Gängen, um Richtung und Strahlungskraft seines Lichtes zu gewährleisten; das Herz vertraut in seiner Einstellung und menschlichen Beziehungen dem Geist und den Sinnen.

Somit ist die Liebe das natürliche Gefühl des Lebendigseins, das ein Individuum in jenen seltenen Augenblicken fühlt, wenn alle Aspekte des Lebens in seinem Inneren miteinander harmonieren.[7] Statt die Liebe als etwas zu sehen, das auf natürliche Weise nicht existieren kann und daher erschaffen werden muß, sollten Sie versuchen, sich vorzustellen, daß Liebe ganz einfach und dennoch tiefgründig das unbegrenzte Erlebnis des Lebens darstellt. Seine Existenz ist unbegrenzt, aber wir erleben sie nur insoweit, als wir unserem KörperBewußtsein gestatten, dafür offen, gesammelt und ausgewogen zu sein. Aus dieser Perspektive gesehen ist Liebe kein Ort, wo man hingehen kann, sondern einer, der immer da ist und der nur darauf wartet, ständig in uns selbst wiederentdeckt zu werden.

Es scheint, daß ein Mensch, der die Fähigkeit zu wirklicher, ehrlicher Liebe hat, am freiesten von inneren Tumulten und Konflikten in seinem KörperBewußtsein ist.[8]

Bevor ich mit einer genaueren Beschreibung dieser KörperBewußtseins-Region fortfahre, nehmen Sie sich einen Moment Zeit, um die Struktur Ihres eigenen Brustkorbs zu erforschen. Ist er groß mit gut entwickelter Muskulatur, oder ist er schmal mit schwach ausgebildeter Muskulatur? Sind Sie zufrieden mit Größe und Form Ihres Brustkorbs, oder hätten Sie es lieber, daß er anders gebaut wäre? Welche Art Gefühle und Erinnerungen assoziieren Sie mit Ihrem Herzen und Ihrem gesamten Brustkorb? Nun befühlen Sie mit Ihren Händen die Muskeln, die über Ihren Brustkorb laufen. Fühlen Sie sich hart oder weich an?

Denken Sie bitte auch eine Weile über Ihren eigenen Atmungsprozeß nach. Ist Ihre Atmung flach? Oder ist sie tief? Nehmen Sie die Luft in Ihren Brustkorb auf oder in den Bauch? Haben Sie ein angenehmes Gefühl beim Einatmen oder beim Ausatmen? Haben Sie jemals gesundheitliche Probleme gehabt, die sich in dieser KörperBewußtseins-Region festgesetzt haben wie Asthma, Bronchitis, Erkältungen, Herzjagen oder Emphyseme. Wenn Sie eine Frau sind, sind Ihre Brüste voll und fest, oder hängen sie mehr, als Ihnen lieb ist, weil Sie unterentwickelte Brustmuskeln haben? Und zum Schluß, welche Aspekte Ihres Charakters verbinden Sie mit Ihrer Brust?

Um diese Fragen zu beantworten, legen Sie das Buch beiseite und untersuchen Sie einen Augenblick Ihren Brustkorb vor dem Spiegel. Legen Sie sich dann bitte hin und überprüfen Sie Ihre Atemtechnik. Sie sollten diese Selbstbewertung im Gedächtnis behalten, während ich mit meinen psychosomatischen Beschreibungen fortfahre, da sie unter Umständen hilfreich sein können.

Wie ich bereits erklärt habe, fließen die Gefühle, die in den Eingeweiden entstehen, durch das gesamte KörperBewußtsein und versuchen, sich auszudrücken und zu befreien. Wenn dieser Fluß nicht unterbrochen wird, gelangen sie in die Brust, wo sie aufgrund der Eigenschaften dieser Region umgewandelt werden. Hier ist die Stelle, an der rohe und nackte Gefühle sozusagen ,,herausgeputzt" werden, als ob sie sich ausführlich auf die Gegenüberstellung mit der Gesamtwelt vorbereiten. Im Brustkorb werden diese Gefühle dann durch die Kraft der Lungen verstärkt, mit der Leidenschaft und der Lebendigkeit des Herzens belebt und weiter durch die expressiven Elemente der Arme und des Gesichts unterstützt.

Wenn es nicht blockiert wird, kann das gesamte Gefühlsspektrum auf dem Weg durch den Brustkorb erkannt werden. Das Übergewicht der Gefühle jedoch, die hier festgehalten werden, sind die sogenannten ,,zarten" und ,,weichen" Empfindungen wie Traurigkeit, Sorgen, Sehnsucht, Mitleid, Depression, Verlangen und Liebeskummer. Wie ich bereits erwähnt habe, scheint die linke Brustkorbregion solche Gefühle mehr als die rechte schützend festzuhalten, und diese Seite ist gewöhnlich auch anfälliger und schmerzempfindlicher. Da diese Seite das Herz beherbergt, ist es nicht überraschend, festzustellen, daß die meisten Menschen einen stärkeren Muskelpanzer um diesen kostbaren Muskel ausgebildet haben als in den meisten anderen Körperregionen.

Während es eine Vielzahl von Möglichkeiten gibt, wie man in dieser Region Energie-Blockierungen errichten kann, habe ich zwei allgemeine Kategorien beobachtet, in die man diese Blockierungen unterteilen kann. Ich bezeichne sie als Brustkorb-Verengung und Brustkorb-Ausdehnung. Für unsere Zwecke möchte ich diese beiden Kategorien in ihrer Extremform beschreiben. Ich möchte Sie nochmals daran erinnern, daß, obwohl nur wenige Menschen sich völlig in einer dieser extremen Beschreibungen wiedererkennen werden, jeder von uns an einer bestimmten Stelle des durch sie festgelegten Kontinuums zu finden ist.

BRUSTKORB-VERENGUNG

Menschen mit einem verengten Brustkorb haben eine schmale, schwächliche Brust. Die Brustmuskulatur ist oft unterentwickelt und läßt nur die minimale Strömung der Gefühle durch diese Region zu. Um nachempfinden zu können, was es heißt, psychosomatisch in dieser Weise gebaut zu sein, sollten Sie tief ein- und ausatmen. Nach Beendigung der Ausatmung verharren Sie in dieser Weise und untersuchen Sie Ihre Körper- und ihre psychoemotionale Haltung. Aller Wahrscheinlichkeit nach hat Ihr Körper eine etwas zusammengesunkene, eingefallene Haltung angenommen, und Ihre Gefühle lassen sich wahrscheinlich zwischen Empfindungen von allgemeiner Schwäche und spezifischeren Empfindungen der Unsicherheit und Depression einordnen. Ein Mensch mit verengtem Brustkorb sieht aus und fühlt sich, als ob er ständig nur ausatmen würde. Die Muskelanspannung hält chronisch an und ist normalerweise verbunden mit der Blockierung des normalen Energieflusses aufwärts von Bauch und Zwerchfell.

Aus psychoemotionaler Sicht gesehen hat diese Person Schwierigkeiten, in dieser leicht gefühlsbetonten, lebensbejahenden Körperregion eine energetische Ladung aufzubauen und zu erhalten. Ihre Aktionen werden eher passiv als aggressiv sein, ihre Gefühle werden zu Depressionen neigen, ihre Handlungen werden eher von einer Art chronischer Furcht und Minderwertigkeitskomplexen geleitet sein als von Selbstbewußtsein und Eigeninitiative.

Eine solche Person neigt zu vielen Brustkorbkrankheiten wie Asthma, Bronchitis, Brusterkältungen und Brustschmerzen. Wenn ein Mensch das Leben mit verringerter Brustkapazität und damit verbunden mit ungenügender Luftkapazität und Energie angeht, hat er Schwierigkeiten, ,,es

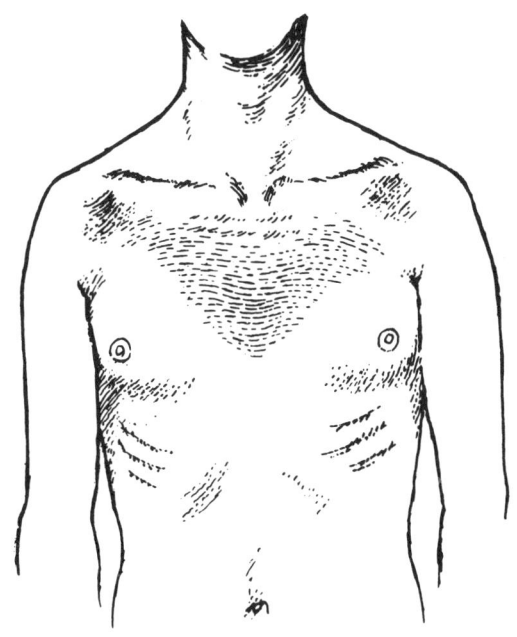

6.2. Zusammengezogener Brustkorb

sich zur Brust zu nehmen" und angenehm durch die Welt selbstbejahender Handlungen zu gehen. Da er fortwährend nur einen kleinen Teil seiner selbsterzeugten Gefühle der Liebe und Verbundenheit erlebt, muß er sich durch die Lebensenergie anderer Menschen inspirieren und erfüllen lassen. Das Resultat ist, daß ein solcher Mensch eher dazu neigt, die Rolle eines ,,Nehmenden'' als die eines ,,Gebenden'' einzunehmen. Die Kombination von chronisch festgehaltener Angst und Selbstschutz mit der üblichen Erfahrung einer zu geringen Menge an Luft- und Lebensenergie wird ihn regelmäßig in Qual- und Verzweiflungszustände pressen. Damit sich eine solche Person mehr als Ganzheit erleben kann, muß sie die Aspekte ihrer Atmung und ihrer Gefühle in dieser Region weiterentwickeln und lernen, wie sie die weiterentwickelten Herzensgefühle und verbesserte Atmung in eine Haltung von Liebe, Unabhängigkeit und Selbstvertrauen umwandeln kann.

Vor einigen Jahren arbeitete ich mit einer Frau, die Ende zwanzig und ein perfektes Beispiel für einen Menschen mit verengtem Brustkorb war, sowohl physisch als auch psychologisch. Ihr schmaler, unterentwickelter Brustkorb saß auf einem chronisch nervösen Magen. Ihre Hüften und ihre Beine waren voll und gut entwickelt. Sie sah fast so aus, als ob sie aus zwei Personen bestehen würde: oben ein furchtsames, deprimiertes kleines Mädchen und unten eine selbstbewußte, unabhängige Frau. Psychologisch gesehen litt sie an mangelhaftem Selbstvertrauen, an der Angst, alleine zu sein und an Schwierigkeiten, ihr Leben zu bewältigen.

Sowohl als Kind als auch in ihren Jugendjahren hatte sie eine liebevolle und gegenseitige Beziehung der Abhängigkeit zu ihrem Vater, die in veränderter Form anhielt, bis ihr Vater an Krebs starb, als sie vierundzwanzig Jahre alt war. Ihr Vater schien ihr den Antrieb und das Selbstbewußtsein zu geben, das sie brauchte, und als Dank bot sie ihm Hingabe und liebevolle Abhängigkeit.

Während sie sich in der aktiven Beziehung zu ihrem Vater befand, fühlte sie sich vollkommen und ohne Angst. Mit anderen Worten, solange Papa da war und sie sich auf ihn stützen konnte, verweilte ihr psychologisches System in einem Zustand minimalen Stresses. All die Jahre hindurch vermied sie meistens aggressive Konfrontationen und andere Situationen, die Forderungen an sie stellten, weil solche Dinge sie bis ins Innerste bedrohten. In ihrer Beziehung zu anderen Menschen tendierte sie meistens zu solchen Liebhabern und Freunden, die sie unterstützten, ohne viel dafür zurückzuverlangen. Das Entscheidende hierbei ist, daß die Art und Weise, wie sie sich bezüglich ihres Vaters fühlte, ihr wichtiger war als ihr Vater selbst. Nach seinem Tode ließ sie sich von einem Mann zum anderen und von einem Job zum anderen treiben, ständig auf der Suche nach einer Situation, in der sie wieder das gleiche warme, sichere Gefühl haben könnte wie bei ihrem Vater. Irgendwie suchte sie jemanden, der die Lücke, die ihr Vater gelassen hatte, ausfüllen würde. Diese „Lücke" war jedoch in ihrer Brust und konnte in Wirklichkeit von nichts und niemand anderem ausgefüllt werden als von ihr selbst.

Während ein anderer Therapeut annehmen würde, sie suche nach einer anderen Vaterfigur, würde ich sagen, daß sie nach irgend jemand suchte, Mann oder Frau, oder irgend etwas, eine Beziehung oder ein Gebilde, das ihr dieselben Gefühle ermöglichte, die sie in der engen Verbindung zu ihrem Vater empfand und schätzte.

Ich arbeitete mit dieser Frau regelmäßig sechs Wochen lang, indem ich eine Vielzahl von Prozessen und Techniken anwandte, wie zum Beispiel Gestalttherapie und Yoga, die ihr halfen, ihre Oben/unten-Trennung auszugleichen. Zusätzlich wandte ich häufig tiefe Atmungs- und bioenergetische Übungen an, um sie zu befähigen, die selbsterhaltenden, eigendynamischen Aspekte ihres Selbst vollständig zu erforschen, welche tief in ihrem Brustkorb und in ihren Eingeweiden begraben lagen.

Die Kombination von physischer Rekonditionierung und emotionaler Befreiung diente dazu, ihr zu gestatten, sich selbst neu zu gestalten, so daß sie eine solche Art von Beziehungen und niemals zufriedenstellende Bedingungen, die sie während ihres ganzen Lebens unterhalten hatte, nicht mehr brauchte. Die leere Stelle, die ihr Vater geschaffen und ausgefüllt hatte, wurde allmählich durch zwei vollständig atmende Lungen, einen offenen Gefühlskanal und ein steigendes Gefühl von Liebe und Selbstbewußtsein ersetzt, die aus diesen gesund funktionierenden KörperBewußtseins-Organen zu wachsen schienen.

Als wir unsere therapeutische Verbindung beendeten, fühlte sie sich selbst nicht nur anders, sondern sah auch völlig anders aus, so daß sie ein ausgeglichener, eigenverantwortlicher, unabhängiger Mensch mit ausgewogenen Bedürfnissen und Stärken geworden war. Ihr Brustkorb hatte sich entwickelt und war ausgefüllt, ihre Atmung hatte sich entspannt, und ihre Arme und ihr Gesicht waren bedeutend ausdrucksvoller und belebtergeworden. Dies war das Resultat der neuaufsteigenden Lebensenergie, die sie durchflutete.

ERWEITERTER BRUSTKORB

Eine Person mit erweitertem Brustkorb hat meist eine große, überentwickelte Brust. Diese Art psychosomatischer Struktur begünstigt eine Überladung an Energie und Erregbarkeit in dieser Region zum Nachteil einiger anderer KörperBewußtseins-Zonen, normalerweise des Beckens oder der Beine.

Um eine Vorstellung davon zu erlangen, wie es ist, einen ausgedehnten Brustkorb zu besitzen, sollten Sie tief einatmen und die Luft einen Augenblick anhalten, bevor Sie ausatmen. Während Sie die Luft einhalten, versuchen Sie, das Gefühl in Ihrem Körper und die damit verbundene psychoemotionale Haltung zu spüren.

Wenn ich auf diese Weise meinen Brustkorb aufblase (zu einem gewissen Grade ist er ohnehin auf diese Weise aufgeblasen), fülle ich mich, als ob ich meine Aggressivität aufpumpen würde. Diese „aufgeblasene" Haltung wird begleitet von einem Kontaktverlust zu meinen zarteren Aspekten. Wenn ich meinen Brustkorb aufblase, fühle ich mich stark und mächtig. Ich bemerke gleichzeitig, daß sich, wenn ich in dieser Weise die Luft anhalte, mein Bauch verengt und mein Zwerchfell versteift. Dadurch wird mein Kontakt zu meinen Eingeweiden und den dort lebenden Gefühle abgeblockt. Wenn ich eine Brustkorb-Ausdehnung habe, ist die allgemeine Haltung, die ich der Welt zeige, eine, die ausdrückt: „Ich bin o.k. Ich kann für mich selbst sorgen, ihr kümmert mich nicht." Tatsächlich scheint es genauso schwer für Menschen mit erweitertem Brustkorb zu sein, Energie von anderen Menschen zu empfangen, wie es für solche mit

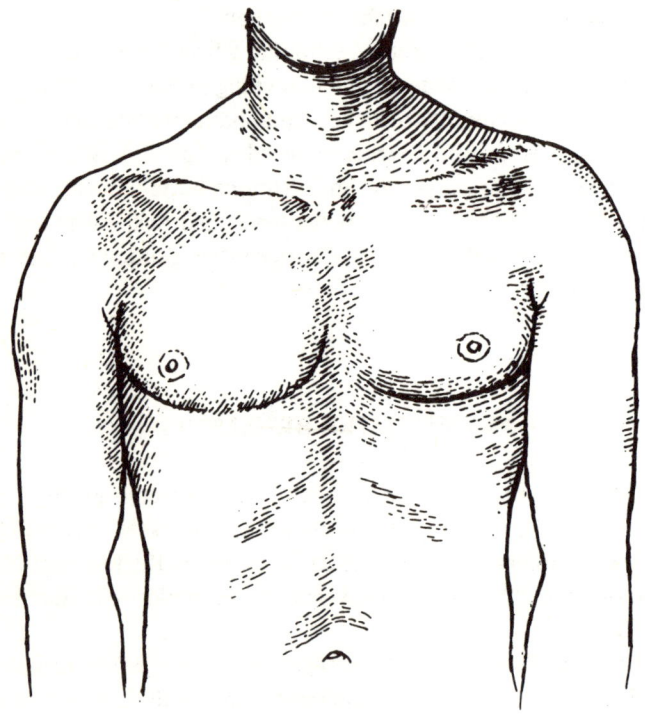

6.3. Ausgedehnter Brustkorb

verengtem Brustkorb ist, sie zu geben. Ich glaube, der Grund dafür ist, daß man Energie erst von anderen empfangen kann, wenn man vorher seine Maske fallenläßt, um diese Energie herauszulassen, etwas, womit ein Mensch mit erweitertem Brustkorb oft Schwierigkeiten hat.

Einer meiner engsten Freunde verkörpert diese Haltung des erweiterten Brustkorbs in perfekter Weise. Seymour ist ein Mann, dessen körperliche Erscheinung machtvoll und beeindruckend ist. Seine Größe von 1,85 m paßt zu den 91 kg Gewicht seines KörperBewußtseins. Seine aufrechte Gestalt und sein tonnenartiger Brustkorb ruhen auf Beinen und Hüften, die irgendwie zu dünn und unelastisch erscheinen, um einen so großen, mächtigen Mann zu tragen. Dennoch sind seine Bewegungen koordiniert und seine Handlungen selbstsicher. Seymour ist immer ein körperlich gesunder Mann gewesen, nur gelegentlich litt er unter Schmerzen im unteren Rückenbereich und Verdauungsstörungen, die durch ein wenig zuviel Streß und viel zu viele Süßigkeiten verursacht wurden. Er ist ein sehr aktiver Bürger in seiner Gemeinde, ein erfolgreicher und hart arbeitender Geschäftsmann, ein hingebungsvoller Ehemann und stolzer Vater. In vielen Beziehungen ist Seymour ein Musterbeispiel amerikanischer Männlichkeit. Er hat keine Schwierigkeiten, seine Macht- und Wutgefühle auszudrücken. Wenn er sich ärgert, brüllt er solange, bis er sich von seiner Emotionsladung befreit hat. Dann windet er sich und entschuldigt sich bei jedem, der dabei war, für sein lautes Verhalten. In vieler Hinsicht ist Seymour ein voll entwickelter, sich frei ausdrückender Mensch.

Dennoch hat Seymour etwas Tragisches an sich. Er weint nie und erlaubt sich nur selten, etwas von anderen zu verlangen. Er wird verlegen beim Anblick von sanften und zarten Empfingungen . . . es fällt ihm schwer, seine wahren Gefühle zu zeigen. Irgendwie sind viele von Seymours weicheren, mehr empfangenden Fähigkeiten irgendwo in seinem KörperBewußtsein begraben worden. Dadurch kommen sie nur selten an die Oberfläche, und wenn, dann sind sie meistens verzerrt und tauchen als Humor, Bescheidenheit oder Zorn verkleidet auf. Ich bin mir bewußt geworden, daß die Weichheit in Seymour tief in seiner Tonnen-Brust versteckt liegt. Dadurch tauchen seine Tränen in aller Stille auf, seine zärtliche Zuneigung wird durch dicke Muskeln in Macht und Aggression übertragen, und sein Herz schlägt wild und dennoch leise hinter einer ganzen Panzermauer.

Es scheint etwas mehr an Geduld zu erfordern, eine Person wie Seymour zu lieben, aufgrund der Mauer, die er durch seine ,,Front'' um sein

Ich gezogen hat. Durch einige Erfahrung habe ich gelernt, diese spezielle Art von Güte und Liebe, die diesem Obelix-Körpertypus innewohnt, zu würdigen. Meine Freundschaft mit Seymour zum Beispiel ist manchmal sehr kompliziert gewesen, aber wenn wir unsere Panzerung gelöst und uns ein wenig beruhigt haben, ist die Liebe, die zwischen uns entsteht, auf angenehme Weise dynamisch und ehrlich. Seymours Nachname ist Dychtwald. Er ist mein Vater.

Es gibt eine Menge Leute wie meinen Vater, die ihr KörperBewußtsein derartig ausgebildet haben. Durch ein übermächtiges Verlangen, sich unter Kontrolle zu halten und stark zu erscheinen, entwickelt ein Mensch mit ausgedehntem Brustkorb diesen übermäßig und begräbt darin alle Gefühle der Zärtlichkeit und Aufnahmebereitschaft. Hinzu kommt, daß die Überbetonung der oberen Körperteile normalerweise den Gefühls- und Sexualzentren einen Großteil an Energie und Aufmerksamkeit entzieht. Aufgrund der Energie, die benötigt wird, um solch einen mächtigen Herzmotor zu unterhalten, ist das KörperBewußtsein gezwungen, den weicheren, tieferen Elementen den Brennstoff zu entziehen.

Während ein Mensch mit verengtem Brustkorb unter einer chronisch eingefallenen Brust leidet, die von einem eingefallenen Ego begleitet wird, ist die übermäßig ausgedehnte Brust bezeichnend für ein aufgeblasenes Ego. Alexander Lowen drückt dies so aus: ,,Es erinnert einen an die Fabel vom Frosch, der versuchte, sich zur Größe eines Bullen aufzublasen.''[9] Während ein Mensch mit verengtem Brustkorb dazu neigt, aufgrund seiner zu gering ausgefüllten Brustkasten-Region unter Depressionen und Qualen zu leiden, leidet eine Person mit erweitertem Brustkorb ,,unter Problemen wie chronischer Unruhe, übermäßiger Anspannung, hohem Blutdruck und einer möglichen Veranlagung zu Tuberkulose und Herzproblemen''.[10]

Ein weiterer Aspekt der Brustform trifft eher bei Frauen zu. Ich bin häufig nach dem Zusammenhang zwischen den Brüsten einer Frau und ihren Persönlichkeitseigenschaften gefragt worden. Bis zum heutigen Tage bin ich nicht auf einen überzeugenden Beweis gestoßen, der annehmen läßt, daß es überhaupt eine Beziehung gibt. Mir ist jedoch aufgefallen, daß, welche Größe die Brüste auch immer haben mögen, sie normalerweise fester und voller sind, wenn die Brustmuskulatur gut entwickelt ist. Daher neigen Frauen mit erweitertem Brustkorb eher zu festeren Brüsten als Frauen mit zusammengezogenem Brustkorb.

Ein anderes Merkmal bezüglich der Brustgröße fiel mir auf. Die Brüste der meisten Frauen sind irgendwie asymmetrisch; es ist nicht außergewöhnlich, daß eine Brust eine etwas andere Form und Größe hat als die andere. Ich glaube, daß die größere Brust diejenige Seite des Charakters der Frau widerspiegelt, die am meisten entwickelt ist; die Seite, die sie öfter im täglichen Leben verwendet. Ich spreche hierbei nicht nur davon, welche Seite physisch aktiver ist, sondern auch, welche Seite psychoemotional aktiver ist. Erinnern Sie sich an Kapitel 2, in dem ich erklärte, daß die linke Körperseite die weiblichen Persönlichkeitsmerkmale wiederzugeben scheint, während die rechte Seite sich auf die männlichen Merkmale bezieht. Frauen, die sehr männlich und selbstsicher in ihrem Verhalten sind, haben meistens eine größere rechte Brust. Andererseits haben Frauen, die sich vorwiegend weiblicher oder passiver verhalten, eine größere linke Brust. Diese Korrelation hat sich in all den Jahren, in denen ich sie zur Bestimmung der bevorzugten Seite, mit der eine Frau dem Leben gegenübersteht, benutzte, als bemerkenswert hoch erwiesen.

Weder Brustkorb-Erweiterung noch Brustkorb-Einengung stellen die gesündeste aller Brustkorb-Haltungen dar. Es ist vielmehr das Gleichgewicht zwischen diesen beiden Extremen, das die vitalste und liebenswerteste aller Möglichkeiten darstellt. Auf die gleiche Weise, wie ein Atemzug sowohl aus Ein- als auch aus Ausatmung besteht und liebevolle Beziehungen sowohl aus der Fähigkeit, die Welt ständig neu zu erleben, jeden Atemzug kräftig zu beginnen und frei und offen jede Empfindung des KörperBewußtseins auszudrücken. In einem solchen nicht eingeschränkten Individuum spiegelt die Schönheit und Kraft der Brustkorb-Region des KörperBewußtseins das Gleichgewicht von weich und hart, innen und außen, Geben und Empfangen, Ausdehnung und Verengung wider. Indem sich diese fünfte Chakra-Region auf die zwischenmenschlichen Beziehungen konzentriert, die menschliches Sein ausmachen, die in Leidenschaft getaucht sind und vom Pulsieren des Lebens als solchem ausgehen, beachtet sie alle Merkmale des KörperBewußtseins und sammelt sie sowohl innen im eigenen Selbst als auch nach außen gegenüber allen anderen lebenden Kreaturen, die zusammen die Ganzheit des Lebens auf Erden ausmachen.[11]

KAPITEL
7

SCHULTERN UND ARME

Schultern, Arme, Hände und obere Rückenpartie stehen in erster Linie
mit den ,,handelnden'' und ,,ausdrückenden'' Charakteraspekten in Zusammenhang. Durch Untersuchung ihrer Form und Funktion können wir
einiges darüber erfahren, wie ein Mensch mit sich selbst in der Welt zu-
rechtkommt.

DIE SCHULTERN

Die Schultern sind eng verbunden mit dem Brustkorb. Denn sie liegen
nicht nur quer über den Rippen, sondern erstrecken sich auch über die gesamte Vorderseite der Brust, wo sie mit dem Brustbein verbunden sind,
und den Rücken hinab, wo sie in die Scapulae (Schulterblätter) überge-
hen. Aufgrund dieser Lage sind die Schultern für die Vermittlung zwischen den emotionalen Kräften des Rumpfes und den expressiven Elementen der Arme und Hände verantwortlich.

An dieser Stelle ist es wieder einmal hilfreich, wenn Sie dieses Buch zur
Seite legen und sich selbst betrachten. Achten Sie dieses Mal auf Ihre
Schultern. Erscheinen sie Ihnen sehr gut ausgebildet, oder sind sie schmal
und unterentwickelt? Sind Ihre Schultermuskeln dehnbar und locker,
oder fühlen sie sich verspannt und hart an? Ist ein Unterschied zwischen
Ihrer rechten und Ihrer linken Schulter festzustellen? Sind Ihre Schultern
nach vorne geneigt oder nach hinten gebogen? Bewegen Sie nun Ihre
Schultern und versuchen Sie, einen Sinn für Ihren möglichen Bewegungsspielraum zu bekommen. Beobachten Sie beim Bewegen der Schultern,
was mit den benachbarten KörperBewußtseins-Regionen geschieht. Versuchen Sie, jede Art und Weise zu erspüren, wie Ihre Schultern mit den
Armen, der Brust, dem Zwerchfell, dem Bauch, dem Becken, den Beinen
und Füßen verbunden sind. Sind sie vollkommen verbunden? Wenn
nicht, wo ist die Verbindung unterbrochen? Stellen Sie sich nun, während
Sie Ihre Schultern gebrauchen, einige verschiedene emotionale Haltungen
vor, wie zum Beispiel Glück, Angst, Zorn, Trauer, Müdigkeit, Niederge-
schlagenheit, Übermut, Überbelastung, Stolz, Selbstsucht und Bescheidenheit. Während Sie jede dieser psychologischen Haltungen annehmen,
achten Sie darauf, welche Informationen die Stellung Ihrer Schultern vermittelt, die diese Haltung zeigt. Wenn Sie mit der Darstellung dieser verschiedenen Eigenschaften fertig sind, erlauben Sie Ihren Schultern, wie-

der ihre natürliche Haltung einzunehmen, und versuchen Sie, einen Sinn dafür zu bekommen, welche Aspekte Ihres Charakters oder Ihrer emotionalen Geschichte durch die gewohnte Haltung Ihrer Schultern vermittelt werden.

Im Vergleich zu vielen der anderen KörperBewußtseins-Regionen, die wir erörtert haben, sind die Schultern einfach zu lesen, denn sie können ein Vielzahl von verschiedenen Formen und Stellungen annehmen, die leicht wahrzunehmen sind. Wenn ich die Schultern eines Menschen betrachte, versuche ich mir vorzustellen, welche gefühlsmäßige Erfahrung er gerade macht oder gemacht hat, so daß seine Schultern sich nun in dieser Stellung befinden. Man nimnmt bei dieser Art des KörperBewußtsein-Lesens an, daß der Mensch tatsächlich solche Erfahrungen gemacht hat und ein Segment seines Alltagscharakters den entscheidenden Gehalt dieser Erfahrung aufgebaut hat.

Vielleicht waren Sie beispielsweise in Ihrer Jugend einmal sehr erschreckt oder geschockt. Ihre Schultern schnellten nach oben und Ihre Wirbelsäule prickelte, so wie beispielsweise Ihre Katze einen Buckel macht, wenn sie sich bedroht fühlt. Normalerweise ist es so, daß, wenn wir erschreckt werden, die unmittelbare Bedrohung sich schließlich zu unserer Zufriedenheit auflöst und wir uns am Ende wieder entspannen und eine unerschrockene KörperBewußtseins-Haltung einnehmen.

In manchen Fällen jedoch lösen sich die Ängste eines Menschen nicht ganz, und seine Schultern behalten ihre gebogene und starre Haltung bei, lange nachdem die unmittelbare Angst sich gelegt hat. Wenn dies geschieht, sagt man, daß dieser Mensch seine Furcht verinnerlicht und diese Schreckenserfahrung sich in der Struktur des gesamten KörperBewußtseins festgesetzt hat und so eine Art ,,eingefrorenes Erlebnis'' geworden ist. An diesem Punkt verzerrt sich das natürliche Wachstum des Körper-Bewußtseins und beginnt, sich um die erschreckte Haltung und seine entsprechenden Verspannungen herum zu formen. Schließlich wird das ,,eingefrorene Erlebnis'' vollkommen in den Charakter und den Körperbau des Individuums integriert.

David Boadella erläutert in folgender Passage von *Wilhelm Reich: The Evolution of His Work,* auf welche Weise eingefrorene Erlebnisse die Charakterstruktur beeinflussen:

Ein grundlegender Konflikt, den ein Mensch in einem bestimmten Stadium seines Lebens hinterließ, hat seine Spuren in seinem Charakter in Form einer defensiven Starrheit seiner Einstellung, seines Verhaltens und seines Ausdrucks. Der Charakterpanzer band die emotionale Aufladung des ursprünglichen Konflikts zusammen und gewährte Schutz gegen die Gefühlsstürme, die zu der Zeit hervorgerufen wurden. Könnte man nun die starre Charakterhaltung interpretieren und lösen, so könnten die eingefrorenen Gefühle wieder in Fluß kommen . . . Das Gefühl war im Charakteraufbau zusammengebunden, und es wäre keine völlige emotionale Entlastung oder psychoanalytische Heilung möglich, solange der ursprüngliche Charakteraufbau seine defensive Funktion beibehielte, die den Patienten gegen starke Gefühle panzert.[1]

Diese Art des emotionalen Haltens und Blockens spiegelt sich ebenfalls in der Körperstruktur wider und tendiert insbesondere dazu, die Art und Weise unserer Selbsterhaltung zu beeinflussen. Es gibt eine Vielzahl von ,,eingefrorenen Erlebnissen'', die sich regelmäßig in den Schultern festzusetzen scheinen, und viele davon konzentrieren sich darauf, wie die jeweilige Person auf die Anforderungen und Belastungen ihres Lebens reagiert. Die Form dieses KörperBewußtsein-Bereiches enthüllt buchstäblich, wie schwer die Verantwortung ,,auf den Schultern'' dieses Menschen ,,lastet''.

Gebogene, runde Schultern

Hängende, runde Schultern vermitteln die Botschaft, daß der Mensch sich fühlt, als ob er die Last der ganzen Welt auf seinen Schultern trage. Menschen mit hängenden Schultern scheinen mehr Verantwortung auf sich zu nehmen, als sie aufgrund ihres Aufbaus verkraften können. Als Folge davon zeigen sie der Welt die Haltung eines vom Leben an sich überlasteten Menschen.

Hochgezogene Schultern

Schultern, die bedeutend höher gehalten werden als sie normalerweise sein sollten, deuten eine ängstliche Haltung an. Wie ich schon erwähnt habe, neigen wir dazu, unsere Schultern in Richtung unserer Ohren hochzuziehen, wenn uns etwas Angst macht. Wenn die Angst weicht, entspannen sich unsere Schultern und kehren in ihre normale Ruhestellung zurück. Sind wir aber nicht in der Lage, uns von unserer Furcht zu befreien, so bleiben unsere Schultern oben und schließen uns in einen eingefrorenen Zustand von chronischer Furcht ein. In Extremfällen sieht ein Mensch mit stark angehobenen Schultern in etwa aus wie eine Schildkröte, die versucht, ihren Kopf in den schützenden Panzer zurückzuziehen. Da der ursprüngliche Grund der Furcht im Normalfall längst nicht mehr existiert, tendiert der Mensch dann dazu, seine nur verinnerlichte Furcht in

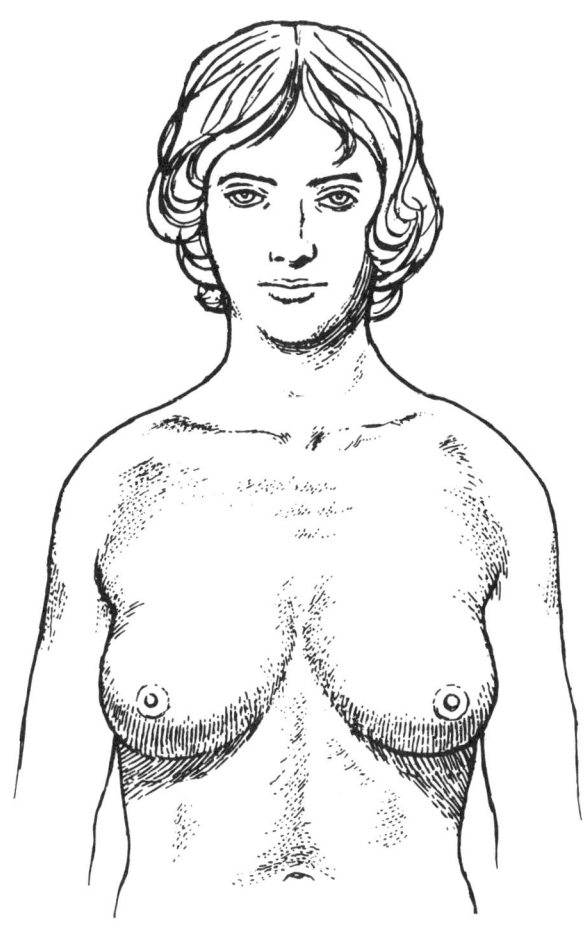

7.1. Gebogene, runde Schultern

irrationaler Weise auf neue Objekte oder Situationen zu projizieren. Diese Art der KörperBewußtseins-Haltung entspricht oft einem paranoiden Geisteszustand.

Gestraffte Schultern

Sie sind die typisch männlichen Schultern. Sie vermitteln ein Gefühl von Macht und Selbstsicherheit und einer Fähigkeit, „die Last tragen zu können". Der Mensch mit rechteckigen Schultern macht sich im allgemeinen viele Gedanken darüber, welchen Eindruck er auf die Umwelt macht. Tatsächlich tragen ja viele Menschen Kleider mit ausgepolsterten Schultern, um kraftvoller und dynamischer zu wirken, als sie wirklich sind. In diesem Sinne können die Schultern sogar mit der Entwicklung des Ego verglichen werden. Das heißt, wenn die Schultern überentwickelt sind, zeigen

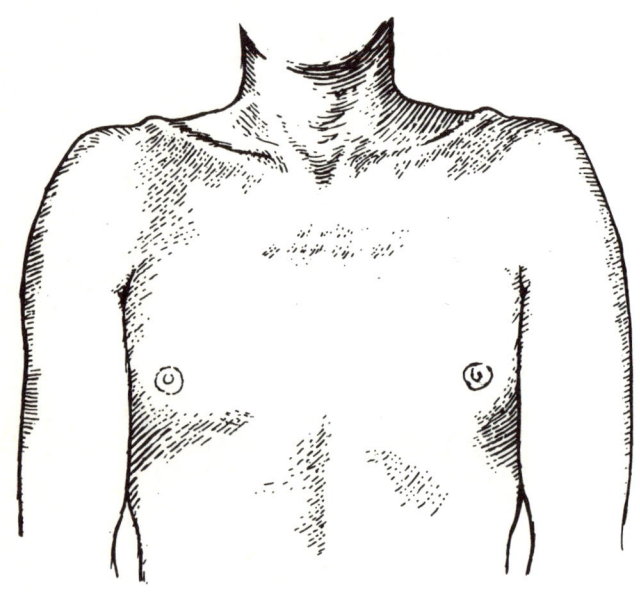

7.2. Hochgezogene Schultern

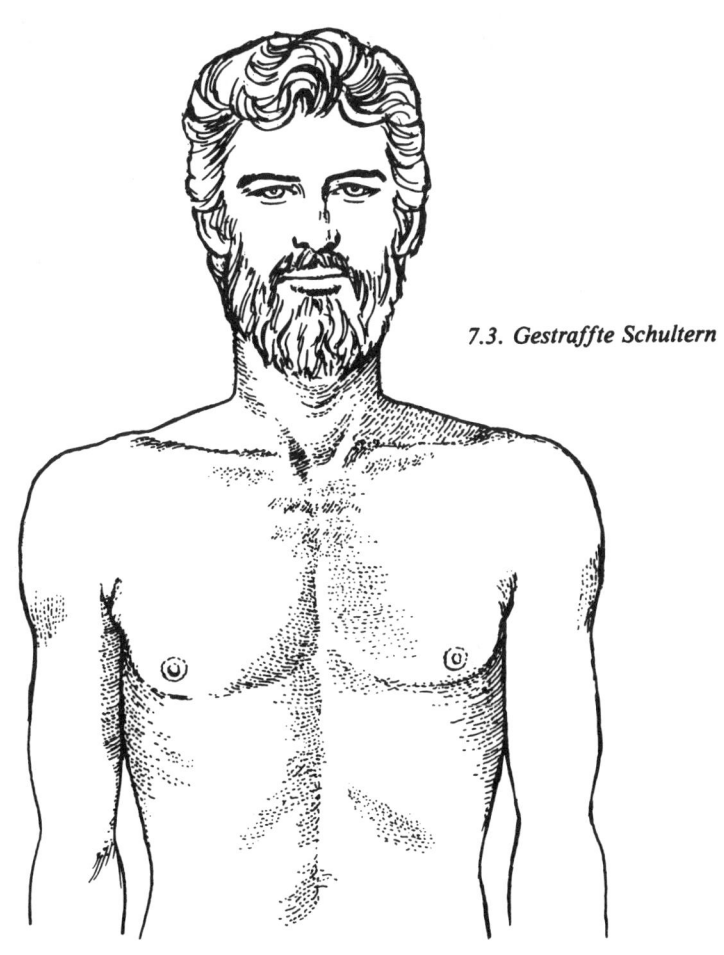

7.3. Gestraffte Schultern

sie ein übermäßig entwickeltes Ego an, wie bei Menschen mit erweitertem Brustkorb. Wenn sie schmächtig und unterentwickelt sind, spiegeln sie ein schwaches Ego wider, wie bei Menschen mit verengtem Brustkorb.

Vorgebeugte Schultern

Eine ansehnliche Anzahl von Menschen hat Schultern, die sich zur Vor-

derseite des Körpers hin krümmen und dadurch die Brust teilweise zu umfassen scheinen. In diesem Fall ist die linke Schulter in der Regel mehr
nach vorne gebogen als die rechte. Nach vorne gebeugte Schultern bedeuten normalerweise eine chronische Haltung des Selbstschutzes und eine
Furcht, verletzt zu werden. Der Betreffende hält sich vielleicht für höchst
verletzlich und empfindlich und versucht, seine Brust und sein Herz zu
schützen, indem er seine Schultern und Arme nach vorne zieht. Wenn
aber die Schultern auf diese Weise gedreht werden, ziehen sich die Muskeln des Brustkorbes zusammen und spannen sich an, wobei sie dadurch

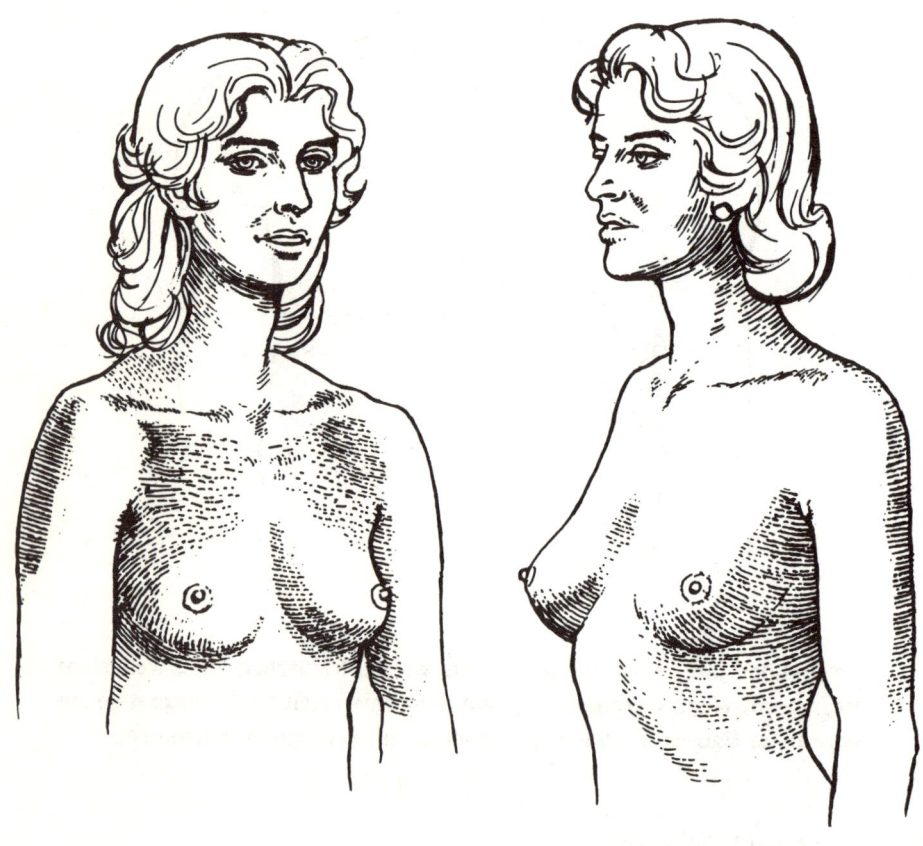

7.4. Vorgebeugte Schultern

7.5. Zurückgezogene Schultern

noch verletzlicher und empfindlicher werden. Die nach vorne geneigten Schultern und der zusammengezogene Brustkorb werden häufig von flachem Atem und einem Einbehalten von Emotionen in Bauch und Zwerchfell begleitet.

Zurückgezogene Schultern

Ein Mensch mit zurückgezogenen Schultern sieht aus, als ob er sich selbst zwingen müsse, nicht die Beherrschung zu verlieren und jemanden zu schlagen. Es ist fast so, als ob dieser Mensch sich über seine Situation ärgert und auf die Welt einschlagen möchte, es aber nicht kann. Statt dessen wird der emotionale Gehalt dieses Gefühls in seine Muskulatur eingeschlossen und so wiederum zu einer Form des ,,eingefrorenen Erlebnisses''. Ich habe festgestellt, daß sehr viele Leute, die unter Arthritis in den Schultern, Armen oder Händen leiden, zurückgezogene Schultern zu haben scheinen. Das könnte bedeuten, daß der Konflikt ,,Losschlagen oder nicht'' die Gelenke so stark einbezieht, daß die Muskeln dieser Regionen buchstäblich zwischen diesen widersprüchlichen Impulsen ,,hin- und hergerissen'' werden.[2]

Schmale Schultern

Gelegentlich begegne ich Menschen mit extrem schmalen Schultern, nicht unbedingt gebeugt oder zurückgezogen oder angehoben, sondern einfach schmal. Es sieht fast so aus, als ob jemand ihre Schultern zusammengepreßt hätte, so daß sich die ganze Brusthöhle und der Schultergürtel zusammengezogen haben. Da unsere Schultern im allgemeinen widerspiegeln, auf welche Weise wir die Verantwortung für unser Leben auf uns nehmen, scheint es fast, als ob schmale Schultern eine ,,geschmälerte'' Fähigkeit, mit dem Leben fertig zu werden, widerspiegeln. In der Tat haben Menschen mit extrem schmalen Schultern gewöhnlich große Schwierigkeiten, der Belastungen und Probleme des täglichen Lebens Herr zu werden. Da ihnen die Stärke und Breite der Schultern fehlt, um ihr Leben mit Entschiedenheit in ihre eigenen Hände zu nehmen, können sie unter Umständen emotional schwach und abhängig scheinen, und dies aufgrund der Unzulänglichkeit dieses ,,handelnden'' Bereiches des Körper-Bewußtseins.

Ein interessanter Zusammenhang besteht auch zwischen der relativen Höhe der Schultern und der Art und Weise, wie ein Mensch seiner sexuellen Rolle begegnet. Ebenso wie bei der weiblichen Brust steht die linke Schulter in Zusammenhang mit den ,,femininen'' Zügen des Selbst, während die rechte Seite den ,,maskulinen'' Zügen entspricht. Ist die rechte Seite tiefer als die linke, wie es bei den meisten Männern der Fall ist, zeigt dies oft, daß dieser Mensch der Welt in einer überwiegend maskulinen Haltung gegenübertritt, besonders in bezug auf Verantwortung und zwischenmenschliches Verhalten. Die tiefere rechte Schulter zeigt entschiedene und kontrollierte Züge im Verhalten an. Wenn andererseits die linke

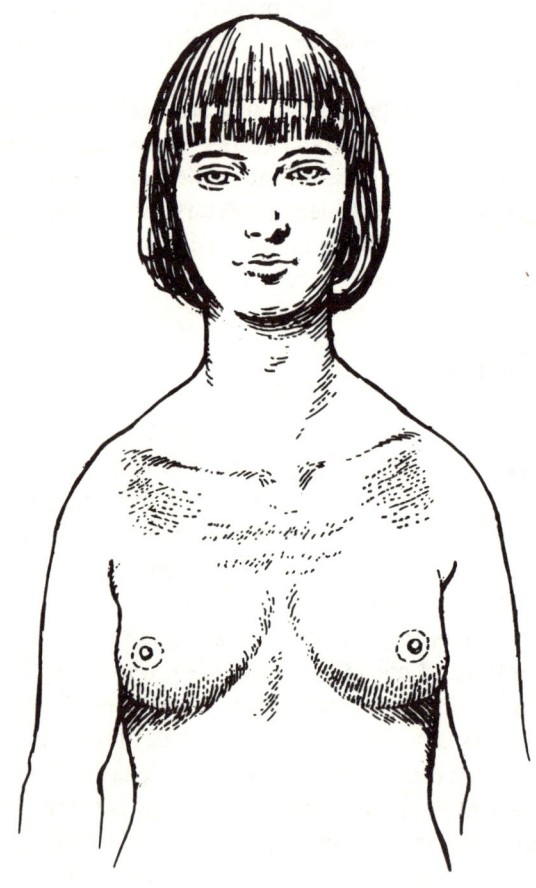

7.6. Schmale Schultern

Schulter die tiefere ist, spiegelt dies häufig einen empfangenden „femininen" Stil im Umgang mit anderen wider.[3]

ARME UND HÄNDE

Uneingeschränkte Gefühle und Energie fließen durch den Brustkorb und aufwärts in die Schultern und Arme und durch den Hals in das Gesicht. Die Arme und Hände bilden die Kanäle, durch die sehr viele funktionelle Emotionen ausgedrückt werden; sie können Handlungen wie Schlagen, Streicheln, Stoßen, Packen, Halten, Nehmen, Geben, Ausstrecken, Manipulieren, Fühlen, Sich-Schützen und Sich-Ausdehnen weiterübertragen oder erzeugen.

Denken Sie beispielsweise an jemanden, den Sie sehr lieben. Konzentrieren Sie sich ganz darauf, diese Liebe in Ihrem ganzen KörperBewußtsein zu fühlen. Wenn die Ströme dieses Gefühls sich aufladen, schließen Sie bitte die Augen und erforschen Sie in Ihrem Körper, wo diese Liebe hingehen will.

Wenn ich in meinem Körper für jemanden Liebe empfinde, bemerke ich zusätzlich zu dem Gefühl von Wärme und Hingezogenheit in meinem Becken, daß meine Hände und Arme zu kribbeln beginnen. Dies ist ein Hinweis auf die subtilen Dehnungen und Zusammenziehungen, mit denen sie die Gefühle zu sich lenken. Wenn ich dieses Gefühl habe, ist meine unmittelbare Reaktion, daß ich diese Person umarmen möchte. Auf diese Weise konzentriert sich mein KörperBewußtsein darauf, diese Gefühle von Liebe auszudrücken. Wenn ich jedoch nicht in der Lage bin, diese Emotionen auszudrücken, dann verschwinden sie nicht sofort, sondern werden einfach vorübergehend in meine gesamte Haltung eingefroren.

So ähnlich verhält es sich, wenn Sie sich nun einen Moment lang vorstellen, daß Sie jemanden zutiefst hassen. Schließen Sie die Augen und gestatten Sie sich, zu empfinden, was Sie mit diesem Haß gerne tun würden. Aller Wahrscheinlichkeit nach werden Sie sich vorstellen, daß Sie diese Person mit aller Kraft schlagen oder zusammendrücken. Bei dieser Vorstellung haben Sie vielleicht Ihre Arme und Hände zur Vorbereitung auf den Angriff angespannt. Wenn wir Haß fühlen und ihn ausdrücken wollen, wandert die Energie gewöhnlich durch unseren Bauch und den Brustkorb in die Schultern und Arme — wo wir oft diese Gefühle aufgrund einer „besseren Einsicht" stoppen. Während eine „bessere Einsicht" eindeutig dazu beiträgt, daß wir alle uns zivilisiert benehmen, verursacht sie ebenso häufig chronische Verspannungen in unseren Armen und Händen, die zum „eingefrorenen Erlebnis" werden.

Vom psychosomatischen Standpunkt aus gesehen sind Ihre Arme und Hände den Beinen und Füßen bemerkenswert ähnlich. Während die Beine sich vom Becken aus nach unten erstrecken und dazu da sind, Ihnen im Hinblick auf die Erde und die Gravitationskraft einen festen Stand zu geben und Sie beweglich zu machen, gehen die Arme vom Herzen aus und sind dazu da, Ihnen im Hinblick auf die Welt von Menschen und Dingen festen Halt zu geben. Sie teilen anderen Menschen durch Ihre Bewegungen, Handlungen und Funktionen die Gefühle Ihres KörperBewußtseins mit. Ihre Arme können sogar als Sonden gesehen werden, die in die Welt hinausragen, nicht nur von Ihrem Brustkorb aus, sondern auch von Ihren Beinen, dem Becken, Bauch, Hals und Kopf aus. Sie geben sehr viel Informationen über das, was draußen vorgeht, nach innen zu Ihrem KörperBewußtsein weiter.

Ebenso wie Ihre Beine bestehen auch Ihre Arme aus Gelenken und Abschnitten, durch die viele verschiedene Energien und Gefühle fließen können. Auch sie sind psychosomatische Kreuzungen, die den Energiefluß am Grad der Vitalität oder des Unwohlseins des Gliedes messen und seine Fähigkeit, dem gesamten Organismus zu dienen, registrieren. Wie ich bei meiner Erörterung der Beine schon erwähnt habe, bestimmen und widerspiegeln die relative Beweglichkeit und Geschmeidigkeit Ihrer Gelenke die Art und Weise, wie Sie sich in der Welt bewegen. Somit entspräche die Geschmeidigkeit Ihrer Arme der Art und Weise, wie Sie sich durch die Welt der zwischenmenschlichen Beziehungen und die des Gebens-und-Nehmens bewegen.

Oscar Ichazo, Gründer der Arica School of Human Development, beschreibt die Arme folgendermaßen: Die Oberarme „spiegeln unsere Stärke wider". Die Ellenbogen zeigen die „Leichtigkeit oder Unbeholfenheit . . ., mit der wir uns durch die Welt bewegen". Die Unterarme „sind die Mittel, die wir zur Hilfe nehmen", und die Hände „werden gebraucht, um zu geben und zu nehmen und nach Zielen zu greifen".[4]

Gesunde, nicht eingeschränkte Arme sind stark und dennoch beweglich, kraftvoll und dennoch sanft, sie können sowohl greifen und halten als auch sich zurückziehen, sowohl geben als auch nehmen, sowohl streicheln als auch schlagen. Auch hier scheint wieder, daß die energetische

Vitalität in Armen und Händen von der Fähigkeit des Organismus abhängt, eine ganze Skala von Gefühlen und Handlungen frei auszudrücken. Wie bei den Beinen gibt es vier Hauptversionen, wie Unausgewogenheit der Energie in den Armen verkörpert ist: 1. Schwache, unterentwickelte Arme; 2. massive, übermuskuläre Arme; 3. dicke, unterentwickelte Arme; 4. dünne, feste Arme.

Schwache, unterentwickelte Arme

Schwäche in den Armen tritt in der Regel auf, wenn Energie und Ausdruck im Brustkorb oder Bauch und oft in den Schultern festgehalten wird. Der Betreffende klagt über Schwächegefühle und Kraftlosigkeit in seinen Armen und zeigt entsprechend eine mangelnde Fähigkeit, sein Leben in den Griff zu bekommen. Diese Gefühle werden begleitet von kalten oder klammen Händen und einem Gefühl der Machtlosigkeit im Umgang mit Menschen und Dingen. Wilhelm Reich sagte dazu, ,,das Leben solcher Patienten ist geprägt von einem allgemeinen Mangel an Initiative''.[5]

Massige, übermuskuläre Arme

Massive oder überentwickelte Muskulatur in den Armen entspricht gewöhnlich einem Mangel an Geschmeidigkeit oder Takt in der Art, wie der Betreffende sich ausdrückt oder Beziehungen unterhält.. Folglich geht er in der Regel verhältnismäßig gefühllos mit anderen Menschen um und behandelt sie wie ,,Dinge''. In solchen Beziehungen fehlt dann der echte Kontakt und die direkte Kommunikation. Dieser Mensch wird Zuflucht zu brutaler Gewalt nehmen im Bestreben, das, was er will, zu ergreifen und festzuhalten. Außerdem werden seine Bewegungen etwas gezwungen und linkisch sein und die Schwierigkeiten erkennen lassen, die er mit geschmeidigen Bewegungen und Umgang mit anderen hat.

Dünne, feste Arme

Starre Armmuskeln zeigen, daß der Betreffende etwas Zugreifendes, Zupackendes in seinem Wesen hat. Der Fluß und die Bewegung der Energie durch seine Arme sind zwar koordiniert und wirksam, aber oft auch abrupt und spastisch. Obwohl der Mensch durchaus Kontakt aufnehmen kann, so hat er doch Schwierigkeiten, etwas für längere Zeit festzuhalten. Es bereitet ihm Mühe, seine Aufmerksamkeit und seinen Ausdruck konzentriert zu halten. Die Konflikte, die seine Arme beleben, befinden sich überwiegend in den Gelenken, treten zutage in Form von Verletzungen, Zerrungen, Verenkungen, Verspannungen und anderen Zuständen, die auf unzusammenhängende Energie zurückzuführen sind.

Dicke, unterentwickelte Arme

Wie bei den Beinen, so zeigen auch extrem dicke und schlecht entwickelte Arme eine leblose und träge Art zu handeln. Der Mensch, der sich auf diese Weise entwickelt hat, wird im allgemeinen nur mühsam aktiv und hält seine Energie im Verlauf einer Tätigkeit nur schwer in Gang, da sein eigenes Gewicht und seine emotionale Trägheit so schwer auf ihm lasten, daß er sich buchstäblich in seinem eigenen Körper vergräbt. Wenn dieser Mensch sich einmal um etwas bemüht, so neigt sein Ausdruck dazu, dramatisch und unbeholfen zu wirken, da es in seinem Bereich des KörperBewußtseins an Geschmeidigkeit und Energiefluß fehlt.[6][7]

Vor einiger Zeit leitete ich eine kleinere Gestalt-Sitzung in Berkeley, Kalifornien, und konnte eine Situation beobachten, bei der die psychosomatische Natur der Arme sehr deutlich wurde,

Eine der Frauen in der Gruppe klagte über ein häufig auftretendes, starkes Kältegefühl in Armen und Beinen. Sie war eine sehr gut aussehende Frau, der man ihre fünfunddreißig Jahre nicht ansah. Ihr Körper war schlank, mit leicht aufgeblähtem Bauch — ein Ausdruck angestauter Gefühle —, einem leicht zusammengezogenen Brustkorb — gleichbedeutend mit mangelnder Selbstsicherheit — und schmalen, schwachen Armen und Beinen, die ohne Verbindung an ihren Schultern und Hüften zu hängen schienen. Darüber hinaus atmete sie etwas flach. Sie schien sehr intelligent und ein wenig befangen.

Sie erklärte, daß ein Arzt ihren Zustand als ,,Raynaudsche Krankheit'' diagnostiziert habe, die sich in einer Verengung der Blutgefäße ausdrückt und eine Beeinträchtigung der Blutzirkulation in Händen, Füßen, Ohren und Nase bedingt. Die Hände sind hierbei am häufigsten betroffen. Sie können blaß, gefühllos und rötlich werden.[8] Um von ihren „rein physischen" Symptomen befreit zu werden, habe sie schon einige Heilpraktiker und Therapeuten aufgesucht, die ihr zu einer Umstellung ihrer Eßgewohnheiten, Meditation, Yoga, Biofeedback-Training und vielen anderen Methoden und Techniken geraten hatten. All diese Methoden hatten ihr offensichtlich geholfen, gelassener und selbstbewußter zu werden, aber keine hatte sie von den Raynaudschen Symptomen befreit.

Als sie der Gruppe ihr Problem darlegte, ging ich bei meinen Nachforschungen von meiner Überzeugung aus, daß die Arme in erster Linie mit den zwischenmenschlichen Beziehungen zu tun haben. Ich ließ sie also sich in der Gruppe umherbewegen und konfrontierte sie mit jedem Mitglied. Sie sollte sich dabei weit genug von dem Betreffenden entfernt aufstellen, daß ihre Hände sich nicht kalt anfühlten. Sie ging von einem zum anderen und blieb in einer Distanz, in der sie sich physisch wohl fühlte. Diese einfache Übung ergab interessanterweise, daß sie sich von jedem Mitglied verschieden weit entfernt stellte. Durch die Übung wurde ihre Vorstellung vom notwendigen, persönlichen Spielraum direkt vom bewußt/unbewußten Bereich in den sichtbar/physischen Bereich übertragen.[9] Als sie sich stärker in dieses Erlebnis einließ, bat ich sie, ihre Gefühle bei der Konfrontation mit jedem Gruppenmitglied in Worte zu kleiden.

Wenn sie Personen gegenüberstand, in deren Gesellschaft sie sich wohl fühlte, waren ihre Hände warm, und sie fühlte sich gelassen. Aber wenn sie Gruppenmitgliedern gegenübertrat, bei denen sie sich unsicher fühlte, wurde sie angespannt, ihre Schultern strafften sich, ihr Atem wurde flach, und ihre Hände wurden kalt. Diese einfache Übung machte unverzüglich deutlich, daß ihre Raynaudsche Krankheit wie ein Zähler oder eine Skala funktionierte und sie darüber informierte, inwiefern sie sich wohl oder unwohl fühlte, wenn sie mit einer anderen Person Kontakt aufnahm. In der Regel waren ihre Hände bei der Konfrontation mit Männern kälter als bei Frauen, und am kältesten waren sie, wenn diese Männer attraktiv auf sie wirkten, so daß sie sich verletzlich fühlte.

Nachdem sie gelernt hatte, diesen psychosomatischen Prozeß zu identifizieren, begann sie in Worten auszudrücken, was in ihr vorging, wenn sie an diesen Konfrontationen, die die Raynaudschen Symptome auslösten, teilnahm. Sie hatte offensichtlich große Angst davor, abgelehnt zu werden, besonders von Männern, zu denen sie sich hingezogen fühlte. Die Angst vor der Unsicherheit bei der Gegenüberstellung zwang sie, sich von der Gesamtheit ihres KörperBewußtseins zurückzuziehen und Zuflucht in ihrem Innern zu nehmen. Folglich wurden die Randbereiche ihres Körper-Bewußtseins vernachlässigt, von ihrem energetischen Fluß getrennt und damit kalt.

Dann ließ ich sie denjenigen Personen in der Gruppe gegenübertreten, die am bedrohlichsten auf sie wirkten. Wiederum wurde ihr hierbei gestattet, eine Position im Raum einzunehmen, in der sie sozusagen genug „Platz zum Atmen" zwischen sich und der Person hatte. Bei jeder Konfrontation bewegte sie sich so weit weg von ihrem Partner, wie es der Raum zuließ. Sie gab an, daß sie sich noch weiter zurückgezogen hätte, wenn die Wände nicht gewesen wären.

Ich bat sie, auf ihre Gefühle zu achten, während sie den Betreffenden anschaute, und sich vollkommen entsprechend ihren Gefühlen zu verhalten. Sie sollte auf die Temperatur ihrer Hände achten und langsam auf ihren Partner zugehen, und zwar in einer Weise, die sie nicht zwang, all ihre Energie zusammenzuziehen. Währenddessen beobachtete ich ihren Atem und die Anspannung ihres Beckens, wobei ich sie daran erinnerte, gelassen zu bleiben und zu atmen, sobald sie den Energiefluß in diese Regionen unterbrach. Durch das Lenken ihrer Aufmerksamkeit auf die Stellen in ihrem Innern, die sie zusammengezogen hielten, fiel es ihr offensichtlich leichter, die Stärke der Energie und somit die Wärme in den Händen und Armen beizubehalten. Sie entdeckte, daß, wenn sie langsam und bedacht ging, es ihr möglich war, dem Gegenüber verhältnismäßig nahe zu kommen, ohne nervös zu werden oder kalte Hände zu bekommen.

Nach dieser Übung stellten wir gemeinsam fest, daß ihre Raynaudsche Krankheit direkt damit zusammenzuhängen schien, daß sie Schwierigkeiten hatte, sich anderen Menschen zuzuwenden, besonders Menschen, die die Stärke hatten, sie zurückzuweisen, wovor sie große Angst hatte. Diese Feststellung ließ vermuten, daß sie wohl den Gebrauch ihrer Arme und Hände und ihrer psychosomatischen Funktionen üben müsse, in umfassenderer Weise als zuvor. Durch die Ausbreitung ihrer selbst in ihre Extremitäten würde sie mehr Leben und Wärme in ihnen erzeugen und so ihr Raynaudsches Problem lösen.

Dies ist ein gutes Beispiel, wie das KörperBewußtsein den Weg zur richtigen Behandlung und zur Selbsthilfe zeigt, indem es seine eigenen Unausgewogenheiten und Schwächen erkennt. Das Konzept ist einfach: Wenn ein Teil von Ihnen unterentwickelt, vernachlässigt und schwach ist, müssen Sie ihn kräftigen. Wie ich schon angeregt habe, ist meiner Meinung nach die beste Methode, auf eine Veränderung des KörperBewußtseins hinzuwirken, den Änderungsprozeß von seiner psychischen *und* emotionellen Seite her anzugehen. Wenn also ein Teil Ihres KörperBewußtseins schwach ist, müssen Sie diesen kräftigen, indem Sie die schwachen, physischen Regionen stärken, die diesen Teil beherbergen, und zwar sowohl durch angemessene physische oder psychophysische Übungen als auch durch Stärkung und Entwicklung der entsprechenden schwachen psychologischen oder emotionellen Aspekte mittels angemessener Therapie, Anleitung, Selbstbetrachtung oder psychoemotionaler Techniken.

Ist aber andererseits ein Teil von Ihnen überentwickelt oder zu stark verengt, lassen Sie ihn aufnahmefähiger, leichter und geschmeidiger werden durch entsprechende Maßnahmen. Fühlt sich ein Teil Ihres Körper-Bewußtseins psychisch unwohl, so achten Sie genau darauf, welche Aspekte Ihres Lebens miteinander in Konflikt stehen, die dem erkrankten Bereich entsprechen. Nach der Identifizierung der Konflikte müssen Sie beginnen, diese zu ordnen und physisch wie auch psychologisch zu lösen, bevor Ihr KörperBewußtsein seinen ursprünglichen Zustand von Gesundheit und Vitalität zurückgewinnen kann.

Arme und Hände hängen nicht nur psychosomatisch mit vielen emotionalen Bedürfnissen und Funktionen zusammen, sondern bilden auch sehr ausdruckskräftige Kanäle für nichtverbale Kommunikation. In der Tat scheinen in vielen Fällen die Aussagen der Hände ehrlicher und direkter zu sein als die des Mundes. Während meiner Ausbildung in Gestalttherapie[10] wurde ich fortwährend daran erinnert, genau auf die Hände zu achten, da man davon überzeugt war, die wahren Gefühle des Patienten drückten sich durch seine physischen Handlungen aus, während seine Worte in der Regel nur widerspiegelten, was er zu fühlen „glaubte".

Das Problem liegt darin, daß die meisten von uns, die wir so intellektuell orientiert sind, nur darauf achten, was jemand mit Worten sagt, und oft die direkten Gefühle übersehen, die durch Hände, Schultern und Augen zum Ausdruck kommen. Dies wird sehr schön veranschaulicht durch ein Beispiel aus dem Buch *Körpersprache* (Body Language) von Julius Fast, das sich mit der Identifikation einiger unserer nichtverbaler Kommunikationsweisen befaßt.

> Die Berührung oder Liebkosung an sich kann ein starkes Signal sein . . .
> oder eine Bitte um Verständnis. Nehmen Sie den Fall Tante Grace. Diese al-

te Frau war zum Mittelpunkt einer Familiendebatte geworden. Ein Teil der Familie war der Ansicht, sie wäre besser in einem netten, gutgeführten Heim in der Nähe untergebracht, wo nicht nur für sie gesorgt würde, sondern wo sie auch Gesellschaft hätte.

Der Rest der Familie war der Meinung, dies käme einem Versuch gleich, Tante Grace „loszuwerden". Sie hatte ein großzügiges Einkommen zur Verfügung sowie eine hübsche Wohnung, und sie konnte noch sehr gut für sich selbst sorgen. Warum sollte sie nicht bleiben, wo sie war, und ihre Unabhängigkeit und Freiheit genießen?

Tante Grace selbst war keine große Hilfe bei der Debatte. Sie saß inmitten der Familie, spielte mit ihrer Halskette und nickte, nahm einen kleinen Briefbeschwerer aus Alabaster und strich über ihn, fuhr mit einer Hand über den Samtbezug der Couch und befühlte schließlich die Holzschnitzereien.

„Was auch immer die Familie beschließt", sagte sie ruhig, „ich will jedenfalls niemandem lästig fallen."

Die Familie konnte keinen Entschluß fassen und fuhr fort, über das Problem zu diskutieren, und Tante Grace streichelte weiterhin alle Dinge in ihrer Reichweite.

Bis die Familie schließlich die Botschaft verstand. Sie war ohnehin ziemlich klar. Es war nur ein Wunder, daß keiner sie früher verstanden hatte. Tante Grace hatte diese Gewohnheit, Dinge zu streicheln, seit sie allein lebte. Sie berührte und liebkoste alles in ihrer Reichweite. Die ganze Familie wußte es, aber erst in diesem Moment wurde es einem nach dem anderen klar, was ihr Streicheln zu besagen hatte. Sie sagte ihnen in ihrer Körpersprache: „Ich bin einsam. Ich sehne mich nach Gesellschaft. Helft mir."

Tante Grace lebte von da an bei einer Nichte und einem Neffen, wo sie eine andere Frau wurde.

Wie Tante Grace so geben wir alle auf irgendeine Art unsere kleinen Botschaften weiter an die Welt.[11]

DER OBERE RÜCKEN

Der obere Rücken entspricht dem Abschnitt der Wirbelsäule, der die zwölf Brust- oder Rückenwirbel beherbergt. Dieser Teil des Körpers gehört eigentlich zum Schultergürtel, der sich bis zur Unterseite der Schulterblätter erstreckt. Da jedoch die meisten von uns den oberen Rücken getrennt von den Schultern sehen, werde ich ihn auf diese Weise besprechen.

Während der vielen Jahre, in denen ich das KörperBewußtsein studiert habe, hat es mich immer wieder fasziniert, wie verschiedene Disziplinen wie zum Beispiel Reichsche Energetik, Bioenergetik und Gestalttherapie die verschiedenen Teile des menschlichen Organismus zueinander in Beziehung setzen. Oft bestehen Meinungsverschiedenheiten zwischen den verschiedenen Auffassungen über psychosomatische Interpretationen und Analysen. Die Muskeln, die den Brustbereich der Wirbelsäule umgeben, werden jedoch von allen Disziplinen des KörperBewußtseins fast identisch beschrieben und diagnostiziert. Diese Muskeln halten die *Wut*. Aufgrund der komplizierten Struktur des menschlichen KörperBewußtseins sind fast alle Handlungen registriert. Umgekehrt kann man sagen, daß der Zustand der Muskel- und Nervenkanäle der Wirbelsäule direkt die Gesundheit und das Wohlbefinden aller Körperteile und -funktionen beeinflußt. Folglich ist die Struktur der Wirbelsäule sowie ihr Funktionsvermögen oft ein vorzüglicher Anzeiger für den allgemeinen wie auch den spezifischen Zustand des KörperBewußtseins eines Individuums. Tatsächlich hat die chiropraktische Medizin ihren Schwerpunkt in erster Linie darauf gelegt, das gesunde Funktionieren der Wirbelsäule zu optimieren, so daß auch der Rest des Körpers lebensfähig sein kann.[12] Daher sind fast alle Verspannungsformen des KörperBewußtseins irgendwo in der Wirbelsäule erfaßt. Umgekehrt beeinträchtigen Anspannung und Blockierung in der Wirbelsäule die Gesundheit der entsprechenden Organe und Glieder. Aus dieser Perspektive betrachtet ist der gesunde Fluß der Energie und Geschmeidigkeit durch die Wirbelsäule eindeutig entscheidend, denn die Wirbelsäule ist im wahrsten Sinne des Wortes das ,,Rückgrat'' des KörperBewußtseins.

Wenn Gefühle blockiert, Energie unterbrochen, Gefühlsausdruck verhindert oder Handlungsfreiheit eingeschränkt wird, wird der Druck der Energie oft irgendwo in der Wirbelsäule wie auch im direkt betroffenen Bereich des KörperBewußtseins gelagert. Dadurch wird die Wirbelsäule zum ,,Abfallhaufen'' für diese ungewollten Gefühle und ungelösten Konflikte. Dadurch, daß die Emotionen sich in der Wirbelsäule festsetzen, sind sie vorübergehend nicht sichtbar, und wenn sie sich dann weiter anhäufen, wächst der Stau in diesen Muskeln, und die Gefühle verwandeln sich in Ärger und schließlich Wut. Wenn diese Wut nicht zum Ausdruck kommt, überträgt sie sich in Groll und Bitterkeit, die dann in alle expressiven Teile des KörperBewußtseins sickert, um einen Teil der angestauten Spannungen und Konflikte zu lösen. Wenn dies geschieht, hat der Mensch keine bewußte „Kontrolle" mehr über seine Zornesausbrüche. Statt dessen sind sie dem Bewußtsein versperrt und beginnen, von dieser neuen Stelle aus all seine Handlungen, Bewegungen und Gefühlsausdrücke zu beherrschen.

Vor einigen Jahren hatte ich Gelegenheit, einen Fall zu beobachten, bei dem eine gewaltige Ansammlung von emotionalem Druck chronisch in den Schultern, Armen und der oberen Rückenpartie gestaut war. Es war in einer fünftägigen Encounter-Gruppe in Esalen, geleitet von Dr. Hector Prestera. Am ersten Gruppenabend trafen wir alle sechzehn für einige Stunden zusammen, um uns vorzustellen und den Encounter-Prozeß in Gang zu setzen. Mir fiel sofort eine Frau in der Gruppe auf, die Claire hieß. Sie war so schön und sexuell attraktiv, daß alle Männer von Anfang an zu ihr hingezogen waren. Im Verlauf der ersten Tage der Arbeitsgruppe versuchte jeder von uns, mit ihr zu schlafen.

Aber keiner von uns hatte Erfolg. Jeden Abend, wenn wir uns in den Bädern versammelten und so taten, als ob wir uns im Wasser erholten, während in Wirklichkeit jeder hoffte, mit jemand zusammenzukommen, verschwand sie früh. Am vierten Tag entdeckten wir zu unser aller Überraschung, daß Claire keineswegs ein Single war, sondern vielmehr mit dem Mann zur Gruppe gekommen war, mit dem sie seit einigen Jahren zusammenlebte. Er hieß Robbie. Während der ersten Tage der Arbeitsgruppe hatten beide keinerlei Anzeichen gegeben, daß sie außerhalb von Esalen in irgendeiner Beziehung zueinander standen. Bei der Sitzung an jenem Nachmittag ging Robbie zu Claire hinüber und sagte zu ihr vor der ganzen Gruppe, daß er verärgert war, weil sie nicht miteinander schliefen. „Und wenn schon", dachte ich, „wir würden alle gern mit ihr schlafen." Als er dann weiterredete, kam es heraus, daß sie zusammenlebten, aber sich mehr als drei Jahre lang nicht geliebt hatten. Das war hart. Offenbar hielt Claire Sex für etwas Schmutziges, und sie lehnte es ab, sich an sexuellen Aktivitäten zu beteiligen. Es schien verrückt, daß diese ungewöhnlich attraktive Frau mit ihrem herausfordernden Äußeren und ihrer aufreizenden Kleidung Sex abgeneigt sein sollte.

Da saß Robbie und erklärte ihr ruhig, daß er sie liebte und sie streicheln und umarmen wollte als Ausdruck seiner Liebe. Seine Worte waren gelassen und vernünftig, doch in seinem Körper ging etwas ganz anderes vor. Der Gruppenleiter entdeckte es nach wenigen Minuten und machte Robbie auf seine Schultern und Hände aufmerksam. Während dieser eine friedliche Haltung bewahrt hatte, hatten sich seine Schultern straff zu rückgezogen, und beim Sprechen verdrehte und drückte er ständig seine Hände, deren Finger ineinander verschränkt waren. In seinem ruhigen Körper lebte ein tobender Gorilla

Der Gruppenleiter ermutigte Robbie dazu, auf die Gefühle zu achten, die in seinen Schultern, Armen und Rücken lebten. Ein großes Kissen wurde vor ihn hingelegt, und er sollte das Kissen halten, sich vorstellen, es sei Claire und es/sie streicheln, auf welche Weise auch immer er dies gerne täte. Robbie hielt das für dumm und wollte mit Claire darüber weiterstreiten, ob Sex richtig oder falsch sei, aber Hector Prestera, fest entschlossen, brachte ihn schließlich dazu, sich auf das Kissen zu konzentrieren. Zuerst genierte er sich, etwas zu tun, und sprach weiter mit dem großen Kissen, wie er vorher mit Claire gesprochen hatte . . . gelassen. Als ihm zugeredet wurde, er solle seine Gefühle mit Armen und Händen an dem Kissen ausdrücken, begann er es langsam zu streicheln und es zu liebkosen. Der Gruppenleiter forderte ihn dann auf, nicht mehr zu sprechen und all seine Gefühle für Claire nichtverbal gegenüber dem Kissen auszudrücken.

Es war still im Raum, und alle beobachteten diesen Mann neugierig. Während wir zusahen, fand eine phänomenale Metamorphose statt. In all den Jahren, in denen ich Gruppentherapie mitmachte, habe ich niemals eine so dramatische und erschreckende Veränderung in einem Menschen gesehen. Während er noch streichelte, hoben sich seine Schultern langsam und begannen zu beben, seine Arme spannten sich straff, und seine Hände schienen vor Spannung anzuschwellen. Dieser ruhige Mann verwandelte sich langsam in eine gewalttätige Zusammenstellung von Wut und Gewalt. Als sein Streicheln sich in Zerren verwandelte und sein Gesicht verkniffen wurde, fing er plötzlich an zu schreien. Zur gleichen Zeit riß er das Kissen in Stücke und stürzte sich mit einem mörderischen Blick auf Claire. Alle Männer der Gruppe sprangen auf und packten ihn und versuchten ihn festzuhalten. Fast zwanzig Minuten lang kämpfte er mit uns — wir waren acht —, manchmal mit zweien, manchmal mit drei, manchmal sogar mit sechs von uns gleichzeitig.

Seine Gewalttätigkeit war fast unerschöpflich, als er immer weiter schlug mit einer unglaublichen Kraft. Endlich begann sich sein Schreien und seine Wut zu beruhigen, und er fiel inmitten eines Haufens von erschöpften Gruppenteilnehmern zu Boden. Dort fand er dann ein Stück des Kissens/Claires, das er vorher zerfetzt hatte, und begann es an sein Herz zu drücken. Sein Gesicht und seine Arme waren weich geworden, sein Atem regelmäßig und tief, und sein Wutgeschrei war zu traurigem

Schluchzen geworden. Alleine, mit dem Gruppenleiter in seiner Nähe, weinte er immer weiter. Einige der anderen Gruppenmitglieder weinten mit ihm; jeder von uns fühlte die Schmerzen und Enttäuschungen, die wir ganz persönlich tief in unserem Inneren verborgen halten.

Nachdem das Reinigungsritual — wie es uns vorkam — fast eine Stunde gedauert hatte, setzte sich Robbie auf, als „neuer" Mensch. Sein Gesicht war jung und geklärt, seine Schultern entspannt und erheblich niedriger, als wir sie je gesehen hatten, und sein Auftreten war fest und doch weich. Er schaute uns alle an und fing an zu lachen, ein Lachen, das von Jahren voll unausgedrückter Wut, Trauer und Launen erzählte, ein Lachen, das uns mitteilte, daß er endlich von einem Teil dessen befreit worden war, was er jahrelang mit sich herumgetragen hatte.

Diese Sitzung war eines der erschreckendsten und doch schönsten Erlebnisse, das ich je gehabt habe. Diese Art Erlösung hätte wohl nie stattgefunden, wenn nicht unter diesen ungewöhnlichen Umständen, die in den Encounter-Gruppen von Esalen gegeben sind. Ich hatte den Eindruck, daß Hector Prestera die Sitzung so kreativ geleitet hatte wie der Medizinmann eines Stammes, der den Exorzismus an einem Mitglied seines Clans versucht. Robbie erhielt durch die Gelegenheit, seine Gefühle zu erfahren und zu befreien, eine Chance, mit sich selbst darüber ins reine zu kommen, was wirklich in ihm vorging in bezug auf seine Gefühlsausbrüche wie auch auf seine Beziehung zu Claire. Wir anderen in der Gruppe bekamen die Gelegenheit, die Kraft der Energie zu sehen und zu fühlen, die in Armen, Schultern und Rücken gelagert wird, und einen Sinn dafür zu bekommen, wie diese blockierte Energie unsere Körper und Seelen formt.

Ich will nicht unterstellen, daß diese Zurschaustellung von Gefühlen Robbie ins gelobte Land versetzte oder auch nur sein Leben mit Claire befriedigender machte. In Anbetracht der Verwandlung, die er während jener Sitzung durchmachte, und eines Gespräches, das ich später in jener Woche mit ihm führte, hatte ich den Eindruck, daß die Läuterung seiner Gefühle bewirkt hatte, daß er eine gewaltige Ansammlung von angestauter Energie und Gefühlen freigesetzt hatte, die in seinem KörperBewußtsein eingekeilt war. Ebenso hatte er nun eine klarere und realistischere Fähigkeit, eine fruchtbare, gesunde Beziehung zu Claire zu unterhalten. Seine Arbeit hatte gerade angefangen, doch er schien sich zu freuen, daß er wenigstens mit leichterem Herzen und leichterer Hand begann. Die Chance für Robbie, Gefühle ehrlich freizugeben und zu seinen Sinnen zu kommen, vermittelte ihm eine stark verbesserte Selbstbewußtheit.

In meinem eigenen KörperBewußtsein befindet sich die Stelle, wo ich eine große Ansammlung an Spannung eingeschlossen halte, in den Muskeln meines oberen Rückens. Mir ist mittlerweile bewußt geworden, daß diese Spannung damit zusammenhängt, wie ich mit Schultern und Armen meine Gefühle und Beziehungen festhalte. Dadurch, daß ich eine ständige Haltung psychosomatischer Wachsamkeit einnehme, erzeuge ich einen chronischen Spannungszustand in meinem Rücken. Ich habe gelernt, daß, wenn ich meinen Griff lockere und die Dinge laufen lasse, die Muskeln in meinem Rücken von einem Teil der Belastung erleichtert werden und ich mich erheblich gelassener und wohler fühle. Es ist, als ob ich das Gewicht der ganzen Welt auf meinen Schultern fühlte und ich die Kugel halten müsse, damit sie (ich) nicht auseinanderfällt. Seit ich gelernt habe, mehr Vertrauen und Anerkennung für andere zu haben, gebe ich langsam einen Teil dieser Wachsamkeit auf. Dabei habe ich entdeckt, daß mein Rücken ein wenig weicher geworden ist, meine Arme nachgiebiger, meine Gefühle ausgeglichener und mein Herz leichter erreichbar.[13]

KAPITEL
8

NACKEN, HALS
UND KIEFER

Die nächsten drei Kapitel stellen Erläuterungen von Segmenten des Körper-Bewußtseins dar, die dem fünften, sechsten und siebten Chakra entsprechen. Diese Erläuterungen werden sich dadurch von denen der vier vorhergehenden Chakren unterscheiden, daß jede Chakra-Region auf zwei Weisen erörtert wird. Zunächst werde ich einige psychoemotionale Funktionen und Potentiale der einzelnen Teile beschreiben: Nacken, Hals, Kiefer, Gesicht und Schädel. Danach werde ich einige meiner Gefühle und Erfahrungen in bezug auf persönliches Wachstum und Selbstentwicklung erörtern, da diese drei sogenannten spirituellen[1] Chakren den hochentwickelten Fähigkeiten des Denkens, der Sprache, der Selbst-reflexion und der Selbstverwirklichung entsprechen, die den Menschen von allen anderen Kreaturen unterscheiden. Folglich wird meine Untersuchung dieser Region des KörperBewußtseins unter die Schädeloberfläche tiefer nach innen gehen, um den sich dort entfaltenden menschlichen Geist zu erforschen.

Bei der Erforschung sowohl der inneren als auch der äußeren Erscheinungen dieser drei letzten Chakren werden wir eine klarere Vorstellung von der bemerkenswerten Entwicklungsreise erhalten, die das menschliche KörperBewußtsein in sich trägt.

Die Region des KörperBewußtseins, die dem fünften Kundalini-Chakra — ,,Vishuddha'' — entspricht, schließt den Nacken, den Hals, und die Kiefer ein. Das Chakra selbst befindet sich über der Kehle und ist am dritten Halswirbel mit dem Rückgrat verbunden. Diese Region des KörperBewußtseins befaßt sich hauptsächlich mit vokalischem Ausdruck und Kommunikation. Aber zusätzlich bezieht sich dieses Chakra auf die introspektive Entwicklung eines bewußten Selbstbildes, und die Kehle ist der sogenannte Eingang, der den emotionalen und geistigen Aufstieg ins eigene Selbst ankündigt. Hier in der Kehle fängt man an, ein klareres, bewußteres Gefühl der Beziehung zu anderen Menschen und zu sich selbst zu bekommen. Indem Sie mit sich selbst auf eine vertrautere Ebene von Kommunikation und Ausdruck kommen, beginnen Sie, Ihre eigenen Grenzen und Selbstgrenzen zu unterscheiden, und verbessern dadurch Ihren Sinn für die Selbstfindung.[2] Dieser Chakra-Bereich befaßt sich deshalb mit zwischenmenschlicher Kommunikation und Selbstfindung. Dementsprechend spiegelt Spannung in diesem Bereich entweder Kommunikationsschwierigkeiten oder Konflikte in bezug auf das eigene Selbstbild wider. Die zweifache Beschaffenheit und Verantwortlichkeit dieser Region macht es sowohl doppelt interessant als auch doppelt schwierig, sie vollständig zu diagnostizieren und zu verstehen.

NACKEN UND HALS

Nehmen Sie sich bitte einen Moment Zeit, um Ihren Hals zu untersuchen. Erlangen Sie ein Gefühl dafür, wie er sich anfühlt, wie er aussieht und welche Funktionen er erfüllt im Hinblick auf Ihr gesamtes KörperBewußtsein. Drehen Sie nun Ihren Hals langsam, um ihn ein wenig zu lockern. Gehen Sie zu einem Spiegel und betrachten Sie die Struktur Ihres Halses. Achten Sie darauf, ob Ihr Hals Ihren Kopf zu einer Seite lehnt oder ob er nach vorn gebeugt ist. Wenn Sie Ihren Hals vor dem Spiegel drehen, achten Sie darauf, welche Ihrer Brust-, Schulter- und Gesichtsmuskeln gleichzeitig gestreckt werden. Als letztes sollten Sie versuchen, sich vorzustellen, welche emotionellen Merkmale und Erlebnisse Ihrem Hals entsprechen könnten.

Ich kann immer sagen, wann ich übermüdet oder angespannt bin, weil mein Nacken dann anfängt steif zu werden und schmerzt. Mein Rücken und meine Schultern fangen an, ein wenig zu schmerzen, mein Kopf sinkt herab, und manchmal bemerke ich sogar aufkommende Kopfschmerzen. Ich stelle fest, daß mein Hals keine großen Unterschiede in bezug auf die Art von emotioneller Anspannung oder Konflikt macht, auf die er reagiert. Er scheint vielmehr eine Art allgemeines Streßbarometer zu sein, welches das Ausmaß von An- oder Entspannung aufzeigt.

Der Hals ist aus mehreren Gründen ein faszinierender Teil des menschlichen KörperBewußtseins. Erstens, weil die Empfindungen, die vom Bauch und von der Brust aufsteigen, dort in Gedanken und Worte übersetzt werden. Im Hals findet ein weiterer Prozeß des emotionalen Flusses durch das KörperBewußtsein statt. In gewisser Weise können Hals und Kehle mit vibrierenden Orgelpfeifen verglichen werden, durch die Lebensenergie und unverarbeitete Emotionen strömen und in Laute und Konzepte transformiert werden. Während die Brust den Strom der Gefühle erweitert und verstärkt, ist es Aufgabe des Halses, sie zu ordnen und zu verfeinern und sie zu ihren Bestimmungsorten in der Kehle und im Gesicht zu schicken.

Darüber hinaus dient der Hals als Hauptkanal, durch den das Gehirn mit dem Rest des KörperBewußtseins kommuniziert. Wie eine Telefonzentrale vermittelt der Hals die energetischen Verbindungen zwischen ein- und ausgehenden Gesprächen.

Aufgrund seiner Struktur und Position muß der Hals ständig zwischen Gefühlen und Gedanken, Impulsen und Reaktionen vermitteln. Wenn die

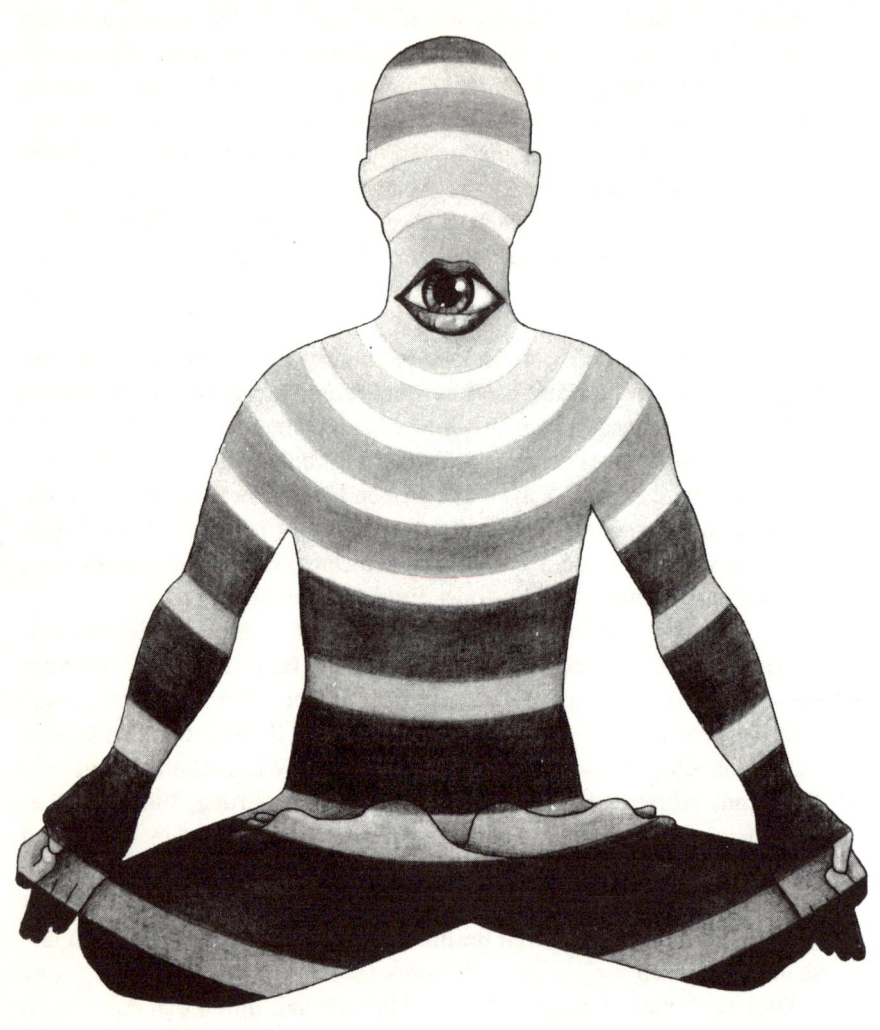

8.1. Fünftes Chakra: das Hals-Chakra

Anzahl der Verbindungen und Mitteilungen größer ist, als der emotionale und neuromuskuläre Kreislauf bewältigen kann, können sich die Verbindungen überladen, und das KörperBewußtsein registriert ein Signal, das sofort als Verspannung empfunden wird. Wenn wir viele Verwirrungen oder Konflikte zu leiden haben, die unseren Hals betreffen, fühlen wir diese Blockierungen als Empfindlichkeit und Schmerz. Verspannungen des Nackens können normalerweise mit einer Situation in Verbindung gebracht werden, in welcher sich ein Individuum mehr Verantwortung aufgebürdet hat, als es ohne Schwierigkeiten verarbeiten kann. Diese Informations- und Erfahrungs-Überladung wird laut und deutlich als Nackenschmerzen beziehungsweise als ,,Nackenschläge'' registriert. Wenn ein solcher Mißbrauch des Nackens anhält, wird die Anspannung eine chronische Haltung des KörperBewußtseins, und der einst flexible Hals wird steif und unbeweglich. Dadurch werden sowohl seine äußere Bewegung als auch der Strom der Impulse und Gefühle, der ihn durchfließt, begrenzt.

Da die primäre psychosomatische Funktion des Nackens die eines ,,Vermittlers'' ist, werden Spannungen in ihm oft von Konflikten und Spannungen in mindestens einer anderen wichtigen Region des KörperBewußtseins begleitet. Somit ist es fast unmöglich, die genauen Umstände der Überladung festzustellen, wenn man nur das direkte Ausmaß der Verspannungen im Nacken untersucht. Um den Ursprung der ,,Über-Verantwortlichkeit'' und ,,Unfähigkeit, mit etwas fertig zu werden'' besser zu verstehen, muß der Rest des KörperBewußtseins in die Betrachtung der Gesamtgestalt mit einbezogen werden.

Zum Beispiel arbeitete ich vor einigen Monaten mit einem Mann, der zu mir kam und darüber klagte, daß er sich völlig von seinen Gefühlen abgetrennt erfuhr. Aus diesem Grunde hatte er eine Menge Schwierigkeiten, Entscheidungen über seine Arbeit und seine sozialen Beziehungen zu treffen. Wir unterhielten uns eine Weile, und ich bat ihn, sich auf den Rücken zu legen. Nachdem er einige einfache Atem- und Entspannungsübungen ausgeführt hatte, bat ich ihn, mir zu sagen, wo er die meiste Anspannung in seinem Körper spüre. Er antwortete sofort, daß sein Nacken so fest sei, als trage er eine eiserne Halskrause. Diese Krause war so starr und fest, daß er darunter nur unaufhörliche Schmerzen verspürte.

Ich bat ihn, langsam zu atmen und zu versuchen, sich zu entspannen und sich den Ursprung seines verspannten Nackens bildlich darzustellen. Er schloß seine Augen und wurde einige Minuten lang sehr still. Dann öffneten sich mit einem kurzen Lachen seine Augen, und er erzählte mir, er habe sich seinen Hals als Seil vorgestellt und daß sein Kopf und sein Körper mit diesem Seil ein Tauziehen veranstalteten. Offenbar waren seine Gedanken und seine Gefühle zu Mannschaften geworden, die um seine Aufmerksamkeit stritten. Diese Auseinandersetzung fand innerhalb seines gesamten KörperBewußtseins statt und hatte ihr Hauptzentrum in seinem Hals. In seiner Vorstellung zogen beide Mannschaften — Gedanken und Gefühle — fest an diesem Seil und versuchten, das andere Team über die Mittellinie zu zwingen, in den Abgrund, der sie voneinander trennte.

Ich bat ihn, abwechselnd in die Rolle jedes Teams zu schlüpfen und mir dann zu erklären, um was diese Mannschaften kämpften. Er wurde sofort zum „Gedanken-Team" und begann mit einer Art halbkontrollierter, zurückhaltender Stimme zu erzählen. Seine Atmung war flach, und sein Körper blieb ziemlich ruhig. Aus dieser Perspektive erklärte er, wie er die Kontrolle über sein gesamtes Selbst wiedererlangen müsse und daß die Möglichkeiten, diese Kontrolle auszuüben, durch das Abblocken aller seiner Gefühle gegeben war und indem er seine Gedanken und sein rationales Selbst an deren Stelle setzte. Gefühle, sagte er, wären eine Behinderung für sein wirksames Funktionieren aufgrund ihrer Unvorhersagbarkeit und ihres manipulativen Wesens. Demgegenüber könne Vernunft vorhergesagt und kontrolliert werden und erlaube Bewegungssicherheit und Gewißheit des Standpunktes. Er war ein intelligenter junger Mann und hatte gelernt, seinen Geist sehr gut zu benutzen. Er war sich ziemlich sicher, daß sein Leben, wenn er nur seine Gefühle „schlagen" könnte, wieder in Ordnung kommen würde und das Toben des Gedanken/Gefühle-Konfliktes in seinem KörperBewußtsein nachlassen würde.

Dann bat ich ihn, die Rolle der anderen Mannschaft zu übernehmen und mir mitzuteilen, was dort vonstatten gehe. Während er seine Augen schloß und in sich ging, veränderte er seine Haltung. Seine Atmung verstärkte sich, seine Hände begannen sich langsam zu bewegen, und sein ganzer Körper schien belebter zu sein als in den vergangenen Minuten. „Ich bin meine Gefühle", sagte er. „Ich bin ursprüngliche, kraftvolle aufgewühlte Energie. Ich habe die Fähigkeit, Schmerzen zu empfinden, und ich bin genauso fähig, reine Freude zu erleben." Aus dieser Perspektive erklärte er, daß seine Gefühle, obwohl irgendwie unkontrollierter und aufgehetzter als seine Gedanken, trotzdem eine mächtige Kraft seien und ihm, wenn es ihnen erlaubt würde, ununterbrochen zu fließen, sicherlich Gefühle des Glücks und inneren Friedens bringen würden. Seine Gefühle seien jedoch völlig aus dem Gleichgewicht gebracht, da sie ständig von seinen Gedanken kontrolliert und verdreht worden seien, und jetzt versuchten sie, seine Gedanken in diesen Abgrund zu ziehen, um sie dadurch zu „schlagen" und ihn zu beseitigen.

Der Abgrund, der zwischen den beiden Mannschaften existierte, wurde als „tief, dunkel, und etwas ganz Schreckliches" beschrieben. „Irgendwie", sagte er, „würde es bedeuten, daß ich die Kontrolle über mich selbst verliere, wenn ich in diesen Abgrund falle." Jede Mannschaft versuchte, die andere in den Abgrund zu zwingen, um größere Kontrolle über sein KörperBewußtsein zu erlangen.

Dann bat ich ihn, sich vorzustellen, wie er sich in der Rolle des Seils vorkommen würde oder in der Rolle seines Halses, und mir diese Gefühle mitzuteilen. Als er darüber nachdachte, verlangsamte sich seine Atmung, und er wurde traurig. Als er wieder sprach, war seine Stimme langsam und voll. „Ich möchte, daß mein Kopf und mein Körper sich besser verstehen könnten", sagte er. „Ich habe es satt, daß sie ständig miteinander kämpfen und daß ich zwischen all ihren Konflikten vermitteln muß." Als Seil/Hals berichtete er, was er am liebsten hätte, sei, daß beide Mannschaften ihren ständigen, streßvollen Kampf unterbrechen würden und sich hinsetzten und miteinander redeten, nicht nur darüber, was sie voneinander wollten, sondern auch darüber, was sie füreinander tun könnten, um ein erfolgreiches Gespann zu werden. Die Erkenntnis, daß sein Hals alle Wunden des Kampfes erlitt, der zwischen seinen Gedanken und Gefühlen wütete, machte ihn traurig, weil sie ihn damit in Berührung brachte, daß dieser Kampf niemals durch ein Tauziehen gelöst werden und eine Mannschaft niemals ohne die andere existieren könnte. Tatsächlich wollte er nicht nur eine Mannschaft, ohne daß die andere sie ausglich. Was er tun mußte, war, Möglichkeiten zu entdecken, die seine Gedanken dazu brachten, seinen Gefühlen gegenüber etwas entspannter und rücksichtsvoller zu sein, und die seine Gefühle dazu brachten, etwas mehr Rücksicht auf die Bedürfnisse des rationalen Bewußtseins zu nehmen.

Es war beiden von uns klar, daß der beste Weg zu mehr Harmonie und Kooperation zwischen diesen beiden widerstreitenden Aspekten in ihm, derjenige war, jeder Mannschaft die Möglichkeit zu geben, die andere ein wenig besser kennenzulernen und das, was die andere ihr zu bieten hatte, besser schätzen zu lernen. Von dieser geistigen Vorstellung schritt er fort zu einem Dialog zwischen seinen Gedanken und Gefühlen, einem Dialog, der kein Tauziehen mehr war, sondern eher eine Art Friedensdiskussion.

Nach einigem Verhandeln kamen die zwei Mannschaften schließlich zu übereinstimmenden Standpunkten. Zu diesem Zeitpunkt fragte ich ihn, wie sich sein Hals anfühle. Er berichtete lächelnd, daß zum ersten Mal seit Monaten eine Menge der starken Spannung in seinem Hals verschwunden sei und daß er sich anfühle, als ob er von einer großen Last befreit worden sei.

Dieses kurze Erlebnis ist möglicherweise ein gutes Beispiel für die Rolle, die der Hals oft in der Entwicklung des KörperBewußtseins spielt. Dadurch, daß er als Vermittler zwischen entgegengesetzten Kräften tätig ist, ist er geneigt, vieles vom Streß des Konfliktes zu speichern, und kann auf störende Weise schmerzhaft und angespannt werden. Wenn einige Aspekte des Konflikts beigelegt werden können, wird der Hals fähiger, sich zu entspannen, und kann dann den gesunden Energiestrom nach oben und unten durch das KörperBewußtsein ermöglichen.

Haltungen des Halses

Da er über Schultern und Körper hervorragt, dient der Hals auch als eine Art Podest, auf dem der Kopf ruht. Die Form und Position dieses Podestes, die von der Art der Empfindungen, die seine entsprechenden Muskeln beleben, beeinflußt wird, weist oft auf die chronische Haltung hin, mit der ein Individuum der Welt „ins Auge blickt''.

Legen Sie zum Beispiel einmal Ihren Kopf nach vorn, so daß er sich vor Ihren Körper vorstreckt. Gehen Sie nun ein paar Schritte und lassen Sie Ihren Kopf in dieser Haltung. Achten Sie darauf, wie Sie sich fühlen, wenn Sie sich in dieser Stellung halten.

Ein Kopf, der chronisch nach vorne gehalten wird, spiegelt normalerweise ein Individuum wider, welches der Welt zuerst mit seinem Kopf entgegentritt, mit seinem rationalen Selbst, und dann erst mit seinem Körper, mit seinem fühlenden Selbst. Der Kopf dient als eine Art psychosomatisches Such-Kommando, das den Körper überragt, um die Landschaft zu überprüfen und die psychologischen Bedingungen zu bewerten, bevor es den Rest des Wagenzuges folgen läßt.

Ich habe auch bemerkt, daß Leute dazu neigen, ihren Kopf zu einer Seite zu lehnen und zwar in Verbindung mit einer bestimmten Haltung, die sie einnehmen. Um festzustellen, was Ihre Halshaltung Ihnen über sich selbst aussagt, neigen Sie einmal Ihren Kopf zu einer Seite und versuchen Sie, in sich zu gehen und zu sehen, wie Sie sich dabei fühlen. Dann gehen Sie zu einem Spiegel und schauen Sie, wie Sie dabei aussehen. Als nächstes lehnen Sie bitte Ihren Kopf zur anderen Seite und beobachten noch einmal die inneren und äußeren Auswirkungen. Diese Stellungen können für Sie gleich aussehen und das gleiche Gefühl erwecken, aber es ist wahrscheinlicher, daß Sie entdecken, daß jede der beiden Haltungen eine andere Art von emotionalem Zustand beinhaltet. Wenn mein Kopf zum Beispiel zur rechten Seite geneigt ist, fühle ich mich arrogant und herausfordernd, als ob ich leicht gereizt bin. Wenn ich ihn nach links lehne, fühle ich mich, als ob ich eine nette, spielerische Haltung wiedergeben würde. In beiden Fällen fühle ich, daß ich nicht ,,geradeheraus'' bin, sondern eher, daß diese Haltungen es mir ermöglichen, meine wirklichen Gefühle teilweise zu verschleiern.

Alexander Lowen hebt hervor, daß ,,die Kopfhaltung in direkter Beziehung zu Eigenschaften und Stärke des Ich steht''.[3] Wenn zum Beispiel Hals und Kopf vorstehen, ,,entsteht der Eindruck, daß der Kopf eine zu große Last für den Körper ist und deshalb herabsinkt. Dies spiegelt die Haltung des Patienten gegenüber der Realität wider.[4] Eine solche Person wird eine Menge Schwierigkeiten haben, den Anforderungen und Bedürfnissen des täglichen Lebens zu begegnen. Ihr Kopf ist chronisch abgesunken als Ausdruck teilweiser Niederlage und emotionaler Erschöpfung.

Ähnlich zeigen lange, zierliche Hälse stolze Haltungen an, während untersetzte Stiernacken eine hartnäckige, aggressive Einstellung bezüglich der Ansprüche des Lebens widerspiegeln.

Wie ich bereits gesagt habe, ist der Hals für die energetische Zirkulation so vieler verschiedener Gefühle und Ausdrucksweisen verantwortlich, daß es sehr schwer ist, diese zu lesen und darzustellen, ohne gleichzeitig andere Teile des KörperBewußtseins mit einzubeziehen. Weiterhin neigt der Hals aufgrund seiner Rolle als emotionaler Vermittler eher dazu, das Wesen der Kräfte, die in ihm wirken, anzunehmen als irgendeine bestimmte Eigenschaft oder Ausdrucksart. Deshalb ist es schwer für mich, einfache diagnostische Beschreibungen dieser Region anzubieten. Aus diesem Grunde ist die beste Methode zu erfahren, was Ihr Hals aussagt, ihn ganz einfach zu fragen.[5]

DAS ORALE SEGMENT:
KEHLE, KINN UND KIEFER

Das andere Segment innerhalb des Bereiches des fünften Chakras ist das sogenannte orale Segment, das die Struktur und die Funktionen von Kehle, Kinn und Kiefer beinhaltet.

Welcher Art emotioneller Erinnerungen und Tätigkeiten entsprechen Spannung und Bewegung im oralen Segment des Gesichts? Da dies die Region des KörperBewußtseins ist, die für eine große Anzahl expressiver Handlungen verantwortlich ist, wie zum Beispiel Sprechen, Weinen, Lachen, Beißen, Lächeln, Stirnrunzeln, Riechen, Essen, Spucken, Schreien und Schlucken, können Gesundheit und Vitalität in dieser Region in bezug auf den ununterbrochenen Fluß solcher Handlungen und Empfindungen gesehen werden. Wenn andererseits diese Handlungen in ihrer vollen Lebhaftigkeit eingeschränkt werden, können Blockierung und Spannung daraus resultieren.

William Schutz drückt dies wie folgt aus:

> Die Muskulatur der Kehle beinhaltet im allgemeinen die Ausdrucksangst . . . Die Atmung wird durch eine versteifte Kehle beeinträchtigt. Das Kind, das seine Eltern anschreien wollte, dies aber nicht durfte, hielt es in der Kehle zurück, so daß seine Stimme unnatürlich oder zu weich wird. Krankheiten in der Kehle treten dann leicht auf, Husten ist normal, und manchmal wird das Lachen vorzeitig abgebrochen, weil die versteifte Kehle und die flache Atmung ein richtiges Lachen aus dem Bauch heraus verhindern; alles Lachen muß von oberhalb der Kehle aufwärts kommen, und Versuche, herzlicher zu lachen, enden in Husten . . . Die Angst, eingeschlossen zu werden, wird oft von einer engen Kehle und einer zarten, unverständlichen Stimme begleitet . . . Dies steht im Einklang mit dem Kehlen-Chakra, welches das Zentrum für Kommunikation ist.
>
> Der Unterkiefer ist oft der Platz, wo Tränen durch vorzeitig abgebrochenes Weinen zurückgehalten wurden . . . Der Kiefermuskel selbst hält oft Ärger aufgrund von Beißverboten in der Jugend zurück . . . Zahnprobleme, die durch übermäßiges Zähneknirschen entstanden sind, sind oft auf unterdrückten Zorn zurückzuführen. Die Stellung des Unterkiefers ist größtenteils abhängig von der Festigkeit des Kiefermuskels. Dies bedeutet, daß, wenn einem kleinen Kind nicht erlaubt wird, laut zu seinen Eltern zu sprechen, es dazu neigt, seinen Kiefermuskel zurückzuhalten und dadurch seinen Unterkiefer zurückzuziehen. Das Resultat ist ein vorstehender Ober-

kiefer und manchmal ein Lispeln, weil Ober- und Unterkieferzähne fest zusammen stehen müssen, um einen sauberen S-Laut hervorbringen zu können.[6]

Ich war jedesmal erstaunt über die Menge der emotionalen Erlebnisse, die in Kiefer, Kehle und Mund verschlossen werden. Es ist kaum zu glauben, daß eine so kleine Region des KörperBewußtseins so viele wichtige Ausdrucksformen, Gefühle und Erinnerungen enthält.

Vor einigen Jahren leitete ich zusammen mit Will Schutz einen Workshop in Esalen. Der Workshop hieß „KörperBewußtsein" und war eine Kombination von Encounter- und Feldenkrais-Arbeit. Während einer der Encounter-Sitzungen war eine Frau aus der Gruppe an der Bearbeitung der Spannung interessiert, die sie regelmäßig in ihrer Kehle und ihrem Kiefer fühlte. Sie war eine ungewöhnlich schwere Frau, die, wie ich glaube, aufgrund von unterdrücktem Weinen und Schreien, das sie in ihrer Kehle festhielt, an einer Unterfunktion der Schilddrüse litt. Sie war Kettenraucherin und schien Schwierigkeiten zu haben, ihre Gefühle auszudrücken. Zu der Zeit, als sie sich entschied, etwas an ihrem Zustand zu tun, waren wir alle nackt und am vierten Tag unseres Encounters angelangt.

Sie und ich gingen in die Mitte des Raumes und sie begann damit, mir zu erklären, warum sie soviel rauche und soviel Anspannung in ihrem Kiefer fühle. Sie brauchte es gar nicht zu sagen, weil die Spannung für mich durch ihr zurücktretendes Kinn und ihre rauhe Stimme offensichtlich waren. Ich entschied mich, eine bioenergetische Übung zu benutzen, um das Zurückhalten in ihrer Kehle zu lösen. Ich steckte ihr das Ende eines Handtuches in den Mund und bat sie, kräftig daraufzubeißen, während ich das andere Ende des Handtuches festhielt und daran zog. Diese besondere Technik verstärkt die Muskelanspannung in Kehle und Kiefer, wobei die Gefühle sich übermäßig verstärken und dadurch die therapeutische Arbeit erleichtert wird. Nun, ich zog und zog und sie zerrte und zerrte — fast zehn Minuten lang.

Schließlich fing sie an zu würgen und zu husten. Dabei begannen ihre Kehle und ihr Mund zu vibrieren und zu zittern. Ich ermunterte sie, auszudrücken, welche Art Gefühle sie hatte, und zu versuchen, diese nicht zu blockieren. Nach einigen Minuten verwandelte sich ihr Wehklagen in Worte, und wir hörten alle zu, als sie ihren Vater heftig anschrie, den sie seit dreißig Jahren nicht mehr gesehen hatte. Fast dreißig Minuten lang schrie sie ihn an und verfluchte ihn für die gemeine und gefühllose Art, mit der er sie ihr ganzes Leben immer behandelt hatte. Es schien, als ob sie ihn schon immer hatte anschnauzen und anschreien wollen, wie er es anscheinend immer mit ihr getan hatte. Trotzdem hatte sie Angst vor den möglichen Konsequenzen, wenn sie jemals den Mund aufmachte.

Es war wundervoll, die Veränderungen zu beobachten, die in ihrem gesamten KörperBewußtsein vor sich gingen, als sie sich des emotionalen Mülls entledigte, der so lange in ihrer Kehle gesteckt hatte. Nachdem ihr Schreien und Klagen aufgehört hatte, weinte sie ein bißchen über die Wiederentdeckung ihres Ichs.

Es ist schwer zu sagen, welche langfristigen Auswirkungen diese Sitzung auf ihr Leben haben werden, aber ich nehme an, daß diese orale Befreiung ihre Last ein wenig erleichtert hat, weil sie gelernt hatte, ihre negativen Empfindungen auszudrücken. Die Qualität und Beschaffenheit ihrer Stimme änderten sich während des Workshops, und mir fiel auf, daß sie den Rest der Woche nicht mehr rauchte. Während der letzten paar Tage des Workshops war ihr emotionaler Zustand leicht und klar, und sie schien bedeutend entspannter und mit sich selbst in engerer Berührung zu sein, als sie vor dieser Katharsis gewesen war.

Gewalt und Wut sind nicht die einzigen Empfindungen, die im Kiefer festgehalten werden. Tatsächlich kann fast jede Empfindung, die entweder durch den Mund oder das Gesicht ausgedrückt wird, in der Panzerung der Kehle und des Kiefers fixiert werden.[11] In einem anderen Esalen-Workshop hatte ich Gelegenheit, das faszinierende Beispiel einer weiteren Art von emotionalem Festhalten zu beobachten, die häufig im oralen Segment des KörperBewußtseins auftritt.

Der Workshop hieß „Befreiung des Körpers" und wurde von Dr. Hector Prestera geleitet. Eine der Teilnehmerinnen, Anna, eine junge attraktive Frau, verhielt sich ziemlich ruhig und zurückhaltend. Einige Male wurde sie im Workshop in emotionale Begegnungen verwickelt, aber jedesmal schien sie von den Gefühlen des Augenblicks teilweise entfernt zu sein. Wenn sie weinte, wimmerte sie nur, und wenn sie sprach, tat sie es immer auf eine reservierte und beherrschte Art. Ihre ganze Ausdrucksweise war irgendwie monoton, und sie schien ihre ganzen verbalen Ausdrücke und ihre Empfindungen tief in sich festzuhalten. Tagelang ermutigte Hector sie, ihre Gefühle auszudrücken, um zu dem zu kommen, was sie bedrückte, was es auch immer sein mochte. Aber jedesmal ging sie nur gerade so weit und bremste sich dann selber ab. Schließlich, am letzten

Abend des Workshops, fing sie an, über ihre Familie zu reden, und Hector bemerkte sofort, wie ihr Kiefermuskel einfror.

Er ging schnell zu ihr und begann, ihren Kiefer zu ,,rolfen''.[7] Als er an ihrem Kiefer arbeitete, begann ihr Brustkorb anzuschwellen, und schon nach kurzer Zeit war ihre Atmung schwer und emotionsgeladen. Sie weinte und weinte. Diesmal weinte sie wirklich, es war nun nicht mehr das Wimmern, das wir voher gehört hatten. Ich weiß nicht, woher Hector wußte, was vor sich ging, aber blitzschnell hatte er den Ursprung ihrer Tränen begriffen und mit Hilfe der anderen Gruppenmitglieder ein Psychodrama[8] konstruiert.

Eine improvisierte Bühne mit gedämpftem Licht wurde augenblicklich aufgestellt, und ein Mitglied der Gruppe lag still in der Mitte des Raumes, als wäre es tot. Anna betrachtete die Situation und ging langsam zu der ,,toten'' Person hin, begann, mit diesem Toten, den sie Jimmy nannte, zu sprechen und erzählte ihm Dinge, die sie ihm anscheinend schon jahrelang hatte sagen wollen. Sie vergoß Tränen, als sie das Gesicht des toten Jungen streichelte, und weinte heftig vor lange unterdrückter Liebe zu ihm. Als sie fortfuhr, mit Jimmy zu reden, erfuhren wir, daß er ihr kleiner Bruder war, der vor sieben Jahren bei einem Autounfall ums Leben gekommen war, als er gerade zehn Jahre alt war. Anna hatte sich teilweise verantwortlich für seinen Tod gefühlt, weil er an einem Nachmittag, als sie auf ihn aufpassen sollte, überfahren wurde.

Es war klar, daß sie all die Jahre Berge von Schuld für den Tod ihres kleinen Bruders aufgestaut hatte. Die Spannung verstärkte sich noch, als ihr bei der Beerdigung des toten Kindes nicht erlaubt wurde, zu weinen oder zu ihm zu sprechen. Ihre Eltern hielten sie vom Sarg entfernt und sagten ihr, daß derartige Empfindungen und Handlungen sie in Verlegenheit bringen würden. Deswegen waren ihre Brust, ihre Kehle und ihr Kiefer all die Jahre mit unterdrückten Gefühlen und Äußerungen angefüllt worden. Hector führte Anna liebevoll durch das Drama, in dem sie ihrem kleinen Bruder alles sagen und all das tun durfte, was ihr während der wirklichen Beerdigungszeremonie nicht erlaubt worden war. Schließlich ließ Anna auch das letzte unterdrückte Gefühl los und sagte Jimmy Lebewohl. Erst jetzt schien sie bereit, sein Fortgehen zu akzeptieren — und gleichzeitig die Energie ihres eigenen Lebens anzuerkennen.

Dieser Abend rührte jeden von uns und machte uns niedergeschlagen, weil wir anscheinend alle Gefühle und Liebe empfanden, die wir den Menschen, die wir mochten — Toten wie Lebenden — nicht mitgeteilt hatten. Wir alle weinten und schlossen uns auf unsere Weise Anna an, indem wir uns von ihrem Bruder verabschiedeten. Und während wir dies taten, ermöglichten wir es uns, die Neuheit des „Jetzt" und die Schönheit des Lebendigseins schätzen zu lernen und offen genug zu sein, unser Leben mit anderen Menschen zu teilen.

In den fünf Jahren seit diesem Erlebnis habe ich an sehr vielen Encounter-Gruppen und psychodramatischen Situationen teilgenommen, in denen Leute etwas von den Gefühlen ausdrücken konnten, was ihnen beim Hinscheiden geliebter Menschen nicht möglich war. Diese Gedanken und Gefühle werden häufig im Kiefer und in der Kehle abgeblockt, unterbrechen den natürlichen Energiefluß durch diese Region und schränken die gesamte Ausdrucksweise ein. Wenn diese Emotionen jemals „entkorkt" werden, findet oft eine Befreiung vieler Empfindungen und Erlebnisse statt, die hinter der Verspannung des ursprünglichen Traumas gefangen sind.

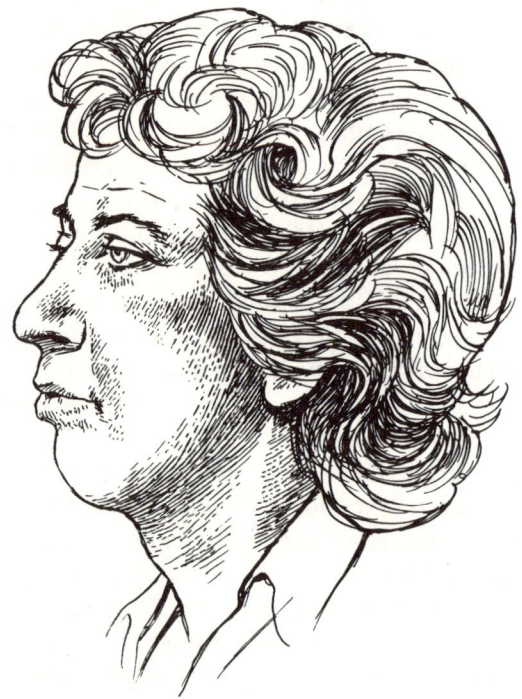

8.2. Zurückweichender Kiefer

Es gibt unzählige Möglichkeiten, wie sich der orale Abschnitt des Gesichtes verstellen kann, und es gibt eine Vielfalt von Emotionen und Erlebnissen, die diese körperlichen Haltungen aufbauen können. Im allgemeinen jedoch spiegelt Spannung im Kiefer das Ausmaß an Blockierung des Ausdrucks emotionaler oder sprachlicher Mitteilungen wider. Die drei meistverbreiteten Formen chronischer Verspannung in dieser Region sind der zurückgezogene Kiefer, der vorgeschobene Kiefer und der angespannte Kiefer (der in Kombination mit einem der anderen beiden auftreten kann).

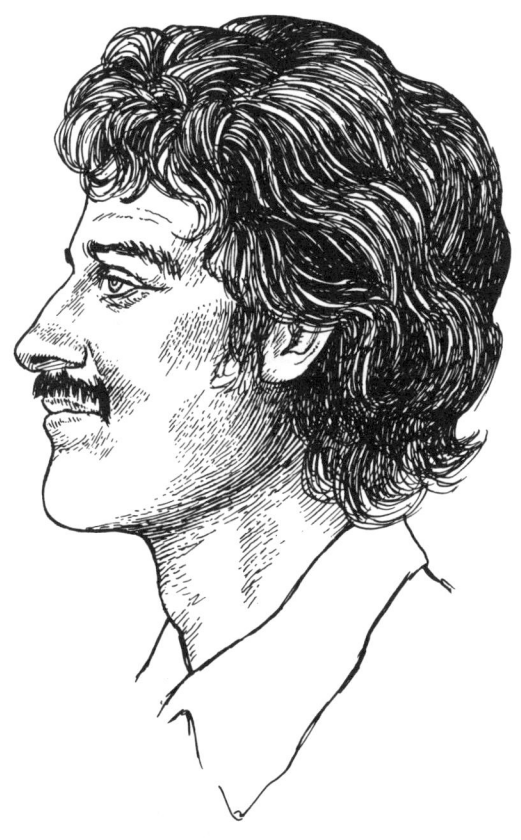

8.3. Vorgeschobener Kiefer

Der zurückgezogene Kiefer

Der zurückgezogene Kiefer bedeutet normalerweise zurückgehaltene Traurigkeit oder unterdrückte Wut oder auch den Drang, zu weinen oder zu schreien. Diese Blockierung hemmt die Fähigkeit des Individuums, seine Empfindungen und Überzeugungen mündlich auszudrücken, sei dies nun das Gefühl, das das Erstarren beim Wachstum des Körpers verursachte, oder ein anderes. Eine solche Person kann große Schwierigkeiten haben, in der Gruppe laut und deutlich zu sprechen, sich selbst zu verteidigen und ihre Meinung zum Ausdruck zu bringen.

Der vorgeschobene Kiefer

Ein vorgeschobener Kiefer spiegelt andererseits eine herausfordernde Charakterhaltung wider. Wenn der Kiefer etwas vorsteht, bedeutet dies, daß die Person eine ziemlich „entschlossene" Art hat, in der Welt zu sein. Es ist fast so, als versuche sie, sich mit dem Vorstoßen ihres Kiefers nach vorne zu ziehen. Wenn die Stellung des Kinns sich weiter nach vorn verschiebt, wird die entschlossene Haltung zunehmend herausfordernd und arrogant.

Der angespannte Kiefer

Ich glaube, daß ein angespannter Kiefer ein Hinweis auf übermäßige Selbstkontrolle ist. Wenn ich mich dabei ertappe, daß ich mein Kinn anspanne (das tue ich oft unbewußt), so meistens dann, wenn ich eine Menge zu sagen oder auszudrücken habe, es aber zurückhalte. Es ist fast so, als ob ich glaubte, daß ich die Empfindung oder Information auf ihrem Weg zum Mund durch Verspannen meines Kiefers hinunterschlucken oder verschwinden lassen kann.

Genauso wie der Nacken ist auch das orale Segment mit einer Vielzahl von Gefühlen verbunden, und es ist auch sehr schwierig, diese Region des KörperBewußtseins mit den Augen genau zu interpretieren. Wenn ich eine

Kiefer-Blockierung feststelle, achte ich auch auf Atmung, Brustkorb-Struktur, Beckenstellung und Sprachmuster des Betreffenden, um mir ein Bild der gesamten Persönlichkeit und der Art der Gefühle machen zu können, die sie ungehemmt ausdrückt oder nicht ausdrückt. Ich habe herausgefunden, daß Verspannung im Kiefer sich gewöhnlich in Verbindung mit einigen anderen betroffenen Bereichen im KörperBewußtsein entwickelt hat, da der Kiefer die Aufgabe hat, viele Gefühle auszudrücken, die eigentlich ihren Ursprung in anderen Teilen des KörperBewußtseins haben.

Ein Beispiel: Ich arbeite zur Zeit mit einem dreißigjährigen Mann, der chronisch stottert. Er kam zu mir in der Hoffnung, die Verspannung, die er ständig in seiner Kehle und seinem Kiefer spürte, lösen zu können. Er stotterte seit fünfundzwanzig Jahren sehr schwer. Meine ursprüngliche Heilmethode war, an seinem Kiefer, seinem Mund und seiner Kehle zu arbeiten, weil offenbar Spannung und Blockierung in dieser Region vorlagen. Nach einigen Wochen Nackenmassage und Reichscher Atemarbeit entdeckte ich etwas Faszinierendes an seinem Stottern. Er stotterte gar nicht aus der Kehle und dem Kiefer heraus, sondern das Stottern kam eher aus seinem Zwerchfell und seinem Bauch. Das mag schwer vorstellbar sein, aber wenn er stotterte, bekam sein Zwerchfell einen kurzen Krampf, bevor die Worte in seinen Mund gelangten, und dies unterbrach den natürlichen Luft- und Energiestrom nach oben zu seinem Mund. Die Zwerchfell-Unterbrechung wurde dann in Worte übersetzt, die abgehackt durch seinen Kiefer kamen. Je mehr wir zusammenarbeiteten, desto mehr erkannte ich, daß die meiste Verspannung in seinem Kiefer dadurch zustande kam, daß er jahrelang ohne Erfolg versucht hatte, gebrochene Worte aus seiner Kehle herauszuquetschen. Normales Reden war unmöglich. Durch tiefes Atmen und durch Auflösung einiger Wut, die anscheinend in seinem Zwerchfell hauste, mit Hilfe von Yoga und bioenergetischen Übungen, haben wir gemeinsam entdeckt, daß er einen ausgewogeneren Energiefluß durch seinen Körper erreichen kann und dadurch den Stottereffekt beim Sprechen merklich verringerte.[9]

Seither weiß ich den Kiefer mehr zu würdigen, und zwar nicht als Erzeuger von Gefühlen, sondern als Übersetzer und Kommunikationsmedium. Um den eigentlichen Ursprung von Kieferverspannungen zu erfassen, muß man deshalb die gesamte Dynamik des KörperBewußtseins[10] erforschen.

SELBSTERKENNTNIS

Durch das gesamte Buch hindurch habe ich wiederholt auf die Beziehungen zwischen speziellen Körperteilen und emotionalen Erinnerungen und Gefühlen hingewiesen, die in diesen Teilen zu leben scheinen. Wenn wir jedoch anfangen, die Topographie des Geistes zu erforschen, treten an die Stelle der leicht zu beobachtenden Muskeln, Knochen und Organe nicht so leicht zu beobachtende Gedanken, Bilder und Konzepte, die in großem Maße wie Muskeln und Knochen sind, die das Skelett unserer Psyche zusammenhalten. Als Folgerung daraus werde ich in meiner Diskussion dieser inneren Bereiche mich auf die Art und Weise konzentrieren, wie wir unseren Geist und unsere Überzeugungen formen und gestalten.

Das fünfte Kundalini-Chakra ,,Vishuddha'' entspricht, neben seiner Funktion für stimmlichen Ausdruck und zwischenmenschliche Kommunikation, außerdem noch den einzigartigen menschlichen Kräften der Selbstreflexion und der Selbsterkenntnis. Hier ist der Ort, an dem wir beginnen, eine aufrichtige innere Stimme zu entwickeln, mit der wir innerlich mit uns selbst sprechen. Diese Region befaßt sich mehr mit innerer Kommunikation, innerem Schauen, innerem Gefühl, innerer Wahrnehmung, innerer Erforschung und innerem Wissen als die vorher diskutierten Bereiche, deren Schwerpunkt größtenteils auf äußerem Kontakt und zwischenmenschlichen Beziehungen lag. Auf der Ebene des fünften Chakra beginnen wir, größeren Vorteil aus der Tatsache zu ziehen, daß wir als Menschen die Fähigkeit besitzen, über uns selbst nachzudenken, unsere Lage einzuschätzen und Handlungen einzuleiten, mit denen wir unser KörperBewußtsein und unser Leben verändern, wenn wir es wollen. Es scheint ganz angebracht zu sein, daß die Triebkräfte und Leidenschaften der ersten vier Chakren — Grundfassen und Überlebenstrieb; sexuelle Triebe und grundlegende zwischenmenschliche Beziehungen; unverfeinerte Emotionen, Macht und soziale Identifikation; Mitleid, Liebe und Selbstverwirklichung — erforscht und entwickelt werden sollten, bevor die Betonung des KörperBewußtseins von Überlebens-Angelegenheiten und zwischenmenschlichem Austausch sich auf Selbstreflexion und bewußte Selbsterkenntnis verlagert. Außerdem scheint es auch angemessen zu sein, daß Selbstreflexion und Selbsterkenntnis den Merkmalen der sechsten und siebten Chakra-Region vorausgehen, die sich auf erweiterte mentale Kräfte, erhöhte Selbstbewußtheit und Selbstverwirklichung konzentrieren.

Das fünfte Chakra wird als das erste „spirituelle" Chakra angesehen, weil es den Anfang des Selbstverständnisses eines Individuums und des Verständnisses zur Welt insgesamt bezeichnet. An dieser Stelle der Entwicklung des Menschseins werden die Kräfte und Leidenschaften der niederen Ebenen nach innen gewandt, wo sie die Energie und den Drang nach Selbstverständnis und spirituellem Erwachen nähren.

Wer sind Sie? Was wissen Sie über sich selbst? Wie gut verstehen Sie Ihr KörperBewußtsein? Was fühlen Sie? Wie fühlen Sie sich? Wo liegen Ihre Stärken? Ihre Schwächen? Entwickeln Sie sich noch weiter? Sind Sie zufrieden mit dem, was Sie sind? Was glauben Sie? Sind Sie glücklich? Gefällt Ihnen Ihr Selbstbild? Gibt es Wege, mehr über sich selbst zu erfahren? Werden Sie durch Ihre Gewohnheiten erdrückt? Sind Sie das, was Sie sein möchten, oder sind Sie so, wie andere Sie haben möchten? Können Sie Wege entdecken, um Ihre menschlichen Möglichkeiten weiter zu erforschen?

Während meines ganzen Lebens habe ich mit diesen Fragen gerungen und versucht, besser verstehen zu können, wer ich bin und was ich bin, um mir ein so ausgefülltes und lebendiges Leben wie möglich zu erlauben. Ich glaube, daß ich die beste Chance zur Verwirklichung meiner Träume habe, wenn ich erst dazu komme, meine Einzigartigkeit, meine Vergangenheit, meine Stärken, meine Schwächen, mich selbst wirklich anzuerkennen.

Das erste Mal, daß ich mich je bewußt hingesetzt und versucht habe, in mich zu gehen, war 1968. Ich war achtzehn Jahre alt und hatte gerade das erste Jahr des College-Studiums als Elektroingenieur beendet, als ich eine überraschende Erkenntnis hatte. Es kam mir in den Sinn, daß ich absolut nicht wußte, wer oder was ich war. Oh, natürlich wußte ich, wie ich aussah und wie ich beim Eignungstest abgeschnitten hatte, daß ich an meiner Rückhand beim Tennis arbeiten mußte, daß die Leute mich mochten, daß meine Eltern stolz auf mich waren, weil ich in allen meinen akademischen, sportlichen und sozialen Betätigungen so gute Leistungen brachte, daß ich in manchen Dingen gut war und in anderen Dingen nicht so gut und daß einige Frauen mich attraktiv fanden und andere nicht. Ich wußte auch viel über die Rechnungsarten, über Soziologie, Literatur, Physik, Wirtschaft, gutes Benehmen und eine Vielzahl von Regeln und Vorschriften für alle möglichen Spiele und Situationen. Trotzdem wußte ich nichts über *mich*. Alles, was ich als Aspekte von mir bezeichnen konnte, hatte ich eher von *außen nach innen* als von *innen nach außen* kennengelernt, so daß, wenn ich es zusammenfaßte, alles, was ich über mich selbst wußte, nur war, wie gut ich meine Sache machte und wie ich anderen Menschen erschien.

Das ganze Lernen von außen nach innen konzentrierte sich auf meine Fähigkeit, Informationen zu bewältigen und bestimmte Fertigkeiten zu beherrschen. Wenn ich ein Fach studierte, studierte ich, um eine gute Zensur zu bekommen; wenn ich Sport trieb, tat ich es, um entweder schneller laufen zu können oder um größere Leistungen aus meinem Körper herausholen zu können. Als ich alt genug wurde, meine eigene Persönlichkeit zu entwickeln, wählte ich mir eine aus, von der ich dachte, daß die Leute sie mochten und von ihr angezogen sein würden. Ich war extrem geübt darin, mich darauf zu trainieren, wie eine wundervolle Person auszusehen und sich zu benehmen hat, denn im Alter von achtzehn Jahren konnte ich bereits auf ein reiches Leben von Liebesbegegnungen, akademischen Auszeichnungen und athletischen Leistungen zurückblicken. Ich war eine Version des typischen amerikanischen Jungen.

Trotzdem war es mir schmerzlich klar, daß ich mein Leben gänzlich so geführt hatte, wie jeder es von mir und für mich wollte, und daß ich fast völlig von meinen eigenen Interessen, Leidenschaften und Träumen getrennt war. Als Resultat waren meine Gefühle hohl. Mein Glück schien sich mehr auf Erfolg und Leistung zu beziehen als auf meine eigenen Zufriedenheits- und Selbstwertgefühle. Meine Handlungen wurden durch die Reaktionen, die ich erwartete, motiviert, und meine Gefühle waren genauso ein Teil meiner äußeren Aufmachung wie meine Haltung. Ich erkannte, daß ich, kraftvoll und charismatisch, wie ich äußerlich war, innerlich völlig impotent war. Diese Machtlosigkeit beruhte auf der Trennung in meinem Inneren, zwischen dem, was ich tat, zwischen meiner äußeren Schale und meinem innerem Kern, zwischen dem, was ich über mich selbst durch äußerliche Handlungen, und dem, was ich über mich selbst durch innerliche Erforschungen kennengelernt hatte. Es war nicht so, daß ich meinen eigenen Initiativen aus dem Wege ging, sondern vielmehr, daß ich mir nie selbst Zeit gegeben hatte, zu entdecken, was ihr Wesen war.

Als ich mit achtzehn Jahren plötzlich feststellte, daß ich mir selbst total fremd war und daß mein Inneres nur lose mit meinem Äußeren in Beziehung stand, war meine erste Reaktion Panik. Meine Angst gründete teilweise auf der Tatsache, daß ich mein Leben nicht mehr als Marionette verbringen konnte, an deren Fäden ich selbst zog, und teilweise auf der

Erkenntnis, daß ich nicht wußte, was für ein Leben ich sonst führen sollte.

Einige Jahre lang irrte ich herum und ging wütend von einem Erlebnis zum anderen, verfiel von einer Laune in die andere, wechselte von einer Persönlichkeit zur anderen und probierte Seelen aus, wie ich Sportjacken probiert hatte, in der Hoffnung, daß ich irgendwie eine fand, die paßte. Diese Jahre waren schwer und schmerzlich für mich; ich war ohne jedes Selbstgefühl, das erste Mal in meinem Leben gänzlich allein und peinlich verwirrt darüber, was ich mit meinem Leben anfangen sollte. Egal, was ich versuchte, alles was ich zu entdecken schien, war noch mehr Unglück und Durcheinander. Während dieser Zeit war meine physische Gesundheit in einem schrecklichen Zustand, und ich schien körperlich genauso zerschlagen zu sein wie seelisch. Mein Körper wurde starr und empfindlich, ständig litt ich unter Halsschmerzen und Viruserkrankungen, ich fühlte mich aus unersichtlichen Gründen oft mutlos und ängstlich. Es war, als ob ich die KörperBewußtseins-Maske, die ich während meines ganzen Lebens getragen hatte, abgenommen hatte, ohne sie durch eine andere ersetzen zu können, und das machte mich schwach und verwundbar.

Ich „fand" mich niemals wirklich bei meinen krampfhaften Versuchen, eine andere Persönlichkeit anzunehmen, aber jene Jahre existentieller Konflikte und Wirren ermöglichten es mir, den Weg zu finden, den ich gegangen bin, um mich selber auszuformen, und zeigten mir dadurch eine Vielzahl von Anhaltspunkten, wie ich anfangen könnte, mich in ein selbstbewußteres und überzeugteres Wesen zu entwickeln. Eines der Dinge, die ich erkannt hatte, war, daß mein Selbstbild fast gänzlich aus Wissen bestand, das ich aus anderen Quellen und nicht aus mir selbst erhalten hatte, zum Beispiel von Eltern, Freunden, Lehrern, Büchern und Massenmedien. Es wurde mir klar, daß ich, wenn ich mein Selbstbild überarbeiten wollte, anfangen mußte, mich selbst und meine Welt durch meine eigenen Sinne und Wahrnehmungen zu erforschen.

Zu dieser Zeit kam ich mit den verschiedenen Techniken und Prozessen des damals gerade entstehenden *Human-potential-movement* in Berührung. Ich war sofort von der Betonung auf Eigenverantwortlichkeit, Lernen durch Erfahrung und Selbstentdeckung fasziniert, welche den meisten dieser Methoden und Übungen zugrunde liegen. Ich hatte die Hoffnung, daß ich durch Erforschen und Untersuchen der verschiedenen Aspekte meines KörperBewußtseins mit Hilfe von Aktivitäten wie

Encounter-Gruppen, Yoga, Meditation und Rolfing anfangen würde zu erkennen, wer und was ich *wirklich* war. Ich hatte zweifellos Verlangen nach Erziehung von innen nach außen, um alles, was ich von außen nach-innen erhalten hatte, auszugleichen.

Ich glaube, daß mein Wissensdurst und meine Hoffnungen ausreichend befriedigt worden sind, denn als ich anfing, die Kräfte, Erlebnisse, Gewohnheiten und Vorzüge zu identifizieren und zu isolieren, die zusammengenommen mein gesamtes KörperBewußtsein bildeten, wurde ich mir nicht nur meiner Grenzen und Fähigkeiten bewußt, sondern ich entdeckte auch, daß ich mit der angemessenen Sensibilität und den geeigneten Werkzeugen anfangen konnte, mich selbst gesünder, lebendiger und bewußter wieder aufzubauen.

Dadurch, daß ich lernte, eine gesunde Balance zwischen allem, was ich gelehrt worden war und worauf ich programmiert war, und andererseits all dem, was ich durch meine innerlichen Ausflüge und KörperBewußtseins-Erforschungen entdeckte, aufrechtzuerhalten, fand ich heraus, daß ein „neues" und erheblich selbstbewußteres „Ich" an die Oberfläche kam. Allem Anschein hatte ich, durch das Fallenlassen von Teilen meiner sozialen Programmierung, wobei ich gleichzeitig meine wahren Gefühle, Leidenschaften und Fähigkeiten durch Selbstgespräche, Erlebnis-Übungen und nach innen gerichtete Handlungen entdeckte, damit begonnen, mir — vielleicht zum ersten Mal — zu erlauben, lebendig zu werden.

Seither war ich immer fasziniert von der Art und Weise, wie Leute Selbstbilder entwickeln, die entweder losgelöst von ihrem wahren Ich, unehrlich oder zerstörerisch einschränkend waren. Dementsprechend bin ich besonders an Techniken und Methoden interessiert, die Menschen in direkteren und ehrlicheren Kontakt zu sich selbst bringen.

Obwohl es Tausende von Wegen gibt, wie eine Person ihr gesamtes Selbstbild konstruktiv ausbilden und fördern kann, möchte ich mir einen Augenblick Zeit nehmen, um ein System zu erläutern, das sich vorwiegend mit dem Körper befaßt. Es ist die Methode der KörperBewußtseins-Erweckung, die Moshe Feldenkrais entwickelt hat, ein Israeli mit weitreichenden Erfahrungen in den physischen wie geistigen Ansätzen zum Selbstverstehen. Da der Feldenkraissche Ansatz zur Selbstbewußtheit eine wertvolle Perspektive zu den Möglichkeiten bietet, wie Selbstbild und Entwicklung des KörperBewußtseins miteinander verknüpft sind, und weil er mit dem Wesen und dem Schwerpunkt des fünften Chakras in enger Beziehung steht, habe ich mich entschlossen, einige seiner Standpunkte in meine Diskussion dieser KörperBewußtseins-Region mitaufzunehmen.

Feldenkrais und Selbstbild

Feldenkrais' Standpunkt ist einfach, aber trotzdem tiefgehend. Er glaubt, daß das KörperBewußtsein, das ständig von vererbten, kulturellen und persönlichen Faktoren beeinflußt wird, eine Konstellation von körperlichen, emotionalen und intellektuellen Verhaltensmustern entwickelt, die zusammengenommen das Selbstbild eines Individuums definieren. Er hebt hervor, daß diese gewohnheitsmäßigen Verhaltensmuster oft begrenzend und einschränkend wirken und daß sie, obwohl sie sicherlich ihre jeweiligen Aufgaben erfüllen, ein Individuum auch davon abhalten, sich seiner selbst sinnvoller zu bedienen.[11]

Falten Sie zum Beispiel die Hände. Erleben Sie, wie sie sich anfühlen. Dann nehmen Sie sie wieder auseinander und falten Sie sie andersherum. Wie fühlen sie sich jetzt an? Entspannen Sie Ihre Arme und kreuzen Sie sie dann über der Brust und erleben Sie, wie sich das anfühlt. Dann nehmen Sie die Arme weg und kreuzen sie so, daß sich die Position der Arme umkehrt. Wie fühlt sich das an?

In beiden Fällen war wahrscheinlich die eine Art gewohnter, bequemer, mehr ,,Sie'' als die andere Art, welche, obgleich ähnlich einfach und möglich, sich unangenehm und fremd anfühlte. Einige von Ihnen könnten möglicherweise gar nicht fähig gewesen sein, ihre Hände oder Arme in eine andere als die gewohnte Stellung zu bringen.

Dies ist ein einfaches Beispiel des Feldenkrais-Standpunktes auf der somatischen Ebene. Er ist der Meinung, daß ähnliche Vorlieben, Neigungen und Angewohnheiten auch auf emotionaler und intellektueller Ebene existieren. Obwohl Feldenkrais der erste ist, der zugibt, daß Gewohnheiten und regelmäßige KörperBewußtseins-Muster notwendige Elemente des täglichen Lebens sind, erinnert er uns gleichzeitig daran, daß die Erforschung und Entwicklung unserer unbenutzten Potentiale jenseits der Grenzen dieser selbsteinengenden Schranken und Vorstellungen liegt.

Als Reaktion auf die körperlichen, emotionalen, intellektuellen und erlebnismäßigen Grenzen, die dem KörperBewußtsein auferlegt sind, und dadurch auch allen Aspekten des Selbstbildes eines Individuums, hat Feldenkrais Tausende von Bewegungsübungen und Handlungen entwickelt, die dazu gedacht sind, die Menschen zu ermutigen, sich selbst und ihren Fähigkeiten gegenüber bewußter zu werden.[12] Die Übungen sind so ungewohnt in ihrer Form und ihrer Anwendung, daß sie die Leute dazu zwingen, Aspekte ihres Selbst zu erforschen und einzubeziehen, die möglicherweise jahrelang aus ihrem Bewußtsein verschwunden waren. Er glaubt, daß man durch direktes Arbeiten mit den neuromuskulären Verbindungen des KörperBewußtseins sein eigenes Selbstbewußtsein erhöhen, sein Selbstbild verbessern und es sich dadurch ermöglichen kann, verantwortlicher für seine eigenen Neigungen, Stärken und Fähigkeiten zu sein und weniger durch die Regeln und Prioritäten anderer eingeschränkt und betäubt zu werden.

Die verschiedenen Feldenkrais-Übungen sollen dazu dienen, es Ihnen zu ermöglichen, sich in ungewöhnlicher und manchmal schwieriger Weise zu bewegen und zu erleben. Es gibt keine richtige oder falsche Art, diese Übungen auszuführen, denn es ist nicht das Ziel, in irgendeiner Form Leistungen zu erbringen. Vielmehr fangen Sie durch die Ausführung der Übungen und dadurch, daß Sie so auf sich selbst achten, an, neue Mitteilungen an Ihr Nervensystem auszusenden, welches umgekehrt neue Mitteilungen an Ihre Muskeln zurückschickt. Feldenkrais nimmt an, daß viele der Begrenzungen der KörperBewußtseins-Wahrnehmung und Flexibilität im Nervensystem entstehen und dann in die Muskeln und ins Bindegewebe übertragen werden. Deshalb legen seine Übungen mehr Wert auf die Befreiung des Nervensystems als auf die Dehnung der Muskeln. Durch das Aufbrechen Ihrer gewohnten neuromuskulären Muster fangen Sie an, sich selbst zu schulen, expansiver, als Sie es gewohnt sind, zu denken, sich zu bewegen, zu fühlen und wahrzunehmen. Feldenkrais' Vorstellung ist, daß das KörperBewußtsein sich ständig selbst wieder neu aufbaut, um neue und kreativere Mitteilungen unterzubringen. Je bewußter Sie innerhalb Ihres gesamten KörperBewußtseins werden, um so fähiger werden Sie sein, sich selbst zu gestalten und aus sich selbst wirkungsvoll, eindrucksvoll und bewußt Nutzen zu ziehen. Wenn Sie auf diese Weise Ihre Grenzen und Fähigkeiten erforschen, benutzen Sie die eigenen Kräfte Ihres Selbstbewußtseins und Ihrer Selbstbetrachtung, um sich selbst zu lehren, ein vollkommenes Leben zu führen.

Hier ist ein gekürztes und zusammengefaßtes Beispiel einer Feldenkraisschen KörperBewußtseins-Übung:

Stellen Sie sich hin und strecken Sie Ihren rechten Arm in Schulterhöhe nach vorn aus. Schauen Sie auf Ihre rechte Hand und führen Sie Ihren Arm, Ihren Kopf und Ihre Augen zusammen soweit nach rechts, wie es ohne Anstrengung geht. Merken Sie sich diese Strecke als Punkt an der Wand. Jetzt führen Sie Ihren Arm langsam zurück in die Ausgangsposition. Führen Sie Ihren Arm nach unten und entspannen Sie ihn. Heben Sie ihn wieder wie vorher nach rechts, aber bewegen Sie ihren Kopf gleichzeitig dabei nach links. Bewegen Sie Kopf und Arm soweit, wie Sie es ohne Anstrengung können. Wiederholen Sie das fünfmal, und gehen Sie zwischen den einzelnen Versuchen jedesmal in die Ausgangsstellung zurück. Achten Sie während dieser fünf Bewegungen auf das Gefühl in Ihrem Nacken, Ihren Schultern und Hüften. Nehmen Sie Ihren Arm herunter und entspannen Sie sich . . . Nun versuchen Sie noch einmal die ursprüngliche Bewegung: Arm anheben, auf die Hand schauen, Arm, Kopf und Augen soweit nach rechts führen, wie es ohne Anstrengung geht. Vergleichen Sie die Bewegung mit dem festgesetzten Punkt an der Wand. Sie werden wahrscheinlich feststellen, daß Sie sich wesentlich weiter bewegt haben. Nehmen Sie Ihren Arm herunter und entspannen Sie sich . . . Heben Sie Ihren Arm wieder in die Ausgangsstellung. Jetzt bewegen Sie Ihren Arm nach rechts und Ihren Kopf und Ihre Hüften (Ihr Becken) nach links, immer soweit es ohne Anstrengung geht. Wiederholen Sie dies fünfmal und gehen Sie zwischen den Übungen in die Ausgangsstellung zurück. Achten Sie aufmerksam auf alle Ihre Körperbewegungen. Nehmen Sie Ihren Arm herunter und entspannen Sie sich . . . Versuchen Sie die ursprüngliche Bewegung noch einmal, und nehmen Sie dabei den Arm, so weit es ohne Anstrengung möglich ist, nach rechts. Vergleichen Sie die Strecke, die Ihr Arm jetzt zurücklegt, mit der ursprünglichen Strecke. Wahrscheinlich wird Ihr Arm spürbar weiter nach rechts kommen als vorher. Kommen Sie zur Ausgangsposition zurück, nehmen Sie Ihren Arm herunter und entspannen Sie sich.

Jetzt heben Sie Ihren linken Arm geradeaus nach vorn hoch, schauen Sie auf Ihre linke Hand und drehen Sie Ihren Kopf, Rumpf und Arm soweit nach links, wie es ohne Anstrengung geht, und merken Sie sich diesen Punkt an der Wand. Bewegen Sie sich wieder nach vorn. Nehmen Sie Ihren Arm herunter. Entspannen Sie sich . . . Heben Sie den Arm noch einmal in die Ausgangssituation. Jetzt wiederholen Sie *nur in Ihrer Vorstellung* die erste Bewegung, die Sie mit dem rechten Arm gemacht hatten, je dreimal. Das heißt, stellen Sie sich dreimal vor, wie Ihr linker Arm nach links geht und Ihr Kopf nach rechts. Dann stellen Sie sich dreimal vor, wie Ihr Arm nach links geht und Ihr Kopf und Ihre Hüfte nach rechts gehen. Während Sie das tun, konzentrieren Sie sich auf das Gefühl in den Muskeln. Versuchen Sie, sich drei klare Bewegungen vorzustellen. Nach den gedachten Bewegungen öffnen Sie die Augen, nehmen Sie Ihren Arm herunter und entspannen Sie sich . . . Nun nehmen Sie Ihren linken Arm wie vorher nach vorn, schauen Sie auf Ihre Hand und bewegen Sie Ihren Arm, Rumpf und Kopf nach links, und merken Sie sich die Differenz zu dem Punkt an der Wand. Es wird wahrscheinlich ein fast so großer Zuwachs wie auf der rechten Seite sein, obwohl er ohne Bewegung erreicht wurde. (Hervorhebungen im Original).[13]

Was ich an der Feldenkrais-Methode besonders schätze, ist ihre unermüdliche Betonung auf Selbsterfahrung und Selbstreflexion als Weg zu größerer Selbsterkenntnis und ihre Überzeugung, daß selbst-begrenzende KörperBewußtseins-Gewohnheiten uns davon abhalten, große Teile unserer unerschlossenen Fähigkeiten zu entwickeln. Die Feldenkrais-Übungen streben kein bestimmtes Ziel an, keinen perfekten Körper, keine Idealperson. Vielmehr sucht die KörperBewußtseins-Methode ihrem Praktiker so viele Gelegenheiten wie möglich zu geben, um durch kreative Übungen, Vorstellungen und ungewohnte Bewegungen seiner selbst bewußter zu werden. Durch Verstärkung der neuromuskulären Verbindungen in seinem KörperBewußtsein entwickelt der Feldenkrais-Schüler ein ausgedehnteres Selbstbild und wird fähiger, sich selbst wirkungsvoller zu gestalten und dadurch neue, angenehmere Möglichkeiten der natürlichen und freien Körperbewegung zu verwirklichen.[14]

Ich will jetzt nicht behaupten, daß unsere Selbstbilder nicht stark durch Überlieferung und kulturelle Faktoren beeinflußt sind, denn das sind sie sicherlich. Jeder von uns wird nach einem genetischen Code in eine Familie, eine Gemeinschaft, eine Kultur und eine Zeit hineingeboren, die bestimmte, festgelegte Möglichkeiten und bestimmte, festgelegte Beschränkungen hat. Trotzdem glaube ich, gleichgültig wie Ihre bestimmte Lebenssituation auch sein mag, daß es wahrscheinlich Wege gibt, und seien sie noch so klein und gewöhnlich, durch die Sie anfangen können, die Möglichkeit zu erforschen, sich selbst kreativer, gesünder und mit größerem Selbstbewußtsein zu nutzen.

Ich habe in meinem eigenen KörperBewußtsein entdeckt, daß viele meiner Angewohnheiten und Vorlieben nicht unbedingt auf irgendeiner höheren Gewalt oder einer physischen Unzulänglichkeit beruhen, sondern vielmehr auf einer mangelnden Beteiligung an kreativen und stimulierenden Handlungen. Die Macht der Faulheit und die Wege des geringsten Widerstandes überwiegen nur zu oft die riskanteren Wege der Veränderung und der Entwicklung. In unserer Konsumkultur ist es sehr einfach, nur eben in eine Garnitur von Mustern hineinzuschlüpfen und dann in ihren Strukturen gefangen und festgehalten zu werden.

Ich entschloß mich zum Beispiel kürzlich, einige Räume in meinem Haus anzustreichen. Nachdem ich angefangen hatte, die Farbe zu verteilen, bemerkte ich, daß mein Arm ermüdete, deshalb versuchte ich, den Pinsel mit der linken Hand zu halten. Zuerst gab ich es wegen meiner Ungeschicklichkeit auf, und meine sofortige Reaktion war, den Pinsel wieder in die rechte Hand zu nehmen, egal wie sehr sie ermüden würde. Dann unterbrach ich mich und entschloß mich, zu lernen, mit der linken Hand genauso gut wie mit der rechten streichen zu können. Anfangs war es nicht leicht, aber nach einer Weile fand ich, daß jeder Arm zur Ausführung dieser einfachen Hausarbeit benutzt werden konnte. Dieser Entwicklungsprozeß beinhaltete zunächst, daß ich meine Begrenzung entdeckte und daß es mir dann möglich wurde, sie zu überschreiten.

Derselbe Prozeß der Erforschung eigener Grenzen und ihrer Ausdehnung fand auf der Ebene der Persönlichkeit und der persönlichen Werte vor einigen Jahren beispielhaft bei einem Ereignis zwischen meinem Vater und mir statt. Während eines Sommers, als ich in Big Sur, Kalifornien, wohnte und am Esalen-Institut arbeitete, entschlossen sich meine Eltern, ein Flugzeug zu nehmen und mich besuchen zu kommen. Meine Eltern sind aus New Jersey und haben ihr ganzes Leben dort verbracht. Als Ergebnis sind sie mit Stil, Benehmen, Kleidung und Handlungen, die in und um die Gegend, wo sie wohnten und arbeiteten, vorherrschten, sehr vertraut geworden. Natürlicherweise wurden ihre Lebensmuster von den einzigartigen kulturellen Faktoren geprägt, die ein normales Leben in diesem Teil des Landes ausmachen.

Jetzt waren sie eines sonnigen Sommertages da und standen auf der Wiese des Esalen-Institutes zwischen dem langhaarigen, halbnackten, total ,,ausgeflippten'' Volk der Esalen-Community. Es war ein ziemlicher Kulturschock für meinen Vater, der sich mit seiner teuren Hose und seinen weißen Schuhen völlig fehl am Platze zwischen Bluejeans und nackten Füßen fühlte. Irgendwie konnte er dadurch, daß er erstmalig einer anderen Kultur ausgesetzt war, nachempfinden, wie ich mich jedesmal fühlte, wenn ich nach New Jersey heimflog und versuchte, mich ihrem Zuhause und ihrem Lebensstil anzupassen.

Die erste Reaktion meines Vaters war, die Leute alle als ,,Verrückte'' zu bezeichnen. Er lachte nervös über die Art, wie sie aussahen, und darüber, was sie machten, und kritisierte sie ständig, weil sie ihr Leben auf eine so „unproduktive" Art und Weise verbrachten. Es war klar, daß seine Vorstellungen und Gewohnheiten gegen seine eigenen Grenzen prallten, die heftig mit anderen Stilen und Möglichkeiten konfrontiert wurden.

Doch als die Tage vergingen und meine Eltern die Gelegenheit hatten, ein wenig zu entspannen und mit vielen der ungewohnt netten Bewohner von Esalen zu kommunizieren, fand eine Veränderung im Vorstellungssystem meines Vaters statt. Als er erkannte, daß dies Leute wie er selbst waren, die nur versuchten, glücklich zu sein und ein gutes Leben zu führen, hörte er plötzlich mit seiner Kritik auf und wurde einige Tage lang ruhig, wobei er einige seiner Vorstellungen neu zu bewerten schien. Schließlich, am letzten Tag ihres Besuchs, saßen wir auf einer schönen Klippe und sahen auf den majestätischen Pazifik. Mein Vater sagte zu mir: „Weißt du, es ist leicht, sich an ein bestimmtes Regelsystem und an Verhaltensmuster zu gewöhnen, und wenn man das macht, bekommt man ein wenig Angst vor Leuten und Orten, die nicht in die eigene Weltanschauung passen. Vielleicht ist kein Weg wirklich besser als der andere . . ., aber vielleicht muß jeder von uns einen Weg, zu leben und zu sein, finden, der am natürlichsten unseren Bedürfnissen und Neigungen entspricht. Ich persönlich könnte hier draußen in den Wäldern nicht leben, und es würde mich sehr unzufrieden und unglücklich machen, aber ich sehe, daß die Leute hier genauso unzufrieden sein würden, wenn sie versuchten, mein Leben zu leben, und es so machten wie ich.

Diese Erkenntnis meines Vaters verstärkte nicht nur die Bande des Respekts, die zwischen uns bestanden, sondern half auch, anschaulich zu machen, daß viele unserer Vorstellungen und unserer Verhaltensweisen nur ein Ergebnis unserer Gewohnheiten und unserer Situation sind. Wir alle werden mit den körperlichen, intellektuellen und emotionalen Aspekten in uns selbst vertraut und sind zufrieden mit dem, womit wir am häufigsten in Kontakt kommen und den häufigsten Umgang haben.

Diese Art Erlebnis läßt vermuten, daß unsere Selbstbilder und unser KörperBewußtsein und Leben zum Großteil ein Ergebnis der Verhaltensmuster und Bewegungsmuster sind, die wir für uns selbst entwickelt haben und die wir regelmäßig anwenden.[15] Nur allzuoft sind es genau diese selbstverinnerlichten Grenzen und Gewohnheiten, die unser Bewußtsein erstarren lassen und unseren kreativen Gedankenfluß hemmen, unseren Körper einengen und dessen Freuden verleugnen, unser Herz panzern und die Gefühle der Liebe abschneiden. Wenn wir ehrlich erkennen, wie wir uns dies antun, haben wir alle die Möglichkeit, unser Leben zu verbessern und auszuweiten und einige seiner unerschlossenen Fähigkeiten zu erwecken.

Eine weitere Folgerung, die ich ziehe, ist, daß wir durch die gesteigerte Selbsterkenntnis, die wir durch Selbsterfahrung und Selbstreflexion erreicht haben, lernen können, unser KörperBewußtsein und unser Leben so aufzubauen, daß wir uns die Entwicklung zunehmender Gesundheit, Vitalität und Bewußtheit ermöglichen. Die Fähigkeit der geistigen Reflexion über die eigene Existenz und die Fähigkeit, Veränderungen in dieser Existenz herbeizuführen, ist die menschliche Eigenschaft, die die selbstidentifizierenden Aspekte des fünften Kundalini-Chakras zusammenfaßt. Denn als sich selbst wahrnehmende Menschen atmen wir nicht nur Luft in unsere Lungen ein; wir haben auch die Möglichkeit, Phantasie in unsere Gedanken aufzunehmen und Bewußtsein in unser Leben.

Kapitel
9

Gesicht und Kopf

Das Augensegment des Gesichts besteht aus den Ohren, den Augen, der Stirn und der Region der Wangenknochen; es entspricht dem sechsten Kundalini-Chakra, ,,Ajna'', das seinen Sitz auf der Stirn zwischen den Augenbrauen hat, und steht in Zusammenhang mit der Entwicklung einer gesteigerten Selbst-Bewußtheit. Zusammen mit dem Mundsegment bildet das Augensegment die Region unseres KörperBewußtseins, die wir als unser *Gesicht* bezeichnen. Ich will im folgenden auf den Informationen über die Kieferpartie im letzten Kapitel aufbauen und weiter einige Wege untersuchen, wie unser Gesicht unser inneres Wesen widerspiegelt.[1]

Alexander Lowen drückt das folgendermaßen aus:

> (Das Gesicht) ist der Teil des Körpers, den man der Welt unverhüllt zeigt. Es ist auch der Teil, den man untersucht, wenn man einen anderen ansieht. . . . Das Wort ,,Gesicht'' wird auch verwendet, wenn man auf das Ansehen eines Menschen verweist; hierdurch wird das Konzept Gesicht mit dem Ich in Beziehung gesetzt, denn eine der Funktionen des Ich besteht darin, das ,,Image'' eines Menschen abzubilden: zum Beispiel ,,sein Gesicht verlieren''. Wenn jemand sein ,,Gesicht versteckt'', bedeutet dies ein Gefühl der Scham, bei dem sich das Ich gedemütigt fühlt. Jemand mit einem starken Ich schaut Situationen ins Gesicht, in denen ein Schwächerer sein Gesicht abwendet. Der Selbstausdruck schließt das Gesicht mit ein, und das Gesicht, das wir aufsetzen, sagt viel darüber aus, wer wir sind und wie wir uns fühlen. Es gibt das lächelnde Gesicht, das deprimierte Gesicht, das strahlende Gesicht, das traurige Gesicht usw. Unglücklicherweise sind sich die meisten Menschen ihres Gesichtsausdrucks nicht bewußt und stehen in dieser Hinsicht nicht mehr in Kontakt mit sich selbst und ihren Gefühlen.[2]

Das Gesicht ist, wie Lowen sagt, die Maske, die Sie der Welt zeigen, und es verrät daher eine ganze Menge über Ihre inneren Gefühle. Wir gestalten unser Gesicht entsprechend unserem tatsächlichen Zustand und unseren tatsächlichen Gefühlen und außerdem, so glaube ich, als Ergebnis dessen, was wir zu sein und zu fühlen vorgeben. Wenn also unser wahres und unser vorgespieltes Wesen miteinander in Konflikt sind, setzt sich dieser Konflikt in unseren Gesichtsmuskeln häufig als Verspannung fest. Denken Sie beispielsweise daran, was Sie mit Ihrem Gesicht tun, wenn Sie mit Leuten zusammen sind, die Sie eigentlich nicht leiden können, und Sie sich dennoch verhalten, als würden Sie sie mögen. Möglicherweise stellt Ihr Gesicht in einer solchen Situation ein künstliches Lächeln und eine gespannte Aufmerksamkeit zur Schau, während Sie sich innerlich ärgern.

Müßten Sie diesen Konflikt ausleben, würden Sie wahrscheinlich feststellen, daß ein Großteil der Verspannung sich schnell in sämtlichen Muskeln des Gesichts und des Nackens anhäuft, wenn Sie sich selbst zurückhalten.

Vor einigen Tagen mußte ich beim zuständigen Straßenverkehrsamt meinen Führerschein erneuern und kam dabei in eine Situation, die einige Funktionen des „Gesichts" deutlich veranschaulicht. Nachdem ich die schriftliche Prüfung und den Sehtest abgelegt hatte, bat man mich vor die Kamera, um ein Foto für den neuen Führerschein zu machen. Da ich nicht darauf vorbereitet war, fotografiert zu werden, verschwand ich sofort in die Toilette, um mich zu vergewissern, ob meine Frisur und mein Gesicht in Ordnung wären. Ich versuchte dann, mich für ein bestimmtes Aussehen auf diesem Bild, das mich in den kommenden Jahren ausweisen sollte, zu entscheiden. Sollte ich mein intellektuelles Gesicht zeigen oder mein glückliches? Mein „sexy" Gesicht oder mein ernstes? Um herauszufinden, welches Gesicht für ein Führerscheinfoto wohl das passendste wäre, brachte ich etwa fünfzehn Minuten vor dem Toilettenspiegel zu und probierte langsam all diese Gesichter durch. Während ich dies tat, wurde mir klar, daß ich — weniger bewußt — das gleiche hunderte Male jeden Tag tue. Das heißt, daß ich, wenn ich bestimmte Leute treffe oder in bestimmte Situationen komme, oft meinem Gesicht das Aussehen gebe, das den Gefühlszustand ausdrücken soll, den ich zeigen will, gleichgültig, ob ich ihn tatsächlich fühle oder nicht. Ich will damit nun nicht sagen, daß ich dies andauernd tue, denn es gibt sicher Gelegenheiten, bei denen meine Gefühle und Handlungen gänzlich spontan sind und mein Gesichtsausdruck meine wahren Gefühle ehrlich wiedergibt. Aber es kommt zuweilen tatsächlich vor, daß mein Gesicht eher eine Maske ist, die ich bewußt bilde, um der Außenwelt Gefühle vorzuspiegeln, die ich in Wirklichkeit nicht habe.

Ich glaube, daß ich mein Gesicht auf diese Weise am häufigsten dann kontrolliere, wenn ich versuche, ein Gefühl zu verbergen, das ich nicht zeigen will. Nehmen wir zum Beispiel an, ich bin auf einer Party, gehe auf eine attraktive Frau zu und fordere sie zum Tanzen auf. Auf meine etwas nervöse Frage schlägt sie meine Bitte ab. Ich fühle mich sofort zurückgewiesen, beschämt und verletzt. Innerlich spüre ich, wie mein gesamtes KörperBewußtsein auf die Wucht ihrer Ablehnung reagiert, und wenn ich mein Gesicht ungehemmt reagieren ließe, würden mein freundliches Lächeln und mein offenes Gesicht vielleicht plötzlich einem zuckenden Unterkiefer und weinenden Augen weichen. Fest entschlossen, mich zu beherrschen, antworte ich statt dessen mit einem falschen Grinsen und starren Augen und mache ihr dadurch klar, daß ich mich zu sicher fühle, als daß mir ihre unwichtige Ablehnung etwas ausmachen würde.

Dies ist ein gutes Beispiel dafür, wie ich Verspannungen in meine Gesichtsmuskeln einfriere, indem ich meine Gefühle verberge und anderen ein falsches Bild meiner selbst vorspiegele. Die Muskeln, die ich auf unehrliche Weise kontrolliere, halten tatsächlich meine inneren Konflikte fest, wenn die Spannung in ihnen zunimmt und in die entsprechende Muskulatur eingeschlossen wird. Es geschieht das gleiche wie bei allen übrigen Bereichen meines KörperBewußtseins: Wenn ich diesen Konflikt lange genug aufrechterhalte, wird er zu einer chronischen Struktur meiner Muskeln, und ich entwickle einen KörperBewußtseins-Panzer, der die zukünftige Gesundheit, Vitalität und Ausdrucksfähigkeit dieser Körperregion bestimmt.

Muskelpanzerungen im Augensegment können auch das Resultat einer dramatischen Erfahrung sein, die so mächtig ist, daß sie die Muskeln in einen chronischen Zustand der Kontraktion „einsperrt". Dieser Zustand zeigt die Macht des auslösenden Ereignisses und das damit verbundene Entsetzen. Ein ausgezeichnetes Beispiel kommt in der Rockoper „Tommy" von den „Who" vor:

Ein junger Mann und eine Frau verlieben sich und heiraten. Kurz nach der Hochzeit wird der Mann in den Krieg geschickt; er läßt seine junge Frau, die inzwischen schwanger ist, allein zurück. Während er im Krieg ist, bekommt die Frau einen Jungen, den sie Tommy nennt. Als der Krieg zu Ende ist und der Vater nicht heimkehrt, erhält die Frau die Nachricht, daß er an der Front gefallen ist. Im Glauben, daß er tot sei, findet sie einen neuen Liebhaber, der für sie sorgt und für den heranwachsenden Jungen die Vater-Rolle übernimmt.

Eines Nachts dann, als die Frau und ihr Liebhaber schlafend im Bett liegen, kommt der Vater nach Hause zurück. Er geht zuerst ins Kinderzimmer, um seinen Sohn zu küssen, kommt dann ins Schlafzimmer und sieht seine ahnungslose Frau und ihren Geliebten. In Wut und Panik tötet der Liebhaber den Vater mit einem Schlag auf den Kopf. Während dies geschieht, steht Tommy still in der Türöffnung und beobachtet alles. Als der Mutter und ihrem Liebhaber klar wird, daß Tommy den schrecklichen Mord gesehen und gehört hat, schreien sie ihn an und verlangen von ihm, den ganzen Vorfall aus dem Gedächtnis zu tilgen. Als Reaktion darauf wird der sonst gesunde Junge plötzlich taub, stumm und blind. Erst viel später in seinem Leben, nach einer phantastischen Ansammlung von Erfahrungen, taucht Tommy schließlich aus seinem inneren Versteck hervor und erlangt wieder die volle Verfügung über seine Sinnesfähigkeiten.

Diese Geschichte veranschaulicht gut, wie manche von uns in frühen Jahren anscheinend ein Trauma erleiden, wenn wir Dinge erleben, die so erschreckend oder schmerzhaft sind, daß wir darauf mit dem Ausschalten der Gefühle direkt an ihrer Quelle reagieren. In vielen Fällen geschieht dies an einem ganz spezifischen Teil oder Organ unseres KörperBewußtseins. Unterschiedliche Grade dieses Typs von traumatischer Blockierung sind tatsächlich ganz normal und werden häufig in der bioenergetischen, der Reichschen und in anderen Therapien behandelt.[3]

Ob nun Gesichtsverspannung oder -panzerung Folge gegenwärtiger psychoemotionaler Konflikte oder eines früheren, ungelösten Traumas sind, Tatsache ist, daß es sie gibt und daß sie viele von uns quält. Eine Verspannung im Augensegment des Gesichts tritt gewöhnlich in der Region auf, die den Konflikt funktional vertritt, während Konflikte hinsichtlich des Hörens sich sehr oft in der Region der Ohren befinden, solche, die mit dem Sehen zu tun haben, um die Augen herum, usw.

Jeder Teil Ihres Gesichts weiß etwas über Ihr einzigartiges Leben und Ihre persönliche Geschichte zu erzählen. Es gibt in der Tat eine besondere diagnostische Wissenschaft, die Physiognomik[4], deren Ziel es ist, komplexe soziale und medizinische Phänomene hinsichtlich Gestalt, Form und Oberflächenstruktur des Gesichtes zu bewerten. Im Rahmen dieses Buches will ich mich jedoch darauf beschränken, drei Regionen des KörperBewußtseins innerhalb des Augensegments des Gesichtes zu erörtern: die Ohren, die Augen und die Stirn.

DIE OHREN

Die Ohren werden hauptsächlich schlicht und einfach zum Hören benutzt. Wenn Sie beschließen, etwas „nicht mehr hören zu wollen", werden Sie wahrscheinlich beginnen, Ihre Aufmerksamkeit aus dieser Region des KörperBewußtseins abzuziehen. Dadurch vermindern Sie die Bewußtheit für Ihre Ohren und verringern Ihre Fähigkeit zu hören. Hinzu kommt, daß die Schwierigkeiten beim Hören wahrscheinlich von einer Verspannung in den verschiedenen neuromuskulären Regionen, die Ihre Ohren umgeben, begleitet sind. Wenn es soweit gekommen ist, werden Sie wirklich Ihre Hörfähigkeit in bezug auf das, was andere Ihnen sagen wollen, abstellen. Sicher liegen vielen Ohrenproblemen genetische Schwächen oder ein rein körperlicher Schaden zugrunde, ich habe jedoch, besonders bei meiner Arbeit mit älteren Menschen, festgestellt, daß Hören nicht nur eine rein physiologische Funktion ist, sondern genausosehr eine psychosoziale. Die Menschen hören oft nur genau soviel und genau so lange, wie sie hören wollen; ab diesem Zeitpunkt können sie Hörschwierigkeiten entwickeln. Wenn diese psychosomatische Haltung zur Gewohnheit wird, kann andauernder Gehörverlust die Folge sein.

Hierzu ein Beispiel. Letztes Jahr starb, im Alter von dreiundachtzig Jahren, mein Großvater. Er war ein wunderbarer Mensch, einzigartig in seiner Einfachheit und bewundernswert für die Achtung, die er all seinen Familienmitgliedern entgegenbrachte. Dafür liebten wir ihn alle innig, aber keiner liebte ihn so wie meine Großmutter. Zur Zeit seines Todes waren sie neunundfünfzig Jahre lang glücklich verheiratet gewesen. Sie waren ein einmaliges Gespann gewesen und paßten einzigartig zusammen. Ich war gerne mit ihnen zusammen, denn nach so vielen Jahren der Gemeinsamkeit agierten sie geschmeidig und elegant als eine Einheit. Einer teilte mit dem anderen seine Stärken und Schwächen, Freude und Leid. Wenn ich an meine Großeltern denke, stelle ich sie mir immer zusammen vor, obwohl mein Großvater nicht mehr lebt.

Es ist hier wichtig, zu wissen, daß meine Großeltern nicht besonders kontaktfreudig waren und daß sie, abgesehen von Familienbesuchen, in den letzten zehn Jahren nur allein beziehungsweise für den anderen gelebt hatten. Sie schienen jeden Tag nur füreinander zu leben und jeden Augenblick nur deswegen zu erleben, um ihn mit dem anderen teilen zu können. Als mein Großvater starb, ereignete sich mit Großmutters Gehör etwas Interessantes. Vor seinem Tod hatte sie immer verstanden, was mein

Großvater oder sonst jemand zu ihr sagte. Als er starb, wurde sie plötzlich fast taub.

Wenn ein Arzt sie untersuchen würde, würde er zweifellos sagen, daß ihr Gehörverlust altersbedingt wäre und daß deswegen das Hörvermögen einfach nachließe. Ich weiß es besser und bin der Überzeugung, daß, als mein Großvater starb, alles, was wert war, gehört zu werden, mit ihm ging. Es scheint geradezu, als hätte meine Großmutter bewußt die Entscheidung getroffen, ihre Ohren abzuschalten, da sie wußte, daß sie ihn nicht mehr hören konnte. Meine Großmutter ist keine redselige oder kontaktfreudige Frau, und das Hören war kein Hauptelement in ihren zwischenmenschlichen Beziehungen gewesen — außer wenn es jemanden gab, mit dem sie reden und dem sie sich mitteilen wollte. Da dieser nun hingegangen ist, hat sie anscheinend beschlossen, ihre Aufmerksamkeit auf anderes zu lenken.

Ich habe das gleiche Phänomen hunderte Male bei meiner Arbeit mit älteren Menschen in Pflege- und Altersheimen beobachtet. Viele Menschen in diesen Heimen könnten als schwerhörig und zugleich senil beschrieben werden; die Kommunikation zwischen diesen Menschen ist gewöhnlich bizarr und nicht befriedigend. Als wir im Rahmen des SAGE-Projekts in diesen Heimen anfingen, Gruppen zu leiten, war ich zunächst frustriert von den Kommunikationsschwierigkeiten mit den Bewohnern, die mich nur aus glasigen, leblosen Augen anstarrten. Im Verlaufe der Woche, als man sich an meine Anwesenheit gewöhnt hatte, stellte ich aber fest, daß viele von ihnen mich langsam besser verstehen konnten, wenn ich sprach, und besser in der Lage waren zu reagieren, wenn ich Übungen abhielt. Nach einigen Monaten konnten beinahe alle anfänglich Schwerhörigen angemessen und verstehend an den Gruppenveranstaltungen teilnehmen. In vielen Fällen begann außerdem die sogenannte Senilität langsam zu verschwinden.

Es war allen an diesem Projekt Beteiligten allzu klar geworden, daß viele dieser Menschen eine bewußte oder unbewußte Entscheidung getroffen hatten, daß es keinen Grund mehr gäbe, andere zu hören oder am sozialen Leben teilzunehmen. Als Folge dieser Entscheidung waren sie schwerhörig und „senil" geworden. Durch ihre Erfahrung mit SAGE jedoch entschieden viele, daß es Dinge gibt, die es wert sind, gehört zu werden, und daß die Gemeinsamkeit und Kommunikation mit anderen doch noch eine wertvolle und stimulierende Tätigkeit sein könne. Das Personal in diesen Altenheimen war äußerst erstaunt darüber, daß so viele Alte fähig waren, ihr Gehör wieder zu entwickeln.

Außer zum Hören dienen Ihre Ohren einer weiteren lebenswichtigen Funktion des KörperBewußtseins. Sie enthalten nämlich die feinen Bogengänge, die für den Gleichgewichtssinn innerhalb Ihres KörperBewußtseins verantwortlich sind. Diese Kanäle sind mit einer Flüssigkeit gefüllt, und wenn Sie sich bewegen, bewegt sich auch die Flüssigkeit in den Kanälen und teilt Ihrem Gehirn andauernd mit, wo oben und unten ist. Wenn Sie das Funktionieren dieser Kanäle stören, verlieren Sie Ihren Gleichgewichtssinn und, dementsprechend, Ihr Gefühl von Sicherheit in der Welt. Wir vergessen gern, wie abhängig wir von diesen feinen Strukturen für Gleichgewicht und Selbstkontrolle sind. Wenn aber Unwohlsein oder psychoemotionaler Streß ihr gesundes Funktionieren beeinträchtigen, wissen wir schnell ihre wichtige Rolle zu schätzen, nämlich uns aufrecht und ausgeglichen zu halten.

DIE AUGEN

Eine weitere psychosomatische wichtige Region sind die Augen und ihre Umgebung. Elsworth Baker beschreibt die Panzerung dieser Region folgendermaßen: ,,Sie besteht aus einer Kontraktion und Bewegungsunfähigkeit der Mehrheit der Muskeln der Augenregion, Lider, Stirn und Tränendrüsen sowie der tieferliegenden Muskeln der Hinterkopfbasis; sogar das Gehirn selbst ist davon betroffen.''[5]

Die Augen spiegeln die Gesundheit oder das Unwohlsein des KörperBewußtseins wider. Man kann diese Zustände auf mancherlei Weise erforschen: durch Feststellen des charakteristischen Ausdrucks der Augen und ihrer Lage in den Augenhöhlen; durch Beobachtung der tatsächlichen Struktur und Funktion des Augapfels selbst und durch Untersuchung des Zustandes der Iris und der Lederhaut.

Was enthüllen Ihre Augen über Ihre inneren Gefühle, Leidenschaften, Ängste? Inwiefern sind Ihre Augen wirklich ,,Fenster Ihrer Seele''? Sie sollten dieses Buch jetzt vielleicht einen Augenblick weglegen und in einem Spiegel Ihre Augen anschauen. Wenn Sie sie anschauen, versuchen Sie, sie so zu sehen, als wäre es das erste Mal. Sobald Sie Ihr Spiegelbild sehen, schauen Sie kurz weg und versuchen Sie, ein Gefühl dafür zu bekommen, was Ihre Augen nichtverbal über Sie aussagen. Schauen Sie dann wieder in den Spiegel und untersuchen Sie Ihre Augen hinsichtlich ihrer Form, ihrer Klarheit und der Weise, wie sie in Ihrem Gesicht liegen.

Augenformen

Zur Illustration einiger Möglichkeiten, wie das Auge die innere Person widerspiegelt, will ich im folgenden einige unterschiedliche Augentypen beschreiben und Ihnen mitteilen, was sie nach meiner Überzeugung anzeigen.

Große, runde Augen spiegeln häufig eine warme, liebevolle Persönlichkeit wider. Dieser Grundtyp von Augenstruktur zeigt das Bild einer mitfühlenden Haltung, als wollte die betreffende Person sanft mit Hilfe ihrer Augen ehrlichen und liebevollen Kontakt herstellen. Große, runde Augen vermitteln gewöhnlich ein Gefühl des Wohlseins.

Hervortretende Augen andererseits zeigen eine nervöse, alles durchdringende Lebensweise an. Eine solche Person streckt sich sozusagen weit und gewaltsam aus und bewirkt in ihrer Gegenwart bei anderen oft Unbehaglichkeit und Angst. Als Folge davon hemmen diese Augen gewöhnlich herzliche Gefühle von anderen, statt sie anzuziehen.

Augen, die tief in den Augenhöhlen liegen, lassen oft auf lebenslang zurückgehaltene Gefühlsäußerung und Traurigkeit schließen. Es ist, als ob die betreffende Person bei ihrem Versuch, sich selbst zu schützen, ihre Augen und Sehkraft in ihr Innerstes ziehen wollte. Tiefsitzende Augen bedeuten auch oft, daß der Betreffende viel Zeit darauf verwendet, fremde Handlungen und Aktivitäten kritisch zu beobachten. Aus ihrer zurückgezogenen Position heraus scheinen die Augen systematisch wie Kameralinsen Informationen zu absorbieren.

Ich habe mit Leuten gearbeitet, die, wie ich es ausdrücke, ,,Babyaugen'' haben. Diese Augen sind durch eine weit offene und bittende Eigenschaft gekennzeichnet. Sie gehören meist Leuten, die von ihren Eltern verwöhnt wurden. Babyaugen sind doppelt ausdrucksfähig. Erstens zeigen sie, daß der Betreffende seinem Augensegment nicht erlaubt hat, auszureifen und sich voll zu entwickeln. Zweitens erweisen sich Babyaugen gewöhnlich als außerordentlich verführerisch und manipulierend. Der Betreffende verwendet seine weichen und sinnlichen Augen dazu, Sie festzuhalten, während er gleichzeitig versucht, Sie näher zu sich zu ziehen. Ich will nicht behaupten, daß diese Attribute oder Aktivitäten unbedingt negativ oder schädlich sind; sie scheinen eher mit einer leicht unreifen Art, in die Welt zu sehen und gesehen zu werden, zusammenzuhängen.

Es gibt anscheinend einen gewissen Zusammenhang zwischen der Härte oder Sanftheit der Augen eines Menschen und seinen zwischenmenschlichen Beziehungen. Im allgemeinen sieht jemand mit harten starren Augen die Welt unter dem Blickwinkel, wie er sie beherrschen könnte. Solche Augen sind über-aggressiv und anmaßend, sie scheinen sich auszustrecken und alles, worauf sie ihre Aufmerksamkeit richten, zu packen. Augen dagegen, die sanft aussehen, spiegeln eine passive, empfangende Art, die Welt zu sehen, wider. Ein Mensch mit sanften Augen neigt dazu, unbekümmert und entspannt zu sein und vielleicht weniger dazu fähig oder gewillt, die Aktivitäten seines eigenen Lebens zu beherrschen, als sein Gegenstück mit den starren Augen.

Kurz- und Weitsichtigkeit

Eine weitere Dimension der Psychosomatik der Augen befaßt sich mit der Kurz- und Weitsichtigkeit. Ich habe beobachtet, daß Kurzsichtige (Myopische) im allgemeinen Schwierigkeiten haben, sich selbst nach außen darzustellen. Ihr zwischenmenschlicher Blickwinkel konzentriert sich ge-

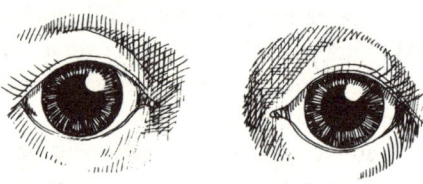

9.1. Große, runde Augen

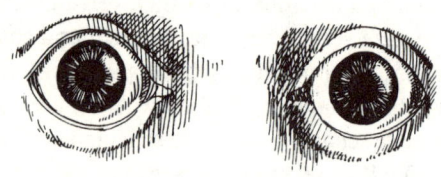

9.2. Vorstehende Augen

238

wissermaßen leichter auf „nahe" als auf „ferne" Aktivitäten. Solche Menschen sind oft nach innen gerichtet oder schüchtern und neigen dazu, sehr rational und introspektiv zu sein. Kurzsichtigkeit (Myopie) kann häufig auf ein frühes Trauma zurückgeführt werden, bei dem der Betroffene etwas so Unangenehmes erlebte, daß es ihn zwang, seine Sehfähigkeit gewissermaßen wegzulenken. Auf diese Weise beeinträchtigte er die weitere Entwicklung seiner Augäpfel. Es gibt Menschen, die glauben, daß Kurzsichtigkeit hauptsächlich das Ergebnis traumatisierter Augenmuskeln ist und daß die Muskeln dazu befreit werden können, sich natürlicher und vitaler zu entwickeln und zu formen, wenn das Trauma oder der Konflikt gelöst werden kann.[6]

Ich hatte vor kurzem Gelegenheit, die Psychosomatik der Kurzsichtigkeit zu untersuchen. Eine Frau Ende sechzig suchte mich auf und klagte über ernste Sehschwierigkeiten und eine chronische Verspannung in ihrer Brust. In ihrer Kindheit hatte man sie als kurzsichtig diagnostiziert, und sie hatte seither immer eine Brille getragen. In den letzten Jahren hatte sich an ihren beiden Augen der graue Star entwickelt, und sie mühte sich

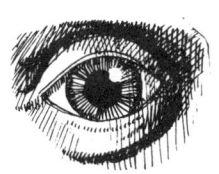 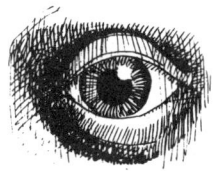

9.3. Tiefliegende Augen

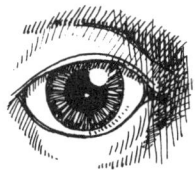 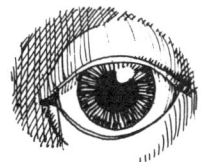

9.4. „Baby-Augen"

ab, Mittel und Wege zu finden, dieses Unwohlsein zu lindern, das in ihren Augen und in der Augenregion immer mehr zunahm.

Ich arbeitete mehrere Monate mit ihr und versuchte zunächst, ihren allgemeinen Gesundheits- und Vitalitätszustand mit Yoga, leichter Bioenergetik und grundlegender Gestaltarbeit zu verbessern. Ich beschloß dann, mit Hilfe einer gelenkten Phantasietechnik tiefer in ihre psychosomatischen Augenkonditionierung einzudringen. Ich ließ sie bequem auf einer Couch liegen und fing an, langsam ihre Atmung zu überwachen. Mit meiner Suggestionen begann sie sich zu entspannen, wobei ihr Körper biegsamer wurde und die Atmung sich beträchtlich verlangsamte. Als ich das Gefühl hatte, sie sei genügend konzentriert und entspannt, bat ich sie, in ihrem Inneren ein Gefühl dafür zu bilden, wie sie die Verspannung in ihrem gesamten KörperBewußtsein anhielt. Mit geschlossenen Augen reiste sie nach innen durch ihren Körper und begann rasch, sich vorzustellen, was sie empfand, wenn sie Angst hatte oder nervös war. Sie erzählte mir, daß, wenn sie diese Gefühle hatte, ihre Atmung flacher und ihr Brustkorb starr wurde, wie sich ihr Solarplexus zusammenzog und ihre Augen anspannten. Ich bat die Frau, diese Haltung des KörperBewußtseins einige Augenblicke einzunehmen und auf der Couch liegenzubleiben, damit ich einerseits diese übertriebene Haltung besser sehen konnte und sie andererseits ein klares Gefühl entwickeln konnte, wie sie auf solch unangenehme Zustände reagierte.

Nachdem ich sie angewiesen hatte, sich zu entspannen und die Vorstellung der Verspannung aufzugeben, bat ich sie, im Geist umherzuschweifen, bis sie an die jüngste Situation stoßen würde, bei der sie sich mit ihrem gesamten KörperBewußtsein derartig gefühlt habe. Nach wenigen Augenblicken berichtete sie, daß sie sich erst vor wenigen Tagen abends sehr verspannt und unangenehm gefühlt habe, als sie dabei war, ein Abendessen für mehrere Freunde ihres Mannes vorzubereiten. Während sie hastig das Mahl zubereitete, stellte sie fest, daß sie sich sorgte, es würde nicht besonders gut geraten und ihr Mann wäre deswegen enttäuscht von ihr. Beim Kochen spürte sie, wie ihre Schultern und ihr Brustkorb starr und ihre Augen in den Höhlen unbeweglich wurden, beinahe als wollte sie sich in ihrem Innern verstecken und von außen nicht gesehen werden. Sie sagte, sie hätte sich gefühlt wie ein Vogel Strauß, der seinen Kopf in den Sand steckt, wenn er verschwinden will. Sie fühlte, daß sie dies mit ihren Augen als Reaktion auf den Druck der Situation tat. Ich bat sie nun, tief einzuatmen und diese Vorstellung verschwinden zu lassen. Nachdem sie sich wieder entspannt hatte, bat ich sie, ihren Geist ein bißchen tiefer in die Vergangenheit wandern zu lassen und herauszufinden, ob sie einen weiteren Vorfall ausmachen könnte, den sie so empfunden hatte.

Nach kurzer Zeit erzählte die Frau, daß sie im Jahre 1960 angelangt sei. Sie besuchte eine Abendschule an der Universität und versuchte, Prüfungsaufgaben zu lösen. Sie war so nervös und ängstlich, daß ihr die Gedanken einfroren und sie auf viele Fragen keine Antwort wußte. Während sie mit leerem Kopf auf ihrem Platz saß, fühlte sie sich, als wollte sie weglaufen und nie wieder gesehen werden, da sie ein Versager war, und daß niemand auf sie stolz wäre. Sie erzählte mir, daß sich ihr Körper beinahe nach innen gewölbt angefühlt hatte, als halte sie ihren Brustkorb und ihren Magen so fest, daß sie eine konkave Form annahmen. Sie fügte noch hinzu, daß sie sich fühlte, als drücke sie bei ihrem erfolglosen Versuch, in ihrem Innern Antworten zu suchen, ihre Augen fest zusammen. Nachdem ich die Frau aufgefordert hatte, von dieser Vorstellung abzulassen und sich zu entspannen, bat ich sie, ihre noch fernere Vergangenheit zu erforschen. Sie berichtete, daß sie ins Jahr 1930 zurückgereist sei. Damals war sie neunzehn Jahre alt und war gerade aus einer Kleinstadt im Mittelwesten in New York angekommen. Sie erzählte mir, daß sie, dort angekommen, sich intellektuell und gesellschaftlich unterlegen gefühlt hatte. Obwohl sie in ihrer Heimatstadt eine hervorragende Schülerin gewesen war, stellte sie sich vor, daß sie in New York ein tragischer Versager werden würde. Sie erklärte, wie die Arbeits- und Wohnungssuche sie bis ins Innerste schreckten und sie sich fühlte, als könnte jedermann direkt durch ihre Schwächen hindurchsehen und innerlich über sie lachen. Als Reaktion darauf wurde ihre Atmung flacher, ihr Brustkorb wurde starrer und sank in sich zusammen, und ihre Augen verhärteten sich. Ihre Haltung war die einer chronischen Angst, und sie sagte, daß sie sich in ihrem Inneren verstecken wollte, damit niemand sie stören oder verletzen konnte. Während sie mir diese Erinnerung erzählte, wurden ihre Augen starr, und es hatte den Anschein, als versuchte sie, sie nach innen zu ziehen, um sie, und damit sich, vor der Härte der Welt zu schützen.

Langsam reisten wir weiter in die Vergangenheit zurück, von Bild zu Bild, von angsteinflößender Situation zu angsteinflößender Situation. Jedesmal waren die Vorfälle, die sie berichtete, ähnlich: Sie befand sich wiederholt in einer angsterzeugenden und potentiell bedrohlichen Situation; sie fühlte sich unzulänglich und dachte, daß die anderen sich entweder über sie lustig machten oder von ihr enttäuscht waren. Als Reaktion darauf zog sie sich fest zusammen, wobei sie ihre Brust- und Bauchmuskeln einzog und beim Versuch, in ihrem Innern Sicherheit zu finden, vor allem ihre Augen fest zusammenpreßte.

Ihre Bilder führten uns schließlich ins Jahr 1915 zurück, als sie vier Jahre alt war. Damals, erzählte sie, hatte ihre Mutter gerade ihren jüngeren Bruder zur Welt gebracht. Als sie zusah, wie ihre Mutter das Kleinkind liebkoste und streichelte, wurde sie tieftraurig und war verletzt. Sie hatte das Gefühl, daß ihre Mutter sie nicht mehr liebte, und begann daher, sich tief in ihr Innerstes zurückzuziehen, wobei sie ihr Bewußtsein von ihren Augen und ihrem Brustkorb weglenkte. Ich bat sie, die Haltung des KörperBewußtseins anzunehmen, die sie zu jenem Zeitpunkt empfunden haben könnte, und sie veränderte ihre Lage auf der Couch so lange, bis sie wie ein sich selbst schützender Ball fest zusammengekauert dalag. Ihre Atmung war flach, ihr Körper war fest angespannt, und es schien, als preßte sie ihre Augäpfel genau in die Mitte ihres Kopfes. Sie sagte, sie hätte damals geglaubt, daß sie ihre Mutter enttäuscht hatte und daß ihre Mutter sie durch ein anderes Kind ersetzt hätte. Sie schämte sich, ein solcher Versager zu sein, und fühlte sich unglaublich verletzt, zurückgewiesen und verlassen zu werden. Wegen ihrer selbst wahrgenommenen Unzulänglichkeit als menschliches Wesen meinte sie jedoch, daß sie kein Recht hatte, Liebe und Unterstützung zu fordern. Statt dessen nahm sie eine chronisch starre Haltung erschreckter Entschlossenheit an und versuchte, mit ihren Aufgaben — ihrem Leben — fertig zu werden, während sie sich stets wünschte, sich zurückzuziehen und sich in sich selbst zu verstecken. Der Ausdruck ihres KörperBewußtseins zeigte in all ihren Bildern deutlich fest zugekniffene Augen und einen eingefrorenen Brustkorb.

Ich fragte, was sie als vierjähriges Kind in einer solchen Situation sich wohl gewünscht hätte. Sie sagte sofort, daß sie wünschte, daß ich sie hielte und streichelte und daß sie sich außerdem wünschte, weinen zu können, was ihr anscheinend schwerfiel. Sobald meine Hand ihre Schulter berührte, setzten ihre Tränen ein und hielten fast eine Viertelstunde an. Es war, als hätte sie ihr ganzes Leben lang weinen und anerkannt werden wollen und hätte diese besondere Haltung ihres KörperBewußtseins als Reaktion auf ihre Überzeugung angenommen, daß sie nichts wert sei. Als sie mit dem Weinen aufgehört und ihre Aufmerksamkeit wieder der Gegenwart zugewandt hatte, sprachen wir lange darüber, inwiefern ihre emotionale Lebensgeschichte wahrscheinlich ihren gegenwärtigen Gesundheitszustand beeinträchtigt hatte. Es war uns klar, daß ihr andauerndes Bedürfnis, sich in sich selbst zu verstecken, zu ihrer Kurzsichtigkeit und zu dem sich seit kurzem entwickelnden grauen Star beigetragen hatte. Darüber hinaus teilte sie die Beobachtung mit, daß das Gefühl eines nach innen gewölbten Brustkorbes, daß sie während der erinnerten Augenblicke der Panik gespürt und mir berichtet hatte, sich mit der Zeit in ihre Alltagsstruktur fest eingefügt hatte, denn ihre Brustmuskeln waren tatsächlich zusammengezogen, und sie litt regelmäßig an Beschwerden im Brustkorb, wie zum Beispiel Bronchitis und Katarrh.

Die Art und Weise, wie diese Frau mit der Zeit ihr Sehvermögen als Ergebnis ihrer Angst, zurückgewiesen, nicht geliebt und nicht respektiert zu werden, nach innen gelenkt hatte, wurde in ihren selbstkonstruierten Bildern überdeutlich. Die Einsicht, die wir beide über ihre besondere Form der psychosomatischen Kurzsichtigkeit gewannen, erwies sich als unschätzbar beim Festlegen der Mittel und Wege, die sie einschlagen mußte, um ihr eigenes Selbstgefühl neu zu entwickeln, bevor sie bereit sein konnte, die lange angehaltene Verspannung in ihren Augen aufzugeben. Wenn auch nicht alle Kurzsichtigen die gleichen Ängste und Konflikte wie diese Frau haben, ist die Furcht vor Selbsterweiterung allgemein üblich bei ihnen. Hier zeigt sich eine Art des Sehens, bei der nur das, was naheliegt, als angenehm angenommen wird, während Dinge, die von einem entfernt sind, als unklar, unvertraut und ein wenig angstauslösend angesehen werden.

Der entgegengesetzte Zustand, Weitsichtigkeit oder Hyperopie, entspricht oft einer Unfähigkeit, Tätigkeiten wahrzunehmen, die sich ganz in der Nähe abspielen. Als Resultat findet es der Weitsichtige psychosomatisch angenehmer, an Aktivitäten teilzunehmen, die seine Aufmerksamkeit von ihm weglenken und nach außen richten. Der Mensch mit einem weitsichtigen Krankheitsbild neigt dazu, extrovertiert, aus sich herausgehend und wahrscheinlich nicht sehr introspektiv zu sein. Während der Kurzsichtige sich, um Sicherheit zu finden, in sich selbst zurückzieht, breitet der Weitsichtige sich in Tätigkeiten, Beziehungen und zukunftsorientiertes Denken aus, um auf diesem Wege zu vermeiden, daß sein inneres Selbst teilnimmt und sich entwickelt. Während also der Kurzsichtige lernen muß, seine Welt auf angenehmere Weise zu erweitern, täte der Weitsichtige gut daran, sich ein wenig aus der Welt zurückzuziehen und mehr Zeit auf sein Inneres zu verwenden, um die besondere Schwäche des KörperBewußtseins auszugleichen, die sein Augenzustand anzeigt.[7]

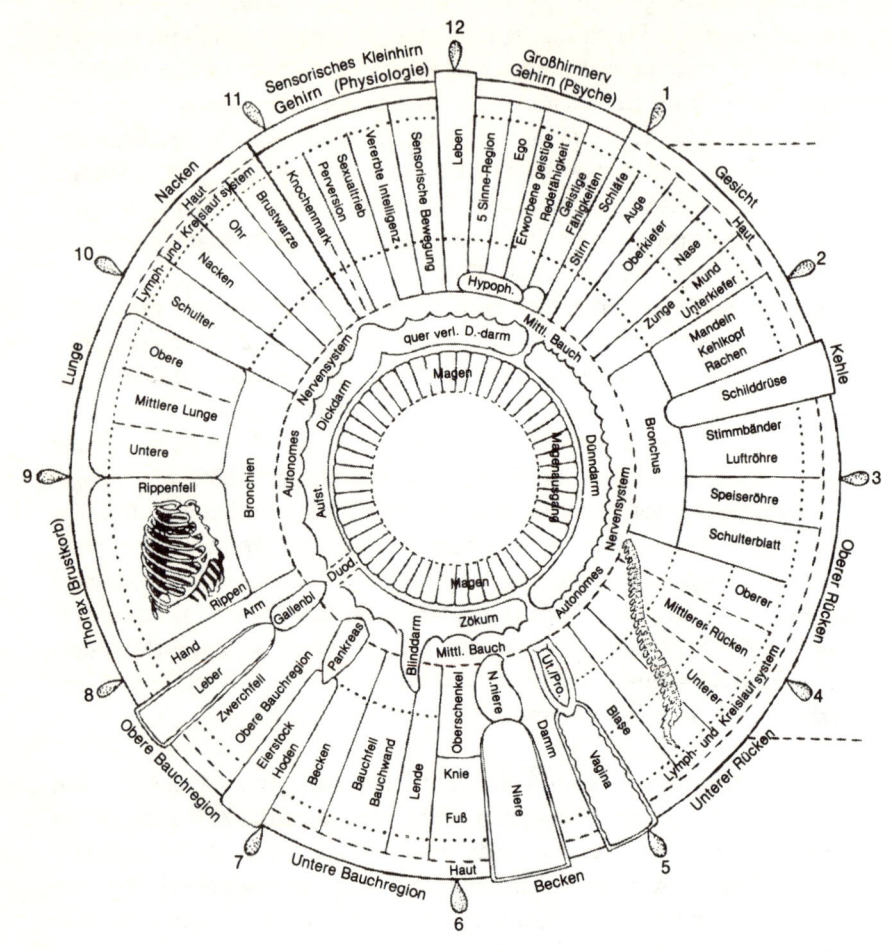

9.5. Iris-Diagnose-Karte: rechtes Auge

Ein weiterer faszinierender psychosomatischer Aspekt der Augen ist, daß sie nicht nur ,,Fenster zur Seele'' zu sein scheinen, sondern auch Fenster zur Krankengeschichte eines Menschen. Es gibt zwei interessante Gebiete in der Diagnose des KörperBewußtseins, die sich stark auf die Struktur und Färbung der Augen als Mittel der Diagnose der relativen Gesundheit

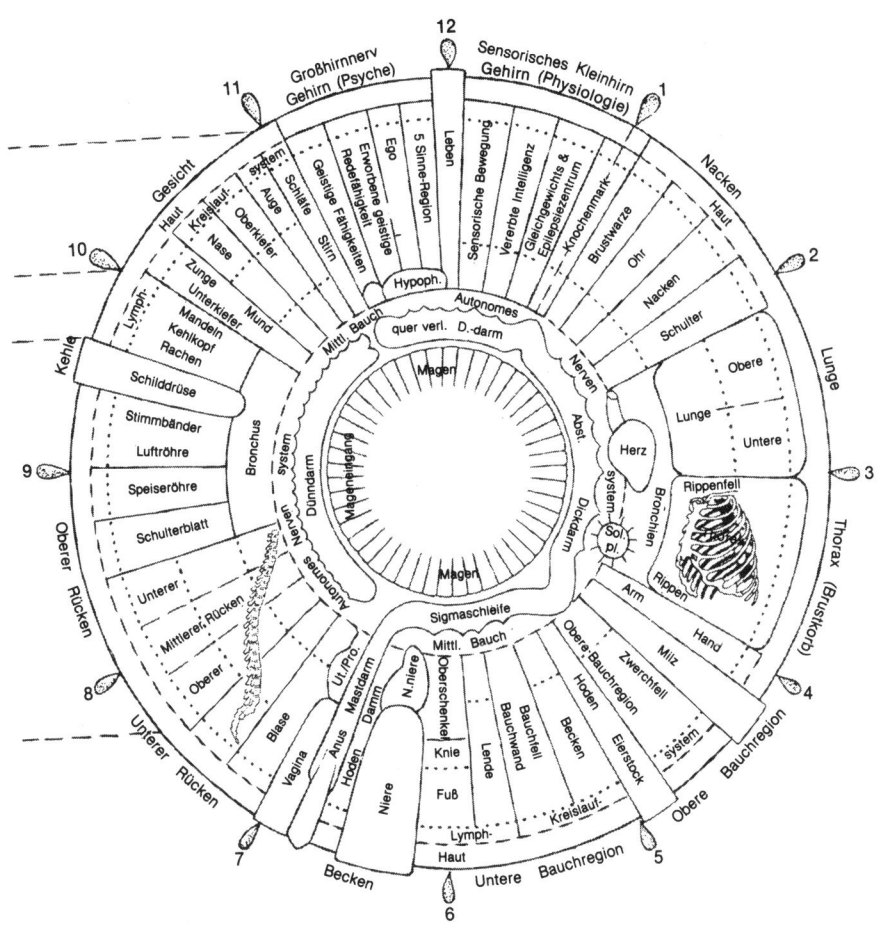

9.6. Iris-Diagnose-Karte: linkes Auge

oder des Unwohlseins des gesamten KörperBewußtseins stützen. Sie heißen Irisdiagnose oder Iridologie und Lederhautdiagnose oder Sklerologie. Dr. Bernard Jensen schreibt dazu:

Definitionsgemäß ist die Iridologie eine Wissenschaft, aufgrund derer der

245

Arzt oder Chirurg aus den Markierungen oder Zeichen der Iris des Auges den Reflexzustand der verschiedenen Organe bestimmen kann. Mit anderen Worten, Iridologie ist die Wissenschaft von der Bestimmung akuter, subakuter, chronischer und destruktiver Stadien eines erkrankten Körperorgans durch ihre entsprechenden Felder in der Iris. Arzneimittelrückstände, angeborene Schwächen und Lebensgewohnheiten des Patienten können ebenfalls aus der Iris des Auges erschlossen werden.[8]

Die Iris ist aus einer Vielzahl winziger Sektionen und Regionen aufgebaut. Diese sind so klein, daß ein Vergrößerungsglas oder die Sonderanfertigung eines Mikroskops notwendig ist, wenn man sie genau sehen will.

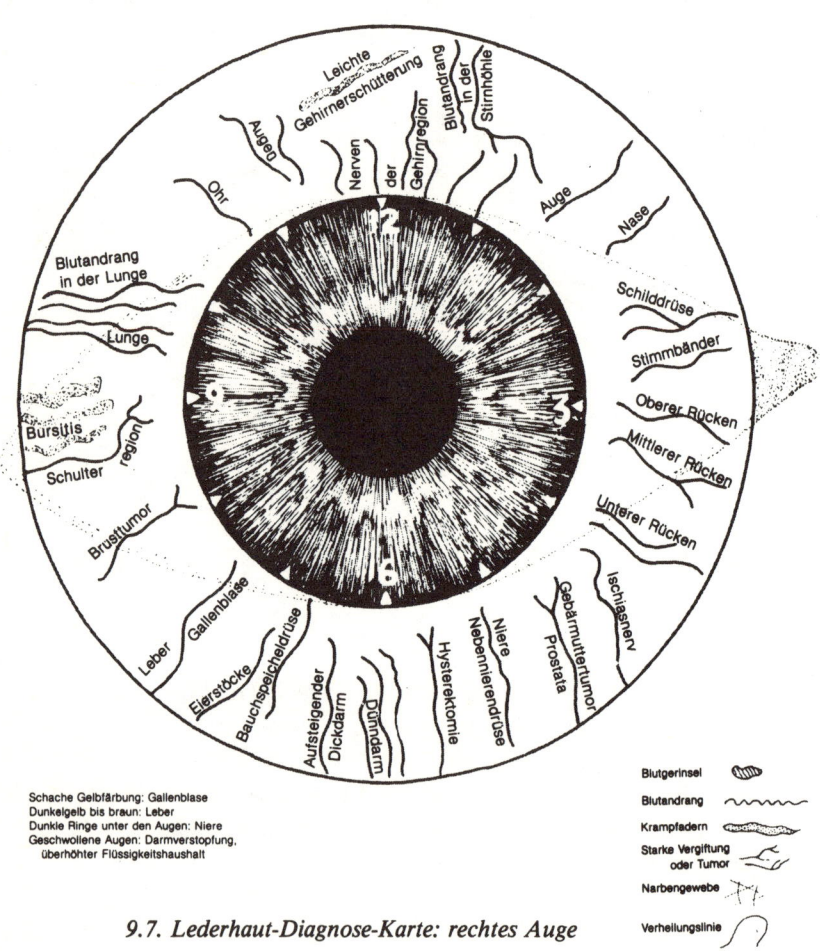

Schache Gelbfärbung: Gallenblase
Dunkelgelb bis braun: Leber
Dunkle Ringe unter den Augen: Niere
Geschwollene Augen: Darmverstopfung,
    überhöhter Flüssigkeitshaushalt

Blutgerinsel
Blutandrang
Krampfadern
Starke Vergiftung
    oder Tumor
Narbengewebe
Verheilungslinie

9.7. Lederhaut-Diagnose-Karte: rechtes Auge

Jede Sektion entspricht einem besonderen Körperteil, ganz ähnlich, wie sich der Fuß aus einer großen Zahl reflexologischer Sektionen zusammensetzt, die ebenfalls den verschiedenen Körperteilen und Organen entsprechen. In der Iris machen sich Konflikt, Unwohlsein und Giftgehalt einer spezifischen Körperregion als besonderer Typ der Trübung oder der Verfärbung in der entsprechenden Irissektion bemerkbar. Wenn Sie also die Iris aus großer Nähe untersuchen und ihre Färbung mit der auf der Iridologie-Abbildung vergleichen, können Sie eine Menge über die Gesundheit und das Wohlsein eines Menschen erfahren. Menschen, die große Erfahrung mit der Iris als Diagnoseatlas haben, sind manchmal in der

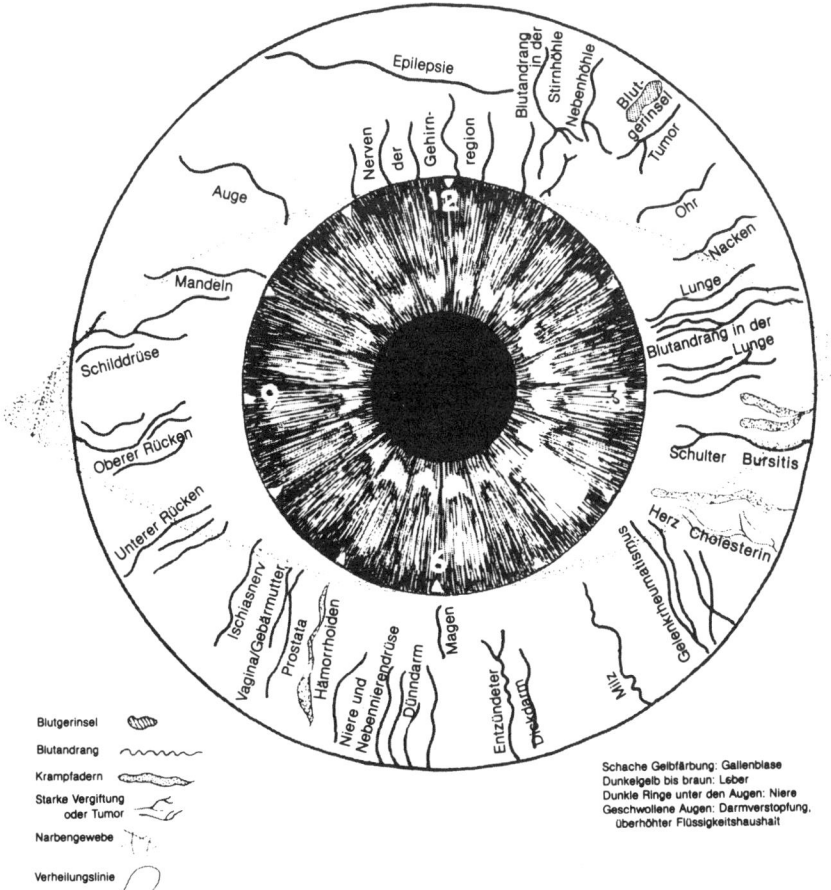

9.8. Lederhaut-Diagnose-Karte: linkes Auge

Lage, ungesunde Körperregionen aufzufinden, noch bevor das Unwohlsein an die Oberfläche getaucht ist und sich bemerkbar gemacht hat. Andere Forschungen auf dem Gebiet der Irisdiagnose erklären, wie verschiedene Färbungen des Auges ein spezifisches Ungleichgewicht, Giftablagerungen und Schwächen anderswo im Körper offenbaren.

Die Sklerologie ist eine verwandte Wissenschaft. Sie diagnostiziert den Gesamtzustand des Körpers, indem sie die Linien und Verfärbungen der Lederhaut, des weißen Teils des Auges, liest. Man stellt fest, welche Regionen der Lederhaut verfärbt oder blutunterlaufen sind, und überprüft diese Informationen anhand der Lederhaut-Diagnose-Abbildung. Sollten Sie Informationen über innere Konflikte und Schwächen des KörperBewußtseins mit Hilfe einer dieser beiden Diagnosemethoden gewonnen haben, können Sie diese durch die Praxis und Entwicklung des KörperBewußtseins, die Ihnen am meisten zusagt, heilen.[9]

STIRN

Die Muskeln der Augenbrauen- und Stirnregion werden bei fast jeder Gesichtsbewegung aktiviert. Als Folge davon haben sie die Neigung, alle chronischen Gefühle und Bewegungen, die wir mit unserem Gesicht ausdrücken, darzustellen. Diese Muskeln können leicht verspannt werden. Ich habe festgestellt, daß das Denken den größten Einzelbeitrag zur Verspannung in diesem Bereich des KörperBewußtseins leistet; aus diesem Grunde nenne ich die Brauen- und Stirnmuskeln die ,,Rationalitäts''-Muskeln. Wenn Menschen ihre Denkfähigkeit so sehr beanspruchen oder ihre Rationalität über ihre spontanen Gefühle und Reize stellen, panzern sich diese Muskeln und werden verspannt.

Ein Beispiel: Die Frau, die bei der Herausgabe dieses Buches behilflich ist, erzählte mir, daß sich immer, wenn sie lange Zeit mit dem Lesen und Herausgeben von Büchern beschäftigt ist, viel Spannung in ihrer Stirn ansammelt, die manchmal sogar zu Kopfschmerzen führt. Ich beobachtete sie, während sie mein Manuskript las, und bemerkte, daß sie beim Lesen in einer Haltung, die Sorgfalt und intensive Konzentration ausdrückten, unbewußt ihre Brauen zusammenzog. Ich erwähnte ihr gegenüber, daß sie, indem sie dies tat, auf dem besten Wege war, die Frontalmuskeln ihrer Stirn stark zu panzern, und daß dies offensichtlich ein mitwirkender Faktor ihrer Stirnverspannung und ihrer Kopfschmerzen war.

Die Frau war erstaunt darüber, zu hören, daß sie dies getan hatte, aber sie erfaßte die Bedeutung sofort; indem sie diese Muskeln bei ihrer intensiven intellektuellen Tätigkeit extrem überstrapazierte, unterließ sie es, ihrer Stirn die Ruhe- und Entspannungszeit zu gewähren, die diese offensichtlich brauchte. Sie schien erfreut über diese Feststellung und bemerkte, daß sie versuchen wolle, mehr Zeit auf Tätigkeiten zu verwenden, die den übrigen Teil ihres Körpers mit einbezogen und damit ihren ,,Denkmuskeln'' Erholung gewährten.

Verspannung und Spannungskopfschmerzen im Gebiet der Stirn zeigen oft an, daß der Betreffende Gefühle und Gedanken mit übersteigerter Rationalität niederhält. Wenn dies geschieht, sammelt sich der Druck der zurückgehaltenen Gefühle oft an der Kopfspitze an, ganz ähnlich wie die Kohlensäure sich oben auf einer Cola-Flasche ansammelt. Wenn Gefühle derart niedergehalten werden, ist es auch möglich, daß sie verzerrt werden und sich in Hochspannung bringen, wobei sie sich in Wutgefühle verwandeln, gleichgültig, als was sie angefangen hatten. Wenn bei mir jemand über Kopfschmerzen in dieser Region des KörperBewußtseins klagt, frage ich oft, über wen oder was sich der Betreffende ärgert. Sobald ich dies sage, lächelt er gewöhnlich und fragt mich, woher ich das wüßte. Wenn Gefühle so lange niedergehalten worden sind, daß sie sich in Ärger und Wut verwandelt haben, versuche ich, dem Betreffenden eine therapeutische Möglichkeit zu geben, durch angemessene psychoemotionale Übungen, die Schreien, Beißen oder Weinen fördern, seine Wut abzuführen und seinen Kopf zu ,,reinigen''. Wenn die unterdrückten Emotionen auf diese Weise befreit werden, läßt die Verspannung in der Stirn gewöhnlich nach, und viele Kopfschmerzen verschwinden sofort.

Es ist nicht ungewöhnlich oder ungesund, wenn wir unbewußt unsere Stirnmuskeln so arrangieren, daß sie die Einstellung oder Tätigkeit, in der wir uns befinden, ausdrücken. Diese Muskeln können jedoch auch mißbraucht werden, und wenn sie chronisch in einer Position gehalten werden und selten die Gelegenheit erhalten, nachzugeben oder sich zu entspannen, werden sich in der Folge oft Kopfschmerzen und eine starre Muskelpanzerung einstellen. Es scheint tatsächlich so zu sein, daß sehr viele Kopfschmerzen und Streßgefühle im Augensegment auf beständigen unbewußten Mißbrauch und auf Überanstrengung der Muskeln in dieser Region des KörperBewußtseins zurückzuführen sind.

Eine Reihe von Charakteranlagen und Einstellungen können aus den Linien und Formen dieses Gebietes herausgelesen werden. Nach Alexan-

der Lowen bedeuten beispielsweise „hochsitzende Brauen eine Persönlichkeit von Vornehmheit und hoher Intelligenz. Sein Gegenstück, der
Mensch mit tiefsitzenden Brauen, ist ein rauher Bursche. Jemand wird ty-
rannisiert, wenn er als Folge einer Einschüchterung durch erdrückende
Worte oder Blicke niedergeschlagen ist. Seine Brauen sinken buchstäblich
herab."[10] Gerunzelte Brauen spiegeln gewöhnlich eine intensive, hoch-
konzentrierte Art und Weise, in der Welt zu sein, wider, wogegen Brauen,
die sich nervös auf und ab bewegen, auf einen andauernden Zustand
ängstlicher Überraschung und auf einen Mangel an intellektueller Konzentration hinweisen.

Einer der einfachsten Wege zur Erforschung der expressiven Natur Ihrer
Brauen und Ihrer Stirn besteht darin, vor einem Spiegel zu sitzen und Gri-
massen zu schneiden. Wenn Sie verschiedene Gesichtshaltungen auspro-
bieren, machen Sie die Grimasse zuerst mit geschlossenen Augen und beobachten Sie, wie Sie sich innerlich fühlen, wenn Sie diese Stellung beibehalten. Öffnen Sie dann die Augen, und versuchen Sie die Haltung, die
Ihr äußerer Gesichtsausdruck enthüllt, nachzuempfinden.

Nachdem Sie eine Anzahl übertriebener und ungewöhnlicher Grimas-
sen gemacht haben, kehren Sie zu Punkt Null zurück, schauen Sie Ihr
wirkliches Gesicht an und finden Sie heraus, was es Ihnen sagt.[11]

DAS DRITTE AUGE: „AJNA"

Die Augensektion des Gesichts birgt in sich das sechste Kundalini-
Chakra, „Ajna", das zwischen und ein wenig über den Brauen liegt. Dieser Energiewirbel ist zwar nur eines der sieben Bewußtseinszentren des
KörperBewußtseins; dennoch ist es für viele von uns das Zentrum, mit
dem wir am engsten in Beziehung stehen, denn es entspricht der Entwicklung einer erhöhten Selbst-Bewußtheit und der Ausdehnung der geistigen
Kräfte.[12] Da sich viele von uns stärker mit dem Geist als mit jedem anderen Aspekt unseres Selbst identifizieren, neigen wir zu der Ansicht, daß
das Gebiet des dritten Auges tatsächlich der „Aufenthaltsort" unseres inneren Selbst ist, denn unsere Kräfte des Überlegens und Denkens entstam-
men dieser wichtigen Stelle des KörperBewußtseins.

Es gibt jedoch, wie ich in diesem Buch immer wieder gezeigt habe, ne-

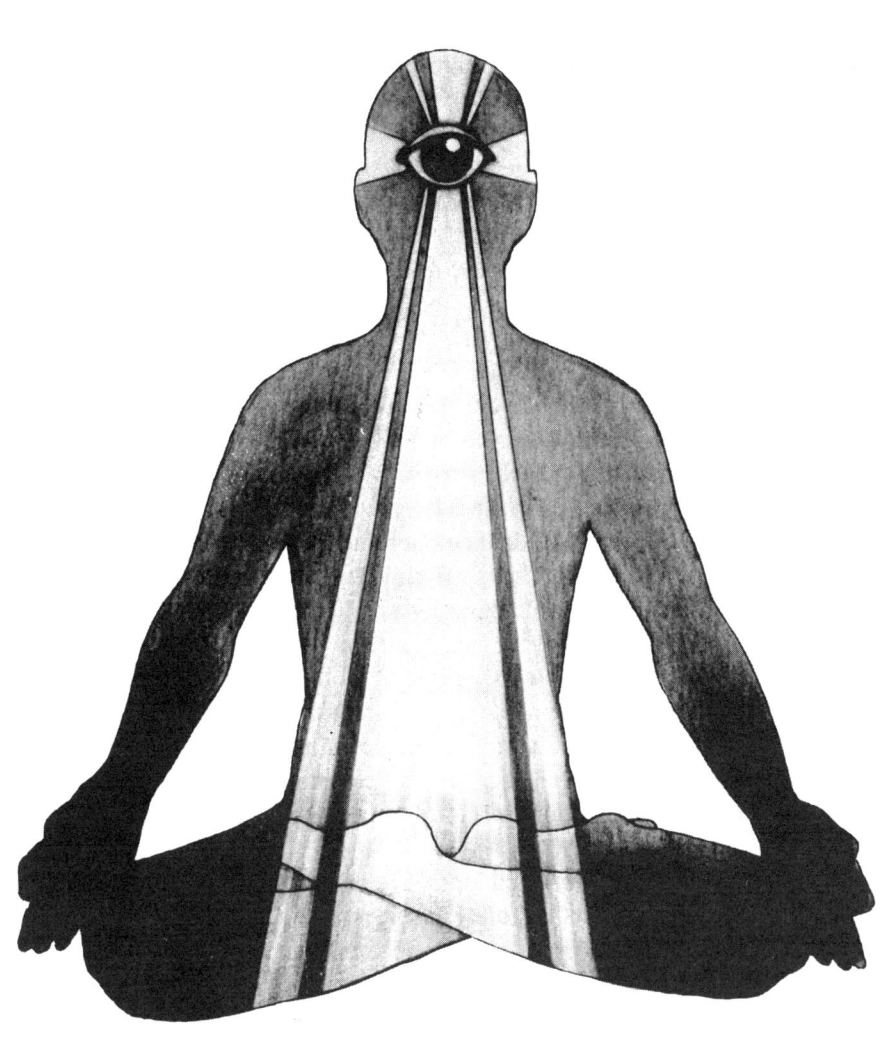

9.9. Sechstes Chakra: Stirn-Chakra

ben unserem Intellekt viele andere Wege, auf denen wir die Welt wahrnehmen können, und viele dieser Wege können wir selbst zusätzlich zum Denken erfahren.[13] Tatsächlich stellen alle Chakra-Regionen Arten der Wahrnehmung und der Bewußtheit dar, von denen wir während unseres ganzen Lebens lebendigen Gebrauch machen können. Als Folge davon schließt unser Selbst in dem Maße, in dem wir lebendig und bewußt sind, jeden Aspekt unseres KörperBewußtseins ein.

Sogar innerhalb des Gebietes des dritten Augens selbst gibt es neben dem rationalen, intellektuellen Geist weitere Wahrnehmungs- und Bewußtseinsmöglichkeiten. Wie jede Muskelregion durch erhöhte Bewußtheit das Potential für eine erweiterte Flexibilität der Bewegung hat, so kann man auch den Geist als eine Domäne ansehen, innerhalb deren eine große Zahl ungenutzter Potentiale liegt; dementsprechend wird diese Chakra-Region von vielen als der Sitz der mentalen Sinne angesehen.

Normalerweise nehmen wir die Welt mit Hilfe von fünf Sinnen wahr: Gesicht, Tastsinn, Gehör, Geruch und Geschmack. Die Stimuli, die wir durch diese Kanäle empfangen, werden von unserem KörperBewußtsein verarbeitet und zum Gehirn gesandt, wo sie weiter in Informationen übersetzt werden, die wir als Gedanken, Gefühle und Wahrnehmungen erleben, und diese Information, so glauben wir, ist alles, was wir durch unsere Sinne empfangen. Jüngste parapsychologische Forschungen legen jedoch nahe, daß uns zusätzliche Sinne innerhalb des natürlichen Apparates unseres KörperBewußtseins verfügbar sind und daß das Entdecken dieser Fähigkeiten in hohem Maße mit dem Öffnen und der Entwicklung der Region des sechsten Chakras zusammenhängt. Diese Fähigkeiten zu gesteigerter psychischer und geistiger Sensitivität werden oft zusammen in der einen Kategorie „Intuition" untergebracht und als sechster Sinn bezeichnet.

Ich lehne diese Kategorienbildung ab, denn es scheint in Wirklichkeit zusätzlich zu den bekannten fünf Sinnen *sieben* mentale Sinne zu geben, die das menschliche KörperBewußtsein zur Wahrnehmung befähigen. Wahrnehmung mittels dieser Sinne bezeichnet man gewöhnlich als „außersinnliche Wahrnehmung". Ich möchte aber darauf hinweisen, daß eine derartige Wahrnehmung möglicherweise ganz und gar nicht „außerhalb" liegt, sondern daß sie tatsächlich vielleicht die „normale" Sinneswahrnehmung darstellt — die unsere beschränkte Nutzung der gewöhnlichen fünf Sinne in die Kategorie „mangelhafter" Sinneswahrnehmungen verweisen würde. Man hat bisher die folgenden sieben mentalen Sinne unterschieden (es ist gut möglich, daß es noch mehr bisher unentdeckte Sinne gibt).

1) Telepathie — die Fähigkeit, ohne Verwendung eines der fünf Grundsinne mit einem anderen Bewußtsein zu kommunizieren.

2) Präkognition oder Zugang zur Zukunft — die Fähigkeit, Informationen über die Zukunft durch die Zeit hindurch wahrzunehmen.

3) Retrokognition oder Zugang zur Vergangenheit — die Fähigkeit, frühere Vorfälle und Informationen rückwärts durch die Zeit hindurch wahrzunehmen.

4) Hellsehen — die Fähigkeit, Situationen und Informationen, die sich an einem entfernten Ort zutragen, direkt, d.h. ohne Vermittlung eines anderen Bewußtseins oder Gegenstandes, wahrzunehmen.

5) Schwingungs-Empathie — die Fähigkeit, Sinnesaktivitäten wie Wünschelgängerei, Auralesen, Astralreisen, Heilen und Auffinden verlorener Gegenstände durchzuführen.

6) Psychometrie — die Fähigkeit, etwas zu berühren und die Beziehungen des Gegenstandes zu Menschen, Zeit usw. gänzlich durch den Kontakt mit diesem Gegenstand zu spüren.

7) Psychokinese — die Fähigkeit, das Wesen der physikalischen Materie ohne physischen Kontakt, d.h. allein mit den Geisteskräften, zu beeinflussen.

Es würde den Rahmen dieses Buches sprengen, tiefer in die Einzelheiten der psychischen Erfahrung einzudringen oder auf die besonderen Argumente, die in diesem Zusammenhang zur Diskussion stehen, einzugehen. Ich will jedoch nachdrücklich darauf hinweisen, daß nach meiner Überzeugung die Verwirklichung mentaler oder außersinnlicher Fähigkeiten nicht unbedingt etwas Magisches oder Mystisches darstellt. Vielmehr steht es mit diesen Fähigkeiten wie mit allen menschlichen Fähigkeiten und Potentialen: Sie gehören zu den weithin ungenutzten Kräften, die im normalen menschlichen KörperBewußtsein vorhanden sind und nur auf ihre Entdeckung warten.[14]

Ob wir uns unserer psychischen Sinne bewußt sind oder nicht, für mich steht es fest, daß wir nur einen Teil der Kräfte des Geistes und des Selbst-Bewußtseins nutzen, die vermutlich im Bereich des sechsten Chakras vorhanden sind. Ich wiederhole: Ich bin davon überzeugt, daß der Grund dafür, warum wir in dieser lebenswichtigen KörperBewußtseins-Region nur teilweise lebendig sind, darin zu suchen ist, daß wir bestimmte Wege der Wahrnehmung, des Denkens und der Vorstellung entwickelt haben, die zwar einerseits hoch-funktional sind, andererseits aber die Neigung haben, unsere expansiveren Visionen und Gedanken zu beschränken. Wie wir sicherlich unseren körperlichen Bewegungsspielraum dadurch einschränken, daß wir unsere Muskulatur verhärten und panzern, so begrenzen wir unsere geistigen Kräfte, indem wir sie mit Ängsten, intellektuellen Konflikten und beengenden Überzeugungen panzern.

Damit wir innerhalb der bequemen Struktur unseres Lebens, unserer Kultur und unserer persönlichen Überzeugungen reibungslos funktionieren, neigen wir dazu, unser Gehirn und unser Nervensystem hauptsächlich dazu zu verwenden, solche Informationen auszusortieren und zu eliminieren, die uns mit ihrer Kraft andernfalls überwältigen würden, ebenso wie eine ungepanzerte Muskulatur uns vielleicht mit ihren tief erfüllten Gefühlen von Leben und Ausdehnung überwältigen würde. Aldous Huxley geht noch einen Schritt weiter mit seiner Vermutung, daß für die meisten von uns ,,die Funktion des Gehirns und des Nervensystems darin besteht, uns davor zu schützen, von dieser Masse größtenteils nutzlosen und irrelevanten Wissens überwältigt zu werden, indem es das meiste dessen, was wir sonst zu jedem gegebenen Zeitpunkt wahrnehmen oder erinnern würden, ausschließt und nur die äußerst kleine Auswahl zurückhält, die wahrscheinlich von praktischem Nutzen ist''.[15] Weil wir es als notwendig erachten, das Maß, in dem wir das volle Pulsieren und die ganze Kraft des Universums erfahren, zu beschränken, hindern wir uns selbst daran, uns eines Großteils unserer geistigen Kräfte, wie zum Beispiel der mentalen Sinne bewußt zu werden. Als Ergebnis davon leiten wir unsere Auffassung von uns selbst und vom Universum aufgrund halbgeschlossener Rezeptoren ab, und dies wiederum hält uns davon ab, über unsere Begrenzungen hinauszusehen.

Wenn wir selbst uns aber solange erforscht und entwickelt haben, daß wir auf der Stufe der persönlichen Entwicklung angelangt sind, die der Ebene des sechsten Chakras entspricht, sind wir besser in der Lage und darauf vorbereitet, uns voll und bewußt zu erfahren. Wenn unser Körper-

Bewußtsein von Verspannung, Konflikt und selbst-einschränkenden Ängsten freier wird, beginnen wir, uns eine größere, erweiterte Einsicht in unser Selbst und in das Universum, von dem wir ein Teil sind, zu gestatten. Wenn wir uns erlauben, das Universum durch ein KörperBewußtsein hindurch zu erfahren, das offen und empfänglich ist, beginnen wir festzustellen, daß viele Konflikte und Trennlinien, die wir früher wahrgenommen haben, nicht mehr bestehen. Je offener wir werden in unserer Fähigkeit, wirklich lebendig zu sein, desto voller, lebendiger und stärker miteinander verbunden erscheint alles übrige. Bei diesem Entwicklungsstand stellt sich eine starke und pulsierende Erkenntnis der Einheit aller Dinge ein, sobald die Spannungen und Schranken, die sie gewöhnlich begrenzen und trennen, sich auflösen.

Die inneren Eigenschaften des Chakras des dritten Auges sind an der Entwicklung der gesteigerten Selbst-Bewußtheit beteiligt, die sich dann einstellt, wenn der Muskelpanzer aufgebrochen, die psychoemotionale Panzerung aufgelöst und die geistigen Beschränkungen überschritten werden. Ich habe daher entschieden, daß es für die weitere Erforschung dieses Themas am angemessensten ist, es in die Diskussion der *Humanpotential*-Bewegung einzubetten und einige der Möglichkeiten und Wege darzustellen, wie verschiedene „Wachstums"-Techniken es uns gestatten, selbstbewußter und weniger beschänkend zu werden.

SELBSTENTWICKLUNG

In den letzten Jahren haben hunderttausende relativ gesunder glücklicher Menschen begonnen, sich selbst mit Hilfe eines Aspekts der rapide wachsenden *Human-potential*-Bewegung zu erforschen. Ein Unternehmer aus New York City meditiert zweimal täglich, wobei er schweigend das Mantra wiederholt, das sein Berater in Transzendentaler Meditation für ihn ausgewählt hat. Eine Hausfrau in Denver macht zehn Rolfing-Sitzungen mit und stellt fest, daß sie sich danach erheblich gesünder fühlt. High-School-Studenten in Chicago nehmen an einem Kurs in Sensitivitäts-Training teil, der ihr Interesse an der Ausbildung erhöhen soll. Eine verwitwete Großmutter in Washington, D.C., schreibt sich für das EST-Training an zwei Wochenenden ein. Ein Polizist in Miami hat angefangen, jeden Morgen Yoga-Übungen zu machen, bevor er seine täglichen

Runden dreht. Psychiater in Philadelphia studieren die Feldenkrais-Methode der KörperBewußtseins-Entwicklung und schließen diese Übungen in die normalen klinischen Aktivitäten am städtischen Krankenhaus ein. Ein Pfarrer in Seattle unterzieht sich zweimal wöchentlich einer bioenergetischen Therapie und beginnt, die Liebe und das Mit-Leiden, die in seinem gepanzerten Körper lebendig sind, zu entdecken. Angehörige der Marine treffen sich in Big Sur, Kalifornien, zu einer Intensivwoche mit Encounter und Bewußtheit durch die Sinne. Senioren in Eugene, Oregon, lernen ihren Blutdruck mit Hilfe des Biofeedback-Trainings zu steuern.

Die *Human-potential*-Bewegung mit ihren verschiedenartigen Ansätzen und Techniken scheint sich im Land auszubreiten und eine immer größere Anzahl von Menschen zu erreichen. Anfänglich ein beinahe mystischer Kult einiger tausend hartnäckiger Anhänger, von denen die meisten der Mittelschicht angehörten und eine ausgezeichnete Ausbildung genossen hatten, hat diese Bewegung schließlich begonnen, sich zu legitimieren und zu festigen, indem sie sich auf eine Vielzahl von Institutionen wie zum Beispiel Krankenhäuser, Schulen, Kirchen und außerdem auf eine große Zahl gesellschaftlicher Gruppen ausdehnt. Mit persönlichem Wachstum scheinen sich heutzutage eine Menge Leute geistig auseinanderzusetzen.

Warum verwenden so viele Leute ihre Zeit, ihre Energie und ihr Geld darauf, diese Selbstentwicklungs-Techniken zu erlernen? Warum beginnen die Leute aus dem ganzen Land, aus allen gesellschaftlichen Schichten sich in der Selbsterforschung zu engagieren? Warum hat es in letzter Zeit ein derartiges Ansteigen des Interesses an Bewußtheit und menschlichem Potential gegeben? Wenn Sie die Leute, die sich in diesen Tätigkeiten engagieren, fragen würden, warum sie dies tun, würden die meisten wahrscheinlich so antworten: ,,Ich fühle mich besser dadurch'' oder: ,,Ich bin daran interessiert, noch mehr über mich selbst zu lernen.'' Wenn auch diese Antworten lächerlich einfach klingen, spiegeln sie doch tief die Grundtatsache wider, daß viele von uns nach Wegen suchen, der Verspannung und dem Streß, die das Leben im zwanzigsten Jahrhundert begleiten, entgegenzuwirken und gleichzeitig die Qualität und den Umfang an Freude, Kreativität und Glück in unserem Leben zu steigern. Um sich besser zu fühlen und größeres Selbstwissen zu erlangen, haben viele Leute angefangen, an Methoden und Techniken teilzunehmen, die eigens dafür entwickelt wurden, die Gefühle des Wohlseins, des Spannungsabbaus und der erhöhten Selbstverantwortlichkeit zu fördern, gegen die wir so viele unserer übrigen Tätigkeiten direkt richten.

Obwohl die Ansätze unterschiedlich und sogar manchmal widersprüchlich sind, haben die meisten das gemeinsame Ziel, Hilfsmittel verfügbar zu machen, mittels deren wir alle lernen können, unsere menschlichen Fähigkeiten und Potentiale zu erforschen, auszudehnen und zu entwickeln. Indem wir uns selbst über die eigenen Stärken und Schwächen klar werden, können wir beginnnen, uns selbst zu lehren, wie wir unsere Möglichkeiten, Freude und geistigen Frieden zu erfahren, steigern und gleichzeitig die Wahrscheinlichkeit von Streß und Unglücklichsein verringern können. Mit dem Auftreten der Wachstumsbewegung wird die therapeutische Erziehung der Massen Wirklichkeit, und die traditionellen Rollen von Arzt, Pfarrer und Therapeut werden langsam ersetzt durch die Gurus, Leiter und Führer. Psychologie, Psychiatrie, Selbstreflexion, Änderung und Selbstvervollkommnung sind nicht mehr nur für den Kranken und Unglücklichen da, sondern stehen in zusammengefaßter Form auch relativ gesunden Menschen zur Verfügung.[16]

Diese Bewegung ständig zunehmender Menschenmengen in Richtung auf Über-Gesundheit, größeres Selbstwissen und Glück ist mehr als nur eine hedonistische Flucht vor den harten Realitäten und dem Streß des Lebens im zwanzigsten Jahrhundert. Es scheint mir eher, daß dem Interesse an Wachstum und Selbstentwicklung meist der aufrichtige Wunsch zugrunde liegt, daß menschliche Leben zu verbessern, indem man die Einstellungen, Gefühle und Probleme, die seine positive Entwicklung beeinflussen, zunächst anerkennt und dann wiedererweckt.

Ich will diesen Punkt noch etwas veranschaulichen, indem ich kurz die in jüngster Zeit in den USA bestehende Anziehungskraft der Meditation untersuche. Die Meditations-Welle hat alle erfaßt: Den nach geistiger Vollkommenheit Strebenden, der um Erleuchtung ringt, genauso wie den nervösen Manager, der neue Möglichkeiten sucht, mehr aus seinem Geld zu machen. Als eine verbreitete Wachstums-Technik ist die Meditation für mich von besonderem Interesse. Bei der Untersuchung des Wesens der Meditation will ich zwei Funktionen erfüllen: Erstens will ich Ihnen einige meiner eigenen Überzeugungen und Erfahrungen bezüglich dieser vielpraktizierten, stark kontroversen Tätigkeit mitteilen, und zweitens will ich — am Beispiel der Meditation — einige Beziehungen näher beleuchten, die meines Erachtens zwischen den Wachstumstechniken und den wahren Gefühlen des Wachstums bestehen.

Für mich ist Meditation einfach ein *Wort*. Dieses Wort beschreibt eine besondere Stimmung oder einen Bewußtseinszustand, in den Ihr KörperBewußtsein Ihr ganzes Leben hindurch zu bestimmten Zeiten eintritt. Diese Stimmung, beziehungsweise dieser Gefühlszustand stellt sich gewöhnlich dann ein, wenn sie vollkommen und selbstlos bis zu dem Punkt mit einer Tätigkeit beschäftigt sind, an dem es zwischen Ihnen und dem, was Sie tun, nur eine geringe oder überhaupt keine Trennung gibt. In diesem Augenblick sind Sie so absorbiert in einfachem „Sein'', daß Ihr Bewußtsein sich fest auf die gerade stattfindende Tätigkeit konzentriert. Ihr üblicher geistiger Dialog hört zum großen Teil auf, körperliche Unruhe und Streß werden verringert, und die Zeit verliert ihre Bedeutung.[17]

Bevor ich mit meiner Diskussion fortfahre, sollten Sie vielleicht kurz über die Augenblicke, an denen Sie derart empfunden haben, nachdenken und darüber, womit Sie zu diesen Gelegenheiten beschäftigt waren.

Sie haben vielleicht festgestellt, daß der Gefühlszustand, den man mit dem Wort Meditation umschreibt, sich nahezu jederzeit einstellen kann. Sie mögen sich zum Beispiel so gefühlt haben, als Sie letzte Nacht mit jemandem geschlafen haben. Als Sie sich liebend mit Ihrem Partner vereinigt haben, haben Sie vielleicht bemerkt, daß Ihre Gedanken sich beruhigten und daß Ihre Gefühle sich erhoben und Sie in Ihrer Fülle und Leidenschaft aufsogen. Während dieser Augenblicke selbstloser Kommunikation haben Sie wahrscheinlich all Ihre gewöhnlichen Sorgen und Ablenkungen des KörperBewußtseins aus den Augen verloren und sich der Macht und Einfachheit dieser Situation ergeben.

Vielleicht aber erleben Sie Meditation, während Sie mit Sorgfalt die Rosen in Ihrem Garten beschneiden. Wenn Sie sich tief in den Prozeß der Arbeit mit den Rosen hineinversenken, scheint der Rest der Welt wegzutreiben und der Zeit zu erlauben, für eine Weile zu verschwinden und Sie mit einer Stimmung oder einem Gefühlszustand zurückzulassen, der durch warme, klare Gefühle und Wahrnehmungen gekennzeichnet ist.

Sie könnten auch meditieren, indem Sie Flöte spielen. Wenn Sie sanft Prana in das Mundstück Ihres Instruments blasen und somit Luft in Melodie übersetzen, hört alle Zerstreuung auf und Sie empfinden eine Art Einheit mit Ihrem Instrument. An diesem Punkt ist Ihr KörperBewußtsein tief und ohne Anstrengung in Kontakt mit sich selbst, wobei Ihnen das Instrument, auf das Sie sich konzentrieren, hilft.

Das meditative Gefühl kann sich auch entfalten, wenn Sie an einem frostigen Winterabend allein vor Ihrem offenen Kamin sitzen. Das Lodern und Tanzen der Flammen versetzt Sie durch ihr Ungestüm und ihre Phantasie in Hypnose. Eine kurze Weile werden Sie selbst zum Feuer, wenn die Trennung zwischen Ihnen und ihm verschwindet. Sie fühlen die Klarheit und Wärme des Kontakts in jeder Zelle Ihres KörperBewußtseins. Es ist, als erlaube Ihnen der Brennpunkt, den das Feuer Ihnen mit seinen merkwürdigen Veränderungen und seinem entstehenden Strahlenkranz bietet, ein wenig aus sich selbst hinauszutreten und all das Selbstgespräch und die körperliche Verspannung, die normalerweise Ihre Gedanken, Gefühle und Wahrnehmungen beeinflussen, hinter sich zu lassen. Während dieser seltenen Augenblicke der Ekstase transzendieren Sie Ihr ,,normales'' Selbst; es gibt zwischen Ihnen, dem Wahrnehmenden, und dem, was wahrgenommen wird, keine Trennung mehr. Alles, was da ist, ist ,,jetzt'', und Sie sind in sein Fließen voll und aktiv mit einbezogen.

Diese Augenblicke können bei verschiedenen Menschen zu verschiedenen Zeiten geschehen, und sie tun es auch. Die Faktoren, die die meditative Erfahrung auslösen, können zwar erstaunlich unterschiedlich sein, die für diesen Zustand charakteristische, Gefühle sind bei den meisten Menschen jedoch relativ ähnlich und übereinstimmend. Obwohl sich die meditative Erfahrung nicht leicht der verbalen Beschreibung erschließt, werden Worte und Ausdrücke wie *friedlich, entspannt, schön, geistiger Friede, Fehlen von Spannung, transzendent, einfach, außergewöhnlich, selbstlos, Einheit, spirituell, eins mit dem Fließen* und *zeitlos* häufig gebraucht, um diesen Bewußtseinszustand zu beschreiben.

Meditation ist also ein Wort, das einen Bewußtseinszustand, eine Stimmung, eine Einstellung, eine Gefühlslage beschreibt. Es ist *nicht* der körperliche Sitz, von dem dieses Gefühl ausging, auch nicht die Körperhaltung während der Meditation und auch nicht die Kleidung, die Sie tragen, während Sie dieses Gefühl haben. Dieser Tatsache trägt auch Joel Kramer Rechnung:

Wahre Meditation ist nicht etwas, was man fünf oder fünfzehn Minuten in einer möglichst unbequemen Position praktiziert, mit der Einstellung, daß man um so rechtschaffener ist, je mehr Schmerzen man empfindet. Wahre Meditation heißt, so zu beobachten, daß keine Trennung zwischen Beobachter und beobachtetem Gegenstand besteht. Sie umfaßt die Eigenschaft der Aufmerksamkeit, bei der man sieht, was tatsächlich ist. Meditation ist kein Rückzug von dieser Welt. Wahre Meditation ist nicht einfach etwas Passives; sie ist eine außerordentliche Aktivität, eine Aktivität ohne Anstrengung, bei der eine direkte Konfrontation mit dem, was ist und das immer das Ewige enthält, stattfindet.[18]

Dieser Zustand des Gegenwärtigseins und der Selbstlosigkeit wird gewöhnlich von gesteigerten Gefühlen der Klarheit und des geistigen Friedens sowie von vermindertem KörperBewußtseins-Streß und erhöhter Bewußtheit begleitet. Wenn diese Augenblicke eintreten, nehmen wir sie gewöhnlich mit unserem rationalen Geist nicht sofort wahr; wenn wir unsere Erfahrung intellektuell bewerten müßten, würden wir wahrscheinlich den Zustand, der die Erfahrung definiert, zerstören. Gefühle der Klarheit und Selbstlosigkeit sind scheue Schmetterlinge, und wenn Sie versuchen, sie mit Ihren Gedanken zu fangen und mit Ihren Worten festzustecken, fliegen sie sofort weg oder gehen ein. Das Nachdenken oder die Bewertung stellen sich gewöhnlich später ein mit Gedanken wie ,,ich fühle mich wunderbar'' oder ,,es war die friedlichste Erfahrung, die ich je hatte''.

Meditative Erfahrungen sind im allgemeinen tief befriedigend und fördernd, erlauben sie uns doch, mit den Gefühlen der Klarheit und des Glücks, die in uns leben und tief unter den Schichten von Streß, Panzer und Ich begraben liegen, in Berührung zu kommen. Abraham Maslow nannte solche Augenblicke ,,Gipfelerlebnisse''[19] und vertrat die Ansicht, daß sie eine lebenswichtige menschliche Funktion erfüllen, indem sie uns gestatten, kurze Reisen aus unserem KörperBewußtseins-Zustand in Gebiete des Gefühls und des Bewußtseins zu unternehmen, die in einem gewissen Sinne transzendent sind. Diese Abenteuerreisen in unsere höheren klareren Zentren ermutigen uns bei unserer Evolution zu einem andauernden Zustand meditativer Anmut und Klarheit. Maslow glaubt, daß Gipfelerlebnisse uns zu einem bewußteren und kreativeren Dasein führen.

Nun, wenn ich ein Erlebnis hatte, bei dem ich mich großartig fühlte, werde ich wahrscheinlich versuchen, es wieder zu erlangen. Ich bin zu der absurden Ansicht erzogen worden, daß Freude abgepackt und verdoppelt werden kann, also glaubt ein Teil von mir, daß ich mich deswegen gut fühle, weil ich mich rein körperlich an einem bestimmten Platz befinde, weil bestimmte Leute um mich herum sind oder weil ich eine bestimmte Kleidung trage. Ich entdecke jedoch gerade, daß die meditative Erfahrung anscheinend mehr von meinem inneren Entwicklungsstand und meiner Empfänglichkeit abhängt als von äußerlichen Faktoren.

Wenn ich zum Beispiel an einem sonnigen Nachmittag an einem Strand auf den Jungfrauen-Inseln ein „Gipfelerlebnis" hatte, verbinde ich vielleicht meine angenehmen Gefühle dieses Tages mit jenem besonderen Strand und träume davon, dorthin zurückzukehren, um eine ähnliche Erfahrung zu machen. Oder wenn ich diesen meditativen Zustand erreicht habe, während ich mit jemandem schlief, und meine Geliebte mich jetzt verlassen hat, versuche ich vielleicht, sie wiederzufinden, um die wunderbaren Augenblicke der liebenden Ekstase, die sich in mein KörperBewußtseins-Gedächtnis eingeprägt haben, wieder zu erschaffen.

Es gehört jedoch zum Wesen dieser Erfahrungen, daß sie äußerst schwierig wieder zu „beleben" sind und daß es noch schwerer ist, sie in der gleichen Form zu wiederholen. Obwohl viele äußere Lebensbedingungen erfreuliche Gefühle fördern, erstickt der Versuch, eine solche Zeit oder einen Ort wieder zu arrangieren, die Spontaneität und die Unschuld, die höchstwahrscheinlich den Glanz der ersten Erlebnisse ausmachtem.

Wenn ich mich aber während dieser Augenblicke so gut gefühlt habe, wie kann ich nun lernen, wieder auf diese Weise zu empfinden? Wer oder was kann mich lehren, zu diesem entspannten, selbstlosen Zustand des Friedens und der Harmonie des KörperBewußtseins zurückzufinden?

Es scheint, als hätten die Menschen im Laufe der Geschichte diese Fragen immer wieder gestellt; als Reaktion darauf haben sich eine Vielzahl meditativer Techniken gebildet. In den Vereinigten Staaten ist eine Anzahl von ihnen vielen Menschen bekannt. Mit Namen wie Transzendentale Meditation, Rajneesh-Meditation, Vipassana-Meditation, mantrische Meditation, Za-Zen, Yoga und T'ai Chi sind diese Praktiken aufgetaucht, um uns die Möglichkeit zu geben, zu lernen, wie wir unseren Geist zur Ruhe kommen lassen, unsere Gefühle entspannen, den Allgemeinzustand unseres KörperBewußtseins verbessern und unser inneres Selbst erforschen können. Jeder dieser meditativen Ansätze zu persönlichem Wachstum versucht, einige Charaktereigenschaften des Glücks, der Gesundheit und des geistigen Friedens aus dem gesamten Spektrum der menschlichen Erfahrung zu isolieren, und jeder Ansatz hat besondere Übungen und Aktivitäten entwickelt, die dazu dienen sollen, die Selbst-Bewußtheit zu vergrößern und die Wahrscheinlichkeit eines Wiederauftretens der gewünschten Gefühle zu erhöhen. Ich habe zum Beispiel entdeckt, daß mein Geist dazu neigt, sich beträchtlich zu beruhigen, wenn ich bequem aufrecht sitze und mir erlaube, von meinen üblichen Gedanken und Ablenkungen im Za-Zen Abstand zu nehmen. Wenn mir das Gefühl gefällt, das sich einstellt, wenn sich mein Geist auf diese Weise entspannt, kann ich beginnen, regelrechte geistberuhigende Übungen durchzuführen, um die angenehmen und bewußten Gefühle, die die Übungen erzeugen, aufrechtzuerhalten. Je mehr ich diese Art Tätigkeit betreibe, um so mehr Gelegenheit erhalte ich, aufmerksam meiner selbst bewußt zu werden und möglicherweise fähiger zu werden, bewußt die Strömungen und Rhythmen meines Lebens zu beeinflussen. Vielleicht sind die verschiedenen meditativen Techniken entstanden, um den Zufall aus der emotionalen Erfahrung auszuschalten und um erfreuliche, förderliche und erleuchtende Erfahrungen zu erwecken. Durch die Entwicklung von Techniken, die eine hohe Wahrscheinlichkeit des Wiedererzeugens der inneren Gefühle und Zustände haben, die in solchen Augenblicken existentieller Klarheit spontan auftreten, hat die Menschheit eine Art menschlicher Software-Technologie herangebildet, die dazu geschaffen wurde, die Menschen zu erziehen, mit ihren gewünschten Gefühlen in Einklang zu kommen und zu beginnen, sie in die Lebensmuster ihres Alltags einzufügen.

Bevor ich in meiner Diskussion fortfahre, möchte ich noch einmal ins Bewußtsein bringen, daß diese meditativen Techniken nur Hilfsmittel sind, sich selbst zu erforschen und zu entwickeln; die Techniken als solche sind nicht die meditativen Gefühle, sie sind auch nicht die Bewußtseinszustände.

Ich möchte hierfür ein Beispiel anführen. Dieses Jahr nahm ich bei einem bekannten Meditationslehrer an einem Kurs teil. Ich hatte schon seit acht Jahren dann und wann meditiert, war aber neugierig, zu erfahren, wie gerade dieser Lehrer sein schwer zu fassendes Thema anpacken würde. Der Kurs hieß ,,Einführung in die Meditation'', und Menschen jeder Gestalt, Größe und Eigenart nahmen daran teil. Ich belegte den Kurs außerdem, weil ich lernen wollte, mich vollkommener zu entspannen und das intellektuelle Selbstgespräch, das normalerweise meinen Geist anfüllt, zur Ruhe kommen zu lassen.

Jede Woche nahmen wir, fast hundert Teilnehmer, unseren Platz ein und saßen mit gekreuzten Beinen auf kleinen Meditationskissen, die auf dem Boden eines schön geschmückten Meditationsraumes lagen. Unser Meditationslehrer saß auf einem einfachen Kissen vor uns und erklärte unseren eifrigen Ohren, daß Meditation ein einfacher Prozeß sei, der es uns erlauben würde, unser KörperBewußtsein zu entspannen und uns zu höheren Bewußtseinszuständen zu bringen.

Jeden Abend nun, als wir unsere Meditationsübungen im Sitzen abzuhalten begannen, schwebte ich auch tatsächlich schnell in einen anderen Geisteszustand — in den Schlaf. Aus irgendeinem Grunde schaffte ich es einfach nicht, mit gekreuzten Beinen bequem auf einem hauchdünnen Kissen zu sitzen und mich zu zwingen, mich glücklich und selig zu fühlen. Zweifellos war dies mein Problem: Ich hatte mich zu sehr angestrengt. Aber ich habe entschieden, daß es nichts ausmacht, wenn die Hälfte der Wege bei der Erforschung meines menschlichen Potentials scheitert, und deswegen konnte ich meinen Meditationskurs immerhin der Erfahrung gutschreiben. Für mich war dies ein weiteres Beispiel dafür, daß eine Verpackung — gleichgültig wie kurios sie ist — eben nur eine Verpackung ist und daß die Hauptsache, das *wirkliche* Geschenk, anscheinend im Innern wartet und unabhängig von seiner äußeren Hülle ist.

Mit anderen Worten bedeutet dies, daß ein einstündiges Sitzen in der Lotusposition keine Garantie für einen veränderten Bewußtseinszustand ist. Ebensowenig garantiert das Üben auf der Flöte, daß man gut spielen lernt. Der Fairneß halber will ich jedoch sagen, daß viele meditative Techniken hochentwickelte und verläßlich brauchbare Praktiken zu sein scheinen, die einer großen Zahl Menschen effektiv erlauben, einige der Faktoren herauszukristallisieren, die zu den Zuständen der Gesundheit, des geistigen Friedens, des Wohlseins und der Selbstverwirklichung beitragen. Wenn Sie sich aktiv in diesen Übungen engagieren, können Sie die Wahrscheinlichkeit des Andauerns dieser Zustände erhöhen. Obwohl die Übung nicht unbedingt zum erwarteten Zustand führen muß, erhöhten sie doch die Möglichkeit, diesen zu erreichen.

Meiner Ansicht nach hat der weitverbreitete Gebrauch meditativer Übungen zwei faszinierende Aspekte. Erstens geben die Übungen uns die Möglichkeit, persönlich und über die Erfahrung zu entdecken, daß es eine Anzahl verschiedener Stimmungen, Einstellungen und Bewußtseinszustände gibt, in die man eintreten und die man neben dem alltäglichen Zustand chronischen Allgemein-Stresses, der das Leben so vieler kennzeichnet, erfahren kann. Diese meditativen Techniken und Übungen sind ein wirksames Werkzeug der Beobachtung und Erforschung unserer inneren KörperBewußtseins-Prozesse; sie machen uns selbst-bewußter und fähiger, die inneren und äußeren Terrains unseres KörperBewußtseins abzustecken.

Der zweite interessante Aspekt des Gebrauchs meditativer Techniken ist, daß sie uns, zusätzlich zur Befähigung, uns unserer Bewußtseinszustände bewußter zu werden, auch erlauben, diese Stimmungen, Gefühle und KörperBewußtseinszustände beeinflussen und beherrschen zu lernen, und uns somit verantwortlicher für unser Leben und unsere Evolution machen. Wenn wir lernen, die Wahrscheinlichkeit des Auftretens der gewünschten Stimmungen und Gefühle durch erhöhte Selbst-Bewußtheit und kreative Selbstregulierung zu erhöhen und gleichzeitig das Eintreten der negativen Zustände schlechter Gesundheit und psychoemotionaler Angst zu verringern, beginnen wir, unsere einzigartigen menschlichen Kräfte der selbstreflektiven und selbstbewußten Handlung vollkommener zu üben. Ich glaube, daß der weitverbreitete Gebrauch meditativer Techniken ein Faktor in der neu aufkommenden Denkweise ist, daß wir bewußt unsere Gefühle, unsere Kreativität und unseren Gesundheits- oder Krankheitszustand beeinflussen oder auf sie einwirken können. Indem wir lernen, unseres Selbst und der unermeßlichen Kräfte unseres Körper-Bewußtseins bewußt zu werden, werden wir allmählich verantwortlicher für unsere menschlichen Möglichkeiten und machen dadurch langsam, aber sicher einen weiteren Riesenschritt auf dem Pfad unserer eigenen Evolution.

Human-potential-Techniken

Die anhand der Untersuchung der meditativen Technik erlernten Lektionen über die menschliche Selbsterziehung können auf eine größere Anzahl von *Human-potential*-Prozessen und -Aktivitäten verallgemeinert werden. Auch Yoga, T'ai Chi, Rolfing, Bioenergetik, Reichsche Energetik, die Feldenkrais-Methode, Arica, Gestalt-Therapie und Biofeedback sind nämlich, grundsätzlich gesehen, einfach weitere Erfahrungsprozesse, die entwickelt wurden, um uns zu gestatten, konstruktiver unseres Selbst bewußt zu werden. Das wichtigste an diesen Techniken ist ihre Betonung der direkten, persönlichen Erfahrung, der selbstinitiierten Änderung und der Selbstvervollkommnung. Um es zu wiederholen: Encounter und Bioenergetik als solche sind nicht unbedingt notwendige Aktivitäten (obwohl ich Leute kenne, die sie wie Süßigkeiten essen). Wenn Sie daran teilnehmen, ist vielmehr die Art wichtig, wie Sie fühlen und was Sie über sich lernen können. Ich bin zu der Überzeugung gelangt, daß alle diese *Human-potential*-Prozesse wie existentielle Spiegelkabinette sind, von denen zwar jeder eine kleine Verzerrung hat, mir aber trotzdem ein bestimmtes Bild meines Selbst enthüllen kann. Indem ich all diese Techniken von diesem

Standpunkt anging, begann ich, mich zu erforschen und zu entwickeln, wobei ich viele der vorher unentdeckten oder falsch behandelten Stärken und Schwächen meines KörperBewußtseins unterstützen konnte. Indem ich lernte, mich aus einer Vielzahl von Blickwinkeln und Perspektiven zu sehen, habe ich mich in eine Position größerer Ehrlichkeit und Intimität hinsichtlich meiner selbst gebracht und es mir leichter gemacht, mein eigenes Wachstum und meine Evolution auf eine positive Weise zu beeinflussen.[20]

Durch meine Erfahrungen mit Encounter-Gruppen, zum Beispiel, habe ich gelernt, ehrlicher mit mir selbst und mit anderen und besser in Berührung mit meinen Wünschen und Gefühlen zu sein. Ich finde, daß deswegen mehr Klarheit in meinem Leben und eine größere Integrität in meinen Beziehungen herrschen. Durch meine Rolfing-Erfahrung habe ich intellektuell wie körperlich gelernt, wie ich mich festhalte und wie ich Verspannung ebenso wie Freude tief im Innern meines KörperBewußtseins speichere. Mit diesem erhöhten Selbstwissen bin ich fähiger, meine psychosomatischen Schwächen mit hilfreichen Übungen und Aufmerksamkeit zu vermindern, während ich jene Teile meines Selbst stärke, die schon vital und lebendig sind. Auf ähnliche Weise haben meditative Übungen mir erlaubt, mich von einer ganz anderen Perspektive zu sehen. Durch regelmäßige Übung habe ich gelernt, mir der verschiedenen Gefühle und emotionalen Stimmungen, die meine besondere Persönlichkeit ausmachen, bewußter zu werden. Mit dieser Bewußtheit werde ich jetzt durch meine eigenen Selbstgespräche weniger manipuliert und bin für die kreativen Anstöße meines Geistes empfänglicher geworden. Alle diese verschiedenen Prozesse und Techniken haben mir erlaubt, mehr über mich selbst zu lernen, so daß ich nun selbst-bewußter und damit selbstverantwortlicher bin. Es ist meine Überzeugung, daß ich, je vollkommener ich mich kenne, um so fähiger werde, ein mich gut erhaltendes, liebendes und kreatives Leben zu führen.

Ich glaube zwar einerseits, daß viele Wachstumstechniken und -prozesse Ihnen helfen können, sich Ihrer Gefühle und KörperBewußt-seins-Potentiale bewußter zu werden, andererseits habe ich festgestellt, daß sie nicht immer zu Wachstum und Erleuchtung führen. Ich habe tatsächlich Hunderte von Menschen kennengelernt, die, nachdem sie viele Stunden Yoga, Biofeedback oder Encounter mitgemacht hatten, noch immer genau dieselben zu sein schienen, die sie gewesen waren, bevor sie ihre Odyssee der ,,Selbstentwicklung'' unternommen hatten — außer, daß sie jetzt ein neues Vokabular besitzen.

Ich möchte hinzufügen, daß jede Erfahrung und Tätigkeit, die es mir gestattet, mich vollkommener kennenzulernen, als ein „Wachstums"-Prozeß angesehen werden kann. Wachstum und Selbst-Bewußtheit sind Seinszustände, sie sind Gefühle, sie sind der Ausdruck unserer eigenen, persönlichen Lebensentwicklung. Als solche stehen sie nur zum Teil zu den Aktivitäten und Techniken, die in ihrem Namen entstanden sind, in Beziehung.

Diese *Human-potential*-Prozesse sind einfach Techniken — ehrbare Techniken zwar, aber eben Techniken. Sie haben zwar das Potential, uns über uns selbst zu lehren und uns zu zeigen, wie wir glücklich und gesund werden können, wir dürfen jedoch nicht vergessen, was sie sind, oder anfangen, einen Götzenkult mit ihnen zu treiben und sie über unsere eigene Erfahrung zu stellen. Der ärgerliche Aspekt der Wachstums-Bewegung ist für mich, daß so viele Leute vergessen haben, daß die Techniken und die Gurus dazu da sind, uns zu ermutigen, uns selbst erkennen und anerkennen zu lernen. Häufig kommen wir aus den Kursen und Workshops heraus und loben den Guru und seine Techniken, während wir selbst uns weiterhin „lausig" fühlen. Wenn so etwas geschieht, werden Gurus und Erfahrungen zu Trophäen, die man auf den Kaminsims stellt, um den Leuten zu zeigen, wie weit man herumgekommen ist. Diese gesammelten Trophäen und Erfahrungen sind jedoch nur äußere Zeichen und erlauben keinen direkten Rückschluß auf den Entwicklungsstand ihres Besitzers.

Der wunderbarste Aspekt der *Human-potential*-Bewegung ist für mich, daß sie eine Vielzahl von Lehrern und Techniken hervorgebracht hat, die in der Lage sind, mir zu helfen, mehr über mich zu lernen. Abhängig von ihrem besonderen Schwerpunkt können sie mir helfen, Tatsachen über meinen Körper, meinen Geist, mein KörperBewußtsein, mein Leben und meine Träume zu sehen. Diese erhöhte Selbst-Bewußtheit versetzt mich in die Lage, wirklich zu lernen, Meister meines eigenen Lebens zu sein, indem ich mich auf eine solche Weise entwickle, daß ich meine Stärken und meine Kreativität steigere und gleichzeitig meine Konflikte und Ängste vermindere. Hier bei meinem eigenen, persönlichen Wachstum beginne ich, entsprechend den Qualitäten und Eigenschaften des sechsten Kundalini-Chakras, mich wirklich und im vollsten Sinne kennenzulernen.

KAPITEL
10

KÖRPERBEWUSSTSEIN

In diesem Buch habe ich beschrieben, wie das KörperBewußtsein Spannungen, Blockierungen und psychosomatische Unausgewogenheiten entwickelt. Ich haben Ihnen Möglichkeiten aufgezeigt, mit deren Hilfe das KörperBewußtsein erforscht und entwickelt und von vielen Konflikten und Begrenzungen befreit werden kann, die seine weitere Entwicklung hemmen. Indem ich die verschiedenen Regionen des KörperBewußtseins in aufsteigender Reihenfolge beschrieben habe, habe ich versucht, aufzuzeigen, wie sich die Angewohnheiten und Präferenzen des Geistes in Form und Aussehen des Körpers widerspiegeln und wie jedes der Kundalini-Chakras nicht nur zu einem bestimmten Teil des menschlichen Körpers in Beziehung steht, sondern auch zu einem Stadium der menschlichen Entwicklung.

Wenn wir das siebte Chakra erreicht haben, wird es deutlich, daß die Bereiche der ersten sechs Chakras mit den Hindernissen und Anforderungen verglichen werden können, denen man entlang des Weges begegnet, um sich einem Zustand von Selbsterkenntnis zu nähern, der dem Erwachen des siebten und damit letzten Chakras entspricht.

Das siebte Kundalini-Chakra, „Sahasrara", befindet sich am Scheitel des Kopfes, krönt damit das gesamte KörperBewußtsein und ist mit der Zirbeldrüse, die im Schädel nahe der Hypophyse hinter der Region des dritten Auges liegt, verbunden.[1] Diese Drüse befindet sich direkt in der Mitte des Gehirns, „ist nach der Yoga-Lehre die Hauptdrüse und kontrolliert alle anderen. Die Absonderungen dieser Drüse stimulieren alle anderen des Körpers."[2]

Das siebte Chakra entspricht dem höchsten Maß an menschlicher Entwicklung und damit dem Punkt, an dem alle Spannungen und Konflikte des menschlichen KörperBewußtseins aufgelöst werden und sein gesamtes Potential zur Verfügung steht. Um es zu erreichen, ist eine vollständige Selbst-Bewußtheit und die Beherrschung aller vorherigen Chakra-Elemente und -Eigenschaften unabdingbar. Wenn ein Mensch diese Ebene der Persönlichkeitsentwicklung erlangt hat, bezeichnet man ihn als ein Individuum, das den höchsten Erkenntnisstand erreicht hat.[3] Oder, wie es der Mythologe Joseph Campbell ausdrückt:

> Hier endet die Reise. Die Schlangenkönigin, die jede Bewußtseins- und Lebensform durchlaufen und sie alle hinter sich gelassen hat, ist zu ihrer vollen Höhe emporgestiegen.[4]

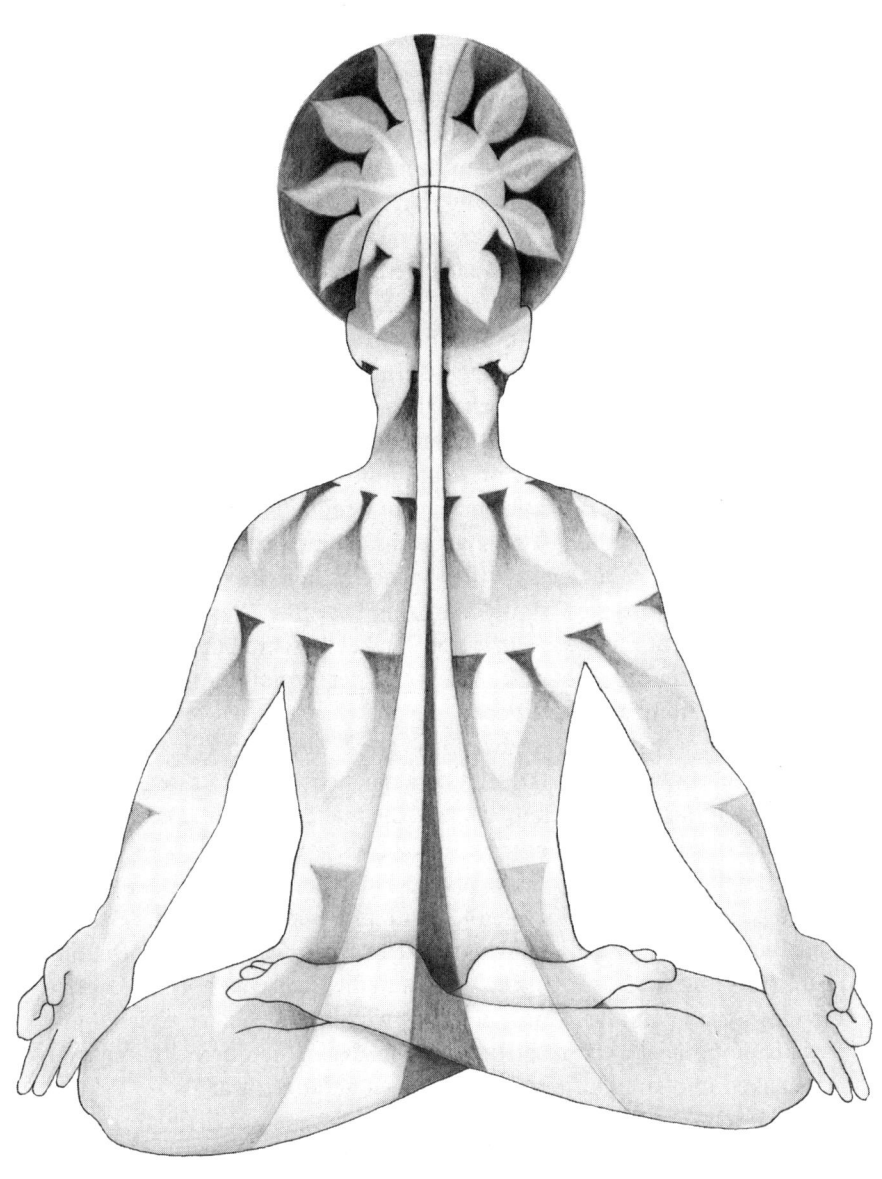

10.1. Siebtes Chakra: Kronen- oder Scheitel-Chakra

Die Erfahrung dieser Bewußtseinsebene wird als die seligste und schönste von allen angesehen und ist durch die klare Erkenntnis des Individuums charakterisiert, eine vollkommene Einheit mit dem gesamten Universum zu bilden. Dieser höchsten Ebene der Entwicklung des KörperBewußtseins sind eine Vielzahl von wunderschönen, beschreibenden Namen gegeben worden: Erleuchtung, Samadhi, Nirvana, Gottesbewußtsein, kosmisches Bewußtsein, um nur ein paar zu nennen.

Eine der einleuchtendsten Erklärungen für das zunehmende Interesse am menschlichen Bewußtsein wurde um die Jahrhundertwende von einem kanadischen Arzt gegeben. In seinem heftig umstrittenen Buch *Kosmisches Bewußtsein* bot Dr. Richard M. Bucke sowohl einfache Beschreibungen von Bewußtseinskategorien als auch eine faszinierende Ausführung darüber, wie diese Bewußtseinsebenen zueinander auf evolutionäre Weise in Beziehung stehen könnten, an. Fünfundsiebzig Jahre später nun scheinen Buckes Visionen mehr und mehr prophetisch zu sein. Während meiner gesamten Studien ist mir keine einfachere, derartig auf den Kern der Dinge kommende Analyse der menschlichen Bewußtseinsentwicklung, mit der wir uns zur Zeit beschäftigen, begegnet. Aus diesem Grunde habe ich mich entschieden, einige von Buckes Beschreibungen und Ideen in dieses Kapitel des siebten Chakras und der evolutionären Bedeutung der Selbsterkenntnis einzubeziehen.

Bucke nahm an, daß irgendwann während des zwanzigsten Jahrhunderts ein Punkt kommen werde, an dem die menschliche Rasse einen Riesenschritt in ihrer Entwicklung nach vorne machen würde. Das Ergebnis dieses Schrittes würde eine erweiterte Selbst-Bewußtheit, größere intellektuelle Klarheit, ausgewogenere geistige Harmonie, höheres Bewußtsein und liebevolle Einheit unter allen Kreaturen dieser Erde sein. Er glaubte, diese Veränderung würde dann stattfinden, wenn genügend Information und Erfahrung zur Verfügung ständen, um die Menschheit in die Lage zu versetzen, sich von allen Konflikten, Verwirrungen, Unkenntnissen und psychoemotionaler Armut zu befreien, in denen sie durch ihre eigenen Schwächen und streßhaften Entwicklungen gefangen war.

Bucke wies darauf hin, daß diese Transformation auf die Erforschung der noch nicht in Anspruch genommenen Bereiche des Körpers und des Geistes zielen würde und daß diese Entwicklungen die Geburt einer neuen und höheren Perspektive, einer erhöhten Lebens-, Empfindungs-, Erkenntnis- und Bezugsweise ermöglichen würden. Er glaubte, daß diese evolutionäre Entwicklung sowohl durch die Entstehung einer Gruppe von

Lehrern unterstützt würde als auch durch das Zustandekommen eines entsprechenden Zusammenwirkens von Techniken, Aktivitäten und Prozessen, die auf erhöhte Bewußtheit und die Ausdehnung der menschlichen Kenntnisse abzielten. Das Ergebnis dieser Veränderung würde schließlich die Entwicklung der Menschheit zu einer neuen Ebene des menschlichen Bewußtseins führen, die er „kosmisches Bewußtsein" nannte.

> Unsere Nachkommen werden früher oder später, als Gattung gesehen, den Zustand des „kosmischen Bewußtseins" erlangen, so wie unsere Vorfahren vom einfachen zum Selbst-Bewußtsein gelangten . . . Dieser Schritt in der Evolution findet sogar schon jetzt statt, da es klar ist . . ., daß Menschen mit dieser Geistesfähigkeit immer zahlreicher werden und wir uns als Gattung ebenfalls diesem Zustand des selbst-bewußten Geistes nähern, durch den der Übergang zum kosmischen Bewußtsein verwirklicht wird.[5]

Bei seinen Ausführungen über die mögliche Entwicklung der menschlichen Bewußtheit unterschied Bucke drei Hauptabstufungen des Bewußtseins. Die erste, elementarste Ebene ist die, die er als „einfaches Bewußtsein" bezeichnete:

> . . . die die obere Hälfte des Tierreiches besitzt. Mit Hilfe dieser Denkfähigkeit sind ein Hund oder ein Pferd sich der Dinge, die sie umgeben, auf die gleiche Weise bewußt wie ein Mensch; sie sind sich ebenfalls ihrer eigenen Gliedmaßen und ihres eigenen Körpers bewußt, und sie wissen, daß dies Teile ihres Selbst sind.[6]

Auf dieser Ebene des KörperBewußtseins sind Entwicklung, Nahrung, Obdach, Selbstverteidigung und Fortpflanzung die primären Lebensbedürfnisse einer Art. Über diese Grundeigenschaften des einfachen Bewußtseins hinaus gibt es jedoch noch eine andere, höher entwickelte Dimension der Bewußtheit, die Bucke „Selbst-Bewußtheit" nannte.

> Aufgrund dieser Geistesfähigkeit ist sich der Mensch nicht nur der Bäume, Steine, Gewässer, seiner eigenen Gliedmaßen und seines eigenen Körpers bewußt, sondern auch seiner selbst als einer besonderen Existenz, die sich aus dem Rest des Universums heraushebt.[7]

Da wir selbst-bewußte Wesen sind, leben wir gleichzeitig sowohl in den Welten der Empfindungen, Wahrnehmungen und biologischen Bedürfnisse als auch in der Welt der Sprache, Ansichten, Gedanken und der Selbstreflexion. Auf einfache Weise ausgedrückt: Auf dieser Bewußtseins-Ebene sind wir nicht nur bewußt, sondern uns auch darüber bewußt, daß wir bewußt sind.

Ein Mensch, der seine Fähigkeit zum Selbst-Bewußtsein voll entwickelt hat, hat damit auch die Eigenschaften und Anforderungen bewältigt, die die ersten sechs Chakras charakterisieren: Überleben, Sexualität, Macht, Liebe, Kommunikation und Selbst-Bewußtheit. Wenn diese Ebene der Entwicklung einmal erreicht worden ist, ist das Individuum bereit, das Potential an Weisheit und Selbsterkenntnis zu erforschen und zu entwickeln, das in dem weiten und herrlichen Bereich des siebten Chakras lebt: die Pforte zu kosmischem Bewußtsein, das Bucke für die höchste Ebene der menschlichen Entwicklung hielt.

Innerhalb des kosmischen Bewußtseins bestehen das einfache Bewußtsein und das Selbst-Bewußtsein fort, jedoch existiert zusätzlich die Bewußtheit der Einheit des Kosmos und ein integriertes, tiefempfundenes Gefühl, mit allen seinen Teilen und Prozessen zutiefst verbunden zu sein. Bucke drückt dies wie folgt aus:

> Das Hauptcharakteristikum des kosmischen Bewußtseins ist, wie schon der Name sagt, ein Bewußtsein des Kosmos. Das heißt, ein Bewußtsein des Lebens und der Ordnung des Universums . . . Es gibt viele Elemente, die zu dem kosmischen Sinn gehören, zusätzlich zu den soeben genannten. Von diesen möchte ich nur ein paar nennen. Zusammen mit dem Bewußtsein über den Kosmos entsteht eine intellektuelle Aufklärung oder Erleuchtung, die das Individuum auf eine neue Existenzebene hebt und es damit fast zu einem Mitglied einer neuen Art macht. Zusätzlich dazu entsteht ein Zustand der moralischen Erhebung, ein unbeschreibliches Gefühl des Emporgehobenseins, der Glückseligkeit und eine Belebung der moralischen Wahrnehmungsfähigkeit, die genauso beachtlich ist wie die gesteigerte intellektuelle Fähigkeit und die für das Individuum und seine gesamte Gattung von noch größerer Wichtigkeit als diese ist. Durch all dies entsteht etwas, was man als eine Art Unsterblichkeit bezeichnen kann, ein Bewußtsein des ewigen Lebens, jedoch nicht die Überzeugung, dieses zu erlangen, sondern das Bewußtsein, es schon erlangt zu haben.[8]

Bucke nahm an, daß die menschliche Evolution bis hin zu einem Zustand kosmischen Bewußtseins zu dem Zeitpunkt eine dramatische Beschleunigung erfahren würde, an dem das Interesse der Menschen für die Erforschung der Bereiche und Begrenzungen ihrer eigenen KörperBewußtseins-Potentiale geweckt sei. Diese Erforschung würde auf privater, persönlicher Ebene beginnen, würde sich jedoch schließlich in der Entwicklung einer massiven Transformation aller menschlichen Vorstellungen und Formen niederschlagen.[9]

Ich bin mit Bucke einer Meinung, daß es eine weitere höhere Ebene des menschlichen Bewußtseins zu geben scheint, die die Grenzen des Selbst-Bewußtseins überschreitet, und daß wir die evolutionäre Reise in Richtung eines Zustandes kosmischen Bewußtseins zur Zeit antreten. Im Augenblick glaube ich nicht, daß ich selbst an diesem Punkt meines Lebens diesen Bewußtseinszustand — mit Ausnahme einiger weniger flüchtiger Momente — erreicht habe. Aus diesem Grunde kann ich Ihnen keine Eindrücke aus erster Hand anbieten. Ich habe jedoch genügend Beweise gesehen, die annehmen lassen, daß das kürzlich entstandene weltweite Interesse an der Erweiterung des KörperBewußtseins-Potentials und der Pflege von Techniken und Prozessen, die diese Kräfte entwickeln sollen, zeigt, daß Selbstreflexion, Selbstvervollkommnung und selbsteingeleiteter Wandel genau die zentralen Kanäle sein könnten, durch die dieser Wandel in der menschlichen Bewußtheit zunächst erscheinen könnte.

Die Annahme, daß Selbstentwicklung vielleicht ein Prozeß ist, mit dessen Hilfe sich eine evolutionäre Transformation in einen höheren Zustand menschlichen Bewußtseins entwickeln könnte, kann am ehesten verstanden werden, wenn man erkennt, daß wir augenblicklich das Endprodukt der gesamten Evolution des Lebens auf unserem Planeten sind. Dadurch, daß wir uns mühsam über Hunderte von Millionen Jahren bis zum heutigen Seinsstadium entwickelt haben, reiten wir praktisch auf dem Kamm einer Evolutionswelle, die durch die gesamte Geschichte gelaufen ist. Diese Entwicklung hat sich selbst in unserem KörperBewußtsein verewigt und diese zusätzlich zu einem Gefährt oder menschlichen Schiff geformt, in dem die Evolutionsreise weitergehen soll.[10]

Daher befindet sich unser KörperBewußtsein in einem Prozeß, in dem es durch die Zeit fließt und uns vom Gestern zum Morgen über die flexible Brücke trägt, die wir sind. Auf diese Weise ist unsere physische Struktur und Form in jedem Augenblick nur ein Strich des fortwährenden Lebens/Sterbens-Prozesses, in den wir eingewebt sind.[11] Daher sind alle unseren physischen Charakteristika und Formen genaue Widerspiegelungen der physischen und emotionalen Aktivitäten unseres Lebens, die unsere Geschichte mit ihren Narben und ihrem unebnen Terrain erzählen und unsere Zukunft mit ihrem Entwicklungs- und Transformationspotential andeuten.

In diesem Buch habe ich versucht, einige Wege zu erforschen und auszuführen, mit denen wir uns durch unsere Erfahrungen, Gewohnheiten, Einstellungen und Gefühle formen und schaffen. Ich habe ebenfalls versucht, anzudeuten, daß wir mit einem aufmerksamen KörperBewußtsein ein größeres Maß an Verantwortlichkeit für die Schaffung einer Zukunft annehmen können, die frei von Konflikten und Unwohlsein ist und statt dessen voller Bewußtheit und Freude. Da ich glaube, daß eine wachere Bewußtheit im KörperBewußtsein zu größerer Selbsterkenntnis und erweitertem Potential führen kann, habe ich den größten Teil meiner Ausführungen auf die persönlichen und psychophysischen Faktoren unseres Lebens konzentriert und viele Kultur-, Vererbungs- und Ernährungskomponenten ausgeschlossen. Ich habe damit nicht sagen wollen, daß diese Faktoren unwichtig sind, sondern daß ich aufgrund meiner eigenen Erfahrung glaube, daß die unbeantworteten Fragen bezüglich des KörperBewußtseins am ehesten dann beantwortet werden können, wenn man sich ihnen auf persönliche und direkte Weise annähert.

Auf den ersten Blick mag es erscheinen, als ob ich dadurch, daß ich mein eigenes Bedürfnis nach Erforschung und Ausdehnung meiner Grenzen und Horizonte des KörperBewußtseins betone, einen völlig selbstbezogenen, narzistischen Weg zu Selbstverantwortlichkeit und universaler Verantwortlichkeit vorschlage. Dies entspricht jedoch keinesfalls der Wahrheit, denn ich glaube, daß ich dadurch, daß ich an mir selbst gearbeitet habe, mich selbst in eine entscheidende Position gebracht habe, unsere sozialen, kulturellen und globalen Formen und Strömungen zu verändern und zu verbessern. Da alle meine Handlungen und Interaktionen Ausdehnungen und Projektionen dessen sind, was ich bin, wie ich empfinde und was ich glaube, ist das Beste, was ich für den Rest der Welt tun kann, mein eigenes, offenstes, kreativstes und liebevollstes „Selbst" zu sein. Wenn ich unglücklich, wütend oder angespannt in meinem Selbst bin, sind alle meine Handlungen und Projektionen durch innere Konflikte und Begrenzungen gefärbt. Wenn ich jedoch bewußt, offen und wirklich liebevoll bin, werden alle meine Aktivitäten zu Mitteln, mit denen ich der Welt auf liebevolle und bewußte Weise dienen und helfen kann, sie neu zu schaffen, wie klein und zufällig diese Aktivitäten auch immer sein mögen.

Ich sehe, daß die grundsätzliche Arbeit anfangs an sich selbst geleistet werden muß. Soziale, kulturelle und globale Interaktionen hängen von den Aktionen und Bewegungen der Individuen ab, aus denen der physische und psychologische Zusammenhalt der Gruppe besteht. Die Voraussetzung für die Gruppe, sich zu ändern, ist die vorherige Änderung und Entwicklung ihrer Gruppenmitglieder.[12]

Es gibt Leute, die glauben, es sei völlig falsch, positiven Wandel anzustreben und daß zuerst kulturelle Regeln, ökonomische Strukturen und Umweltverhältnisse verändert werden müßten, bevor wir selbst uns verändern können. Aber was ist Kultur? Was ist Umgebung? Was ist Ökonomie? Sind sie nicht alle nur unsere eigenen Konstruktionen und Projektionen? Sind sie nicht lediglich Reflexionen unserer eigenen inneren Konflikte und Möglichkeiten? Um diese Projektionen zu verändern, müssen wir den Projektor zuerst wieder neu einstellen: Wir müssen uns also erst selbst ändern.

Wie ich in diesem Buch wiederholt angedeutet habe, bin ich zu der Überzeugung gelangt, daß die Quelle vieler unserer Konflikte in uns selbst, in unserem KörperBewußtsein lebt. Darüber hinaus bin ich überzeugt, daß die Lösungen für viele dieser Wachstums- und Entwicklungshindernisse ebenfalls in uns leben und auf unsere Erforschung und Entdeckung warten. Ich glaube, daß das zunehmende Interesse an erweiterter Bewußtheit und Persönlichkeitswachstum andeutet, daß viele Menschen von äußerer Suche und Abhängigkeit enttäuscht sind und begonnen haben, nach innen zu schauen, um Lösungen für und Antworten auf die Konflikte und das Unwohlsein in ihrem Leben zu finden.

Da ich glaube, daß das KörperBewußtsein ein evolutionärer Speicher für alle Potentiale des Lebens ist, bin ich voller Hoffnung, daß wir durch die Erforschung unseres Selbst auf diese Art und Weise und durch den Versuch, die vielfältigen Aspekte und Eigenschaften unseres KörperBewußtseins stärker zu entwickeln, uns selbst in Regionen größerer Selbstkenntnis lenken, innerhalb deren Grenzen die noch embryohafte, sich entwickelnde Transformation des menschlichen Bewußtseins wartet.

ANMERKUNGEN

Die vollständige Liste der verwendeten Literatur entnehmen Sie bitte der Bibliographie.

VORWORT

1. Sheldon, Stevens & Tucker, *The Varieties of Human Physique;* Sheldon, *Atlas of Men.*
2. Birdwhistell, *Kinesics and Context.*
3. Wilhelm Reich, *Charakteranalyse.*
4. Lowen, *The Language of the Body* und *Bioenergetics.*
5. Alexander, *The Resurrection of the Body.*
6. The Lomi Staff, *The Lomi Papers;* und Heckler, *The Mind/Body Interface.*
7. Pesso, *Experience in Action.*
8. Ichazo, *The Human Process for Enlightenment and Freedom.*
9. Sweigard, *Human Movement Potential;* Schoop & Mitchell, *Won't You Join The Dance?*

KAPITEL 1   KÖRPER/GEIST

1. Zur Entwicklung der bioenergetischen Therapie siehe: Lowen, *Bioenergetik.* Weitere Erläuterungen zur Bioenergetik: Lowen, *The Betrayal of the Body, Depression and the Body, The Language of the Body, Love and Orgasm, Pleasure — A Creative Approach to Life;* Keleman, *Your Body Speaks It's Mind, The Human Ground.*
2. Lowen, *The Language of the Body,* S. 15.
3. Auszug aus dem Esalen-Katalog, Frühjahr 1976.
4. Weiterführende Literatur zum offenen Encounter: Schutz, *Joy-Expanding Human Awareness, Here Comes Everybody, Elements of Encounter.*
5. Sowohl Schutz als auch Prestera haben therapeutische Systeme entwickelt,

die sich aus diesen frühen Experimenten mit dem Körper und dem Befreien der Gefühle ableiten. Siehe Schutz & Turner; Prestera & Kurtz, *The Body Reveals.*

6. Rolf, „Structural Integration", *Systematics* 1, Nr. 1 (Juni 1963), S. 9 f.

7. Beschreibungen zur Praxis und Theorie des Rolfing: Rolf, *Structural Integration;* Schutz, *Here Comes Everybody;* Adam Smith, *Powers of Mind;* Prestera & Kurtz, *The Body Reveals;* Keen, „My New Carnality".

8. Ich habe mich entschlossen, in diesem Buch die verschiedenen Teile und Bereiche des KörperBewußtseins in aufsteigender Reihenfolge zu erforschen und zu diskutieren. Die Arbeitsstruktur erlaubt die Entwicklung einer Vielzahl von Punkten, die ich ausführen werde. Damit ist jedoch nicht gemeint, daß die Arbeitsmethode, bei den Füßen beginnend bis zum Kopf das gesamte KörperBewußtsein zu behandeln, die angebrachteste bei der therapeutischen Behandlung ist. Es ist ohne weiteres möglich, bei der Behandlung eines Individuums mit irgendeinem anderen Teil des KörperBewußtseins zu beginnen. Wenn der therapeutische Prozeß einmal begonnen hat, hängt die weitere Entwicklung der Behandlung von den individuellen Bedürfnissen und Charakteristika des Patienten ab. Bisher habe ich noch keine einheitliche Therapie entwickelt.

KAPITEL 2   EIN ÜBERBLICK

1. Die Möglichkeit, das Persönlichkeitswachstum eher als ein Abenteuer oder eine Erforschung statt als eine zu überarbeitende Aufgabe zu betrachten, ist in folgenden Werken ausgezeichnet dargestellt: Trungpa, *Cutting Through Spiritual Materialism;* Kramer, *The Passionate Mind;* Castaneda, *Tales of Power;* DeRopp, *The Master Game;* Maslow, *Toward A Psychology of Being;* Daumal, *Mount Analogue;* Shah, Caravan of Dreams; Watts, *Joyous Cosmology.*

2. Schutz, *Elements of Encounter,* S. 23 f.

3. Ich bin der Ansicht, daß wir drei allgemeine Arten von Nahrung in unser KörperBewußtsein aufnehmen und dort verarbeiten. Die erste Ebene, die des Essens, ist die Ebene der materiellen Substanz. Was wir essen, wie wir es essen und die Art und Weise, in der unser KörperBewußtsein die Nahrung verarbeitet, beeinflußt sicherlich unseren Seinszustand. Die zweite, wichtigere Ebene ist die Informationsebene. Welcher Art Information wir aufnehmen, wie wir sie aufnehmen und wie wir sie verarbeiten, beeinflußt ebenfalls unseren Seinszustand. Die dritte Ebene ist die Energie-, Gefühls- und Geistesebene. Sie ist die wichtigste aller drei Ebenen, denn auf ihr nehmen wir die Gefühle und Haltungen auf, die wir benötigen, um gesund und glücklich zu bleiben. Die Art und Weise, wir wir in der Lage sind, diese Faktoren in unser KörperBewußtsein zu integrieren, beeinflußt unseren Seinszustand in höchstem Grade.

4. Eine faszinierende Diskussion der Beziehungen zwischen Bewußtsein und Umgebung siehe: Soleri, *Between Matter and Spirit Is Matter Becoming Spirit.*

5. Weitere Informationen über die gegenseitige Beeinflussung von Körper und Geist: Wilhelm Reich, *Charakteranalyse;* Keleman, *Your Body Speaks Its Mind;* Prestera & Kurtz, *The Body Reveals;* Lowen, Bioenergetics; Barbara Brown, *New Mind, New Body — Bio-Feedback;* Lewis & Lewis, *Psychosomatics.*

6. Weitere aufklärende Diskussionen über die Beziehungen der östlichen und westlichen Wege in der Betrachtung des KörperBewußtseins: Watts, *Psychotherapy East and West;* Campbell, *Myths to Live By;* DeRopp, *The Master Game;* Mishlove, *The Roots of Consciousness;* White, *The Highest State of Consciousness;* Huxley, *Island.*

7. Wenn Sie daran interessiert sind, eine tiefgründigere psychosomatische Karte von sich selbst anzufertigen, schlagen Sie bitte in Samuel & Bennett, *The Well Body Book* nach. Dort sind diesbezügliche interessante Techniken ausgeführt.

8. Ornstein, *The Psychology of Consciousness,* S. 52.

9. Obwohl Begriffe wie ,,maskulin'' und ,,feminin'' völlig relativ und willkürlich sind, erfüllen sie dennoch einen Zweck, und zwar insofern, als daß ihnen bestimmte Eigenschaften zugesprochen werden. Seien Sie sich bitte der Tatsache bewußt, daß ich dazu keine Werturteile abgebe wie: ,,Die maskuline Seite ist besser oder schlechter'' oder ,,Die linke Seite ist der rechten vorzuziehen''. Statt dessen möchte ich aufzeigen, daß die komplementären Kräfte unseres Lebens, wie zum Beispiel maskulin/feminin, rechts/links, innen/außen, die gleiche Schönheit und Kraft auf ihre individuelle Weise besitzen.

10. Schutz, *Here Comes Everybody,* S. 79.

11. Rapaport, ,,Leboyer Fellow-up.'' S. 14 f.

12. Leboyer, *Birth Without Violence, Loving Hands.*

13. Lowen, *The Language of the Body,* S. 98.

14. Eine tiefgründige Diskussion der Beziehungen zwischen Streß und Unwohlsein ist: Selye, *The Stress of Life, Stress Without Distress.*

15. Interessante Abhandlungen über die Transformation persönlicher Negativität siehe: Trungpa, *Cutting Through Spiritual Materialism,* Roberts, *The Natur of Personal Reality.*

16. Ansichten über die klinische Anwendung von Biofeedback: Barbara Brown, *New Mind, New Body — Bio-Feedback.*

17. Falls Sie an weiterer Lektüre über diese Hauptrennungen des KörperBewußtseins interessiert sind, lesen Sie bitte: Fast, *Body Language;* Lowen, *Bioenergetics, The Language of the Body;* Schutz, *Here Comes Everybody;* Prestera & Kurtz, *The Body Reveals;* Keleman, *Your Body Speaks Its Mind;* Baker, *Man in the Trap;* Ornstein, *The Psychology of Consciousness.*

KAPITEL 3   FÜSSE UND BEINE

1. Huang, *Embrace Tiger, Return to Mountain,* S. 19.

2. Weitere Informationen bezüglich T'ai Chi: Feng & Kirk, *T'ai Chi — A Way Of Centering and I Ching;* Huang, *Embrace Tiger, Return to Mountain;* Delza, *T'ai Chi Ch'uan.*

3. Die wahrscheinlich besten Ausführungen über das psychologische Wesen des „Grund-Fassens" finden Sie in: Keleman, *The Human Ground, Your Body Speaks Its Mind.*

4. Schutz, *Here Comes Everybody,* S. 77.

5. Weitere Beschreibungen über die Rolle der Füße im Prozeß des „Sich-Gründens" *(grounding),* finden Sie in Lowen, *The Language of the Body;* Baker, *Man in the Trap;* Prestera & Kurtz, *The Body Reveals.*

6. Schutz, *Here Comes Everybody,* 77 f.

7. Lowen, *The Language of the Body,* S. 101.

8. Detaillierte Ausführungen über Fuß-Reflexologie und ihre klinische Anwendung in: Ingham, *Stories the Feet Can Tell, Stories the Feet Have Told;* Carter, *Helping Yourself with Foot Reflexology.*

9. Weitere Informationen über Zonentherapie und „Chi"-Energie siehe: De Langre, *The First Book of Do-In,* Mann, *Acupuncture — Cure of Many Diseases.*

10. Das Verhältnis von Streß und Unwohlsein ist in ausgezeichneter Weise erklärt in: Selye, *The Stress of Live, Stress Without Distress.*

11. Die meiner Ansicht nach hilfreichsten Yoga-Bücher sind: Hittleman, *Introduction into Yoga,* als ein Werk für Anfänger; Vishnudevananda, *The Complete Illustrated Book of Yoga,* Satchidananda, *Integral Yoga Hatha,* wegen der guten Illustrationen und leichtverständlichen Texte und Übungen; Marga, *Teaching Asanas,* wegen der ganzheitlichen und wohlabgestimmten Ausführungen; Iyengar, *Light on Yoga,* wegen der ausführlichen Teile über Stellungsbeschreibungen; Mishra, *Fundamentals of Yoga, Yoga Sutras,* wegen der gutverständlichen Ausführungen über Yoga-Theorie und -Psychologie; Kramer, *The Passionate Mind,* wegen der klaren und herausfordernden Ausführungen über die heutige Yoga-Philosophie; Rama, Ballentine, Ayaja, *Yoga and Psychotherapy,* wegen der meisterhaften Darstellung einiger Methoden zur Anwendung von Yoga in der Psychotherapie.

12. Für weiterführende Ausführungen über die östlich/westlichen Methoden zum persönlichen Wachstum siehe: Watts, *Psychotherapy East and West;* Trungpa, *Cutting Through Spiritual Materialism;* Mishlove, *The Roots of Consciousness;* Campbell, *Myths to Live By;* DeRopp, *The Master Game;* Naranjo, *The One Quest, The Passionate Mind;* Metzner, *Maps of Consciousness;* Rama, Ballentine & Ajaya, *Yoga and Psychotherapy.*

13. Eine einfache und gute Grundlage, den Körper als Selbstheilungs-Apparat zu erfahren, siehe: Samuels & Bennett, *The Well Body Book.*

14. Weiteres Material zur Psychosomatik der Beine in: Baker, *Man in the Trap;*

Lowen, *The Language of the Body, Bioenergetics;* Prestera & Kurtz, *The Body Reveals;* Schutz, *Here Comes Everybody.*

KAPITEL 4   BECKEN

1. Rolf, *Structural Integration.*

2. Lowen, *Bioenergetics, The Language of the Body.*

3. Zusätzliche Informationen über Tantra, Kundalini-Energie und die Kundalini-Chakras siehe: Garrison, *Tantra: The Yoga of Sex;* Rama, Ballentine & Ajaya, *Yoga and Psychotherapy;* Rawson, *Tantra;* Haich, *Sexual Energy and Yoga;* Leadbeater, *The Chakras;* Krishna, *Kundalini,* Rendel, *Introduction to the Chakras;* Campbell, *Myths to Live By,* ,,Seven Levels of Consciousness", Schutz, *Here Comes Everybody;* Mishlove, *The Roots of Consciousness;* Rosenberg, *Total Orgasm;* William Thompson, *Passages About Earth.*

4. Es ist nicht Aufgabe dieses Buches, ausführlich darzulegen, auf welche Weise die Chakras den Tönen, Farben, Vibrationen etc. entsprechen. Zur Erforschung dieser Beziehungen verweise ich auf Leadbeater, *The Chakras;* Rendel, *Introduction to the Chakras;* Garrison, *Tantra: The Yoga of Sex;* Rama, Ballentine & Ajaya, *Yoga and Psychotherapy;* Campbell, *Myths to Live By.*

5. Schutz, *Here Comes Everybody,* S. 65.

6. Baker, *Man in the Trap,* S. 41 f.

7. Weitere Informationen über das Anspannen der Analregion siehe: Baker, *Man in the Trap;* Lowen, *Bioenergetics, Pleasure — A Creative Approach to Life, The Language of the Body, The Betrayal of the Body;* Prestera & Kurtz, *The Body Reveals;* Schutz, *Here Comes Everybody.*

8. Wilhelm Reich, *The Function of the Orgasm,* S. 4.

9. Wilhelm Reich, ,,Die Therapeutische Bedeutung der Genital-Libido", *International Journal of Psycho-analysis,* 10 (1924).

10. Walt Anderson, ,,Strange Prophet", S. 24—29.

11. Rosenberg, *Total Orgasm,* S. 30—34.

12. Siehe: Laughingbird, ,,SAGE".

13. Für weitere Informationen über das SAGE-Projekt wenden Sie sich bitte an: The SAGE Project, Claremont Office Park, 41 Tunnel Road, Berkeley, California 94705, USA.

14. Boadella, *Wilhelm Reich: The Evolution of His Work,* S. 30.

15. Folgende Bücher Wilhelm Reichs fand ich am aufschlußreichsten: *The Cancer Biopathy, Character Analysis, The Murder of Christ, Selected Writings: An Introduction to Orgonomy, Sex-Pol: Essays 1929—1934, The Sexual Revolution, Cosmic Superimposition, The Discovery of the Orgone, Ether, God and Devil/Cosmic Superimposition, The Function of the Orgasm, Listen, Little Man.* Außerdem sind eine Vielzahl von Büchern über Reichs Leben und Arbeit geschrie-

ben worden. Meiner Ansicht sind die folgenden die besten: Boadella, *Wilhelm Reich, The Evolution of His Work;* Baker, *Man in the Trap;* Cattier, *The Life and Work of Wilhelm Reich;* Raknes, *Wilhelm Reich and Orgonomy.*

16. William Thompson, *Passages About Earth,* S. 107.

17. Garrison, *Tantra: The Yoga of Sex,* S. 114.

18. Mir ist aufgefallen, daß unterschiedliche Meinungen darüber bestehen, ob tantrische Liebende einen Orgasmus empfinden. Einige Quellen berichten, daß beide Partner gleichzeitig einen spontanen Orgasmus erleben, nachdem eine bestimmte Zeit vergangen ist. Anderen Quellen zufolge erleben sie *keinen* eigentlichen Orgasmus, obwohl sie einen energetischen Klimax oder einen energetischen Zenit erfahren.

19. William Thompson, *Passages About Earth,* S. 109.

20. Weitere Literatur über Tantra und Sexualität: Garrison, *Tantra, The Yoga of Sex;* William Thompson, *Passages About Earth;* Haich, *Sexual Energy and Yoga;* Campbell, *Myths to Live By;* Rama, Ballentine & Ajaya, *Yoga and Psychotherapy;* Rosenberg, *Total Orgasm;* Huxley, *Island.*

21. Es gibt eine Vielzahl von Büchern, die experimentelle Übungen anbieten und die ich als sehr hilfreich bei meiner eigenen Befreiung empfunden habe. Dies sind: Rosenberg, *Total Orgasm;* Rush, *Getting Clear: Body Work for Women;* Geba, *Breathe Away Your Tension;* Gunther, *Sense Relaxation Below Your Mind, What to Do Till the Messiah Comes;* Marga, *Teaching Asanans.*

KAPITEL 5
BAUCHBEREICH UND UNTERE RÜCKENPARTIE

1. Beschreibungen der verschiedenen Reichschen und bioenergetischen Segmente siehe: Wilhelm Reich, *Character Analysis;* Baker, *Man in The Trap;* Lowen, *Bioenergetics, The Language of the Body.*

2. Detailliertere Informationen zu diesem Chakra bei: Leadbeater, *The Chakras;* Rendel, *Introduction to the Chakras;* Rama, Ballentine & Ajaya, *Yoga and Psychotherapy;* Schutz, *Here Comes Everybody;* Campbell, *Myths To Live By;* Garrison, *Tantra: The Yoga of Sex.*

3. In bestimmter Weise können die Charakteristika der ersten drei Chakras mit den Organisationsprinzipien dreier populärer westlicher psychologischer Schulen verglichen werden: Behaviourismus, Freudianer und Adlerianer. Das erste Chakra mit seiner Betonung auf den materiellen „Geben-und-Nehmen"-Aspekten der menschlichen Existenz weist Parallelen zu Theorie und Technik des Behaviourismus auf. Als Musterbeispiel hierzu wäre die Arbeit B.F. Skinners zu nennen. Das zweite Chakra mit seiner Konzentration auf Sexualität und zwischenmenschlichen Beziehungen entspricht der Denkweise Reichs oder Freuds. Das dritte Chakra schließlich, das sich hauptsächlich mit Gefühlen, Sexualverhalten und Macht be-

schäftigt, ist mit der Adler-Schule der Psychologie zu vergleichen. Campbell arbeitet dies auf detaillierte Weise in seinem Werk *Myths to Live By* aus.

4. Campbell, *Myths to Live By*, S. 111.

5. Dieser emotionale Energiezyklus ist in William Schutz: *Elements of Encounter,* ausführlich erklärt.

6. Eine aufschlußreiche Abhandlung der möglichen Beziehungen zwischen Spannung und Krankheit siehe: Selye, *The Stress of Life, Stress Without Distress.*

7. Schutz, *Here Comes Everybody,* S. 81.

8. Obwohl es eine Vielzahl von Berichten über spontane Entladungen von Gefühlen während der Rolfing-Behandlung gibt, sind die meisten Rolfer entweder nicht dazu ausgebildet oder nicht bereit, mit dem emotionalen Material, das hierbei zutage tritt, weiterzuarbeiten. William Schutz hat eine Methode entwickelt, bei der Rolfing mit verschiedenen Techniken kombiniert wird, um eine Situation zu schaffen, in der aufgestaute Gefühle sowohl entladen als auch durchlebt werden können. Lesen Sie hierzu Schutz & Turner, *Evy.*

9. Während die meisten von uns das Erbrechen als eine unangenehme und ungesunde Sache empfinden, gibt es KörperBewußtseins-Theorien, die den Reinigungswert des Erbrechens anerkennen. In bestimmten Phasen der Bioenergetik-Therapie wird der Patient beispielsweise dazu aufgefordert, sich selbst zum Erbrechen zu bringen, damit Spannungen entladen und blockierte Energien freigesetzt werden. In ähnlicher Weise gibt es Yoga-Übungen, die ,,Kriyas'' genannt werden und die speziell auf Reinigung durch Erbrechen gerichtet sind.

10. Weitere Literatur zum Rolfing: Rolf, *Structural Integration;* Schutz, *Here Comes Everybody;* Adam Smith, *Powers of Mind;* Keen, ,,My New Carnality''.

11. Eine Abhandlung über die Art und Weise, wie man blockierte Wut in einer Encountergruppen-Situation behandelt siehe: Schutz, *Joy — Expanding Human Awareness, Here comes Everybody, Elements of Encounter;* Rogers, *On Encounter Groups.*

12. Siehe auch Roberts, *The Seth Material, Seth Speaks — The Eternal Validity of the Soul.*

13. Roberts, *The Nature of Personal Reality,* S. 160ff.

14. Bei meinen eigenen Erfahrungen mit Yoga und T'ai Chi habe ich entdeckt, daß bestimmte Bewegungen, Positionen und Stellungen (Asanas) auf spezifische Teile des KörperBewußtseins einwirken. Wenn ich diese Techniken auf mich selbst oder meine Klienten anwende, versuche ich, die richtigen Übungen im Hinblick auf die individuellen Bedürfnisse des Klienten anzuordnen.

15. Detaillierte Beschreibungen einiger dieser Übungen finden Sie in Lowen, *Bioenergetics, The Betrayal of the Body;* Keleman, *Your Body Speaks Its Mind;* Baker, *Man in the Trap;* Janov, *The Primal Scream;* Schutz, *Joy — Expanding Human Awareness.*

16. Lowen, *Bioenergetics,* S. 234.

17. Informationen und Übungen zur Behandlung von Schmerz in der unteren Rückenpartie finden Sie in Lowen, *Bioenergetics;* Schutz, *Here Comes Everybody;* Marga, *Teaching Asanas;* Iyengar, *Light on Yoga;* Vishnudevananda, *The Complete Illustrated Book of Yoga;* Rama, Ballentine & Ajaya, *Yoga and Psychotherapy;* Sharma, *Yoga for Backaches;* Rush, *Getting Clear: Body Work for Women;* Rosenberg, *Total Orgasm;* Hearn, *You Are as Young as Your Spine;* Shuman & Staab, *Your Aching Back;* Enelow, *The Joy of Physical Freedom;* Dintenfass, *Chiropractic — A Modern Way to Health;* Prestera & Kurtz, *The Body Reveals.*

18. Da Yoga die KörperBewußtseins-Methode ist, die ich am besten kenne, benutze ich die Yoga-Stellungen zu Diagnosezwecken. Wenn ich feststelle, welche Muskeln angespannt oder unbewußt sind, arbeite ich ganzheitlich an der Ausgewogenheit und Vitalität des KörperBewußtseins. Zu der Therapiearbeit ziehe ich unter Umständen Yoga-Asanas hinzu.

19. Wilhelm Reich, *Character Analysis,* S. 381

20. Baker, *Man In The Trap,* S. 88.

21. Weitere Informationen zur Zwerchfell-Region des KörperBewußtseins siehe: Wilhelm Reich, *Character-Analysis;* Baker, *Man in the Trap;* Lowen, *Bioenergetics, The Language of the Body, The Betrayal of the Body.*

22. Schutz, *Here Comes Everybody,* S. 194.

23. Geba, *Breathe Away Your Tension.*

KAPITEL 6   BRUSTKORB

1. Wilhelm Reich, *Character-Analysis.*

2. Informationen und Übungen zu Pranayama siehe: Garrison, *Tantra: The Yoga of Sex;* Vishnudevananda, *The Complete Illustrated Book of Yoga;* Mishra, *Fundamentals of Yoga;* Geba, *Breathe Away Your Tension.*

3. Perls, Hefferline & Goodman, *Gestalt Therapy,* S. 128 und 130.

4. Weitere Informationen zu dieser Dokumentation oder anderes SAGE-Material können Sie anfordern bei: The SAGE Project, Claremont Office Park, 41 Tunnel Road, Berkeley, California 94705, USA

5. Eine tiefgründigere Abhandlung des Anahata-Chakras finden Sie in Rama, Ballentine & Ajaya, *Yoga and Psychotherapy;* Garrison, *Tantra: The Yoga of Sex;* Leadbeater, *The Chakras;* Rendel, *Introduction to the Chakras;* Campbell, *Myths to Live By;* William Thompson, *Passages About Earth.*

6. Ich faste häufig mehrere Tage um meinen Körper von angesammelten Giftstoffen zu reinigen. Während dieser Fastenzeiten fühle ich mich entspannter und introspektiver als gewöhnlich. Außerdem fördert die Enthaltsamkeit von der Nahrungsaufnahme meine Aufmerksamkeit bezüglich meines Körpers. Aufschlußreiche Diskussionen über den Prozeß des Fastens siehe: Airola, *Are You Confused?;*

Bragg, *The Miracle of Fasting;* Jensen, *The Science and Practice of Iridology.*

7. Eine interessante Abhandlung der psychosomatischen Aspekte der Liebe und des Vertrauens finden Sie bei Lowen, *Depression and the Body.*

8. Eine faszinierende Sammlung von Aufsätzen über die Liebe finden Sie bei Otto, *Love Today.*

9. Lowen, *The Language of the Body,* S. 102.

10. Siehe Baker, *Man in the Trap.*

11. Weitere Informationen über die Psychosomatik der Brust siehe: Prestera & Kurtz, *The Body Reveals;* Lowen, *The Language of the Body;* Baker, *Man in the Trap;* Schutz, *Here Comes Everybody;* Keleman, Your Body Speaks Its Mind.

KAPITEL 7   SCHULTERN UND ARME

1. Boadella, *Wilhelm Reich: The Evolution of his Work,* S. 42.

2. Lewis & Lewis, *Psychosomatics.*

3. Weitere Informationen zur Psychosomatik der Schultern siehe: Prestera & Kurtz, *The Body Reveals;* Lowen, *The Language of the Body;* Alexander, *The Resurrection of the Body.*

4. Keen, ,,A Conversation About Ego Destruction with Oscar Ichazo'', *Psychology Today,* Juli 1973, S. 68.

5. Wilhelm Reich, *Character Analysis,* S. 378.

6. Weiteres Material über Arme und Hände siehe: Prestera & Kurtz, *The Body Reveals;* Lowen, *Bioenergetics* und *The Language of the Body;* Keleman, *Your Body Speaks Its Mind.*

7. Handlesen ist zwar kein Bereich, über den ich sehr gut informiert bin, jedoch hat mich die Tatsache beeindruckt, daß mit Hilfe der Hände eine Diagnose des gesamten KörperBewußtseins erstellt werden kann. Weitere Informationen zu diesem Thema siehe: Broekman, *The Complete Encyclopedia of Practical Palmistry;* Wolff, *The Hand in Psychological Diagnosis;* Ellis, *The Doctor Who Looked at Hands.*

8. Rodale & Staff, *Encyclopedia of Common Diseases,* S. 169.

9. Eine gute Abhandlung über den persönlichen ‚Raum' finden Sie in Fast, *Body Language.*

10. Gestalt Therapie schuldet Reich insofern viel, als daß sie ebenfalls eine große Betonung auf nicht-verbales Verhalten legt. Die Betonung der Gestalt Therapie auf Selbst-Verantwortlichkeit, Einheit des KörperBewußtseins und Wachstum durch Integration sind entscheidende Komponenten meiner eigenen Arbeit und meines eigenen Lebens geworden. Weitere Informationen zur Gestalt Therapie: Perls, *Ego, Hunger and Aggression, In and Out the Garbage Pail;* Perls, Hefferline & Goodman, *Gestalt Therapy.*

11. Fast, *Body Language,* S. 14 ff.

12. Dintenfass, *Chiropractic — A Modern Way to Health.*

13. Zur Psychosomatik der oberen Rückenpartie: Lowen, *Bioenergetics, The Language of the Body;* Baker, *Man in the Trap;* Prestera & Kurtz, *The Body Reveals;* Keleman, *Your Body Speaks Its Mind;* Shuman & Staab, *Your Aching Back;* Hearn, *You Are as Young as Your Spine;* Iyengar, *Light on Yoga,* Marga, *Teaching Asanas;* Sharma, *Yoga for Backaches.*

KAPITEL 8   NACKEN, HALS UND KIEFER

1. ,,Spirituell'', wie ich es an dieser Stelle verwendet habe, ist nicht im Sinne einer bestimmten Ordnung oder religiösen Doktrin zu verstehen. Statt dessen verwende ich den Begriff, um die Gefühle von Verbundensein und Einheit zu benennen, die ich empfinde, wenn ich meine normalen Spannungen und Ablenkungen abgelegt habe und in einem Zustand der Ruhe, Klarheit und des Friedens bin. Aus dieser Perspektive kann Spiritualität als ein Zustand der Bewußtheit und nicht als ein vorgeschriebenes System von Gesetzen oder Normen gesehen werden. Weitere Ausführungen zu diesem Thema: Maslow, *Religion, Values, and Peak-Experiencs;* Campbell, *Myths to Live By;* Trungpa, *Cutting Through Spiritual Materialism;* Watts, *The Joyous Cosmology;* Roberts, *Seth Speaks — The Eternal Validity of the Soul;* DeRopp, *The Master Game;* Dass, *Be Here Now.*

2. Weitere Erläuterungen über das fünfte Chakra, ,,Vishuddha'', in: Rama, Ballentine & Ajaya, *Yoga and Psychotherapy;* Leadbeater, *The Chakras;* Rendel, *Introduction to the Chakras;* Campbell, *Myths To Live By;* William Thompson, *Passages About Earth;* Schutz, *Here Comes Everybody;* Garrison, *Tantra: The Yoga of Sex;* Krishna, *Kundalini, Evolutionary Energy in Man.*

3. Lowen, *The Language of the Body,* S. 105.

4. *Ibid.*

5. Weitere Informationen zur Psychosomatik des Halses siehe: Lowen, *Bioenergetics, The Language of the Body;* Prestera & Kurtz, *The Body Reveals;* Schutz, *Here Comes Everybody;* Baker, *Man in the Trap;* Rolf, *Structural Integration.*

6. Schutz, *Here Comes Everybody,* S. 85 f.

7. Normalerweise werden die Kiefer während der siebten Behandlungsstufe gerolft. Daher ist Prestera in diesem Falle eher unorthodox vorgegangen.

8. Eine fundierte Abhandlung, wie das Psychodrama therapeutisch verwendet werden kann, befinden sich in Greenberg, *Psychodrama Theory and Therapy;* Moreno, *Who shall Survive?;* Schutz, *Elements of Encounter.*

9. Es ist interessant, zu wissen, daß F.M. Alexander, der die Alexander-Method? entwickelte, selbst stotterte. Dieses Problem wird in *The Resurrection of the Body* von ihm behandelt.

10. Weitere Informationen zur Psychosomatik der Kiefer siehe: Prestera &

Kurtz, *The Body Reveals;* Baker, *Man in the Trap;* Lowen, *Bioenergetics, The Language of the Body;* Schutz, *Here Comes Everybody;* Mar, *Face Reading;* Alexander, *The Resurrection of the Body.*

11. Feldenkrais, *Awareness Through Movement, Body and Mature Behavior.*

12. Feldenkrais, *Awareness Through Movement;* Schutz, *Elements of Encounter,* als Beispiel für diese Übungen.

13. Schutz, *Elements of Encounter,* S. 27 f.

14. Die Feldenkrais-Übungen ähneln insofern in bemerkenswerter Weise den Yoga-Asanas, als daß ihre Hauptabsicht in Selbst-Bewußtheit durch Selbsterforschung besteht, und nicht in Selbstkontrolle durch Selbstbestrafung.

15. Einige der herausforderndsten Ausführungen über den Einfluß des Selbstbildes auf das Verhalten finden Sie in Castanedas Büchern: *Journey to Ixtlan, A Separate Reality, Tales of Power, The Teachings of Don Juan;* außerdem in: Roberts, *The Nature of Personal Reality, The Seth Material, Seth Speaks;* Campbell, *Myths to Live By;* Pearce, *The Crack in the Cosmic Egg;* Abbott, *Flatland: A Romance of Many Dimensions;* Huxley, *The Doors of Perception, Heaven and Hell;* May, *Man's Search for Himself;* Trungpa, *Meditation in Action;* Lilly, *Programming and Metaprogramming in the Human Biocomputer, The Center of the Cyclone.*

KAPITEL 9   GESICHT UND KOPF

1. Eines der Probleme bei meiner Aufteilung des KörperBewußtseins in Segmente ist, daß das Gesicht dadurch in zwei verschiedenen Kapiteln behandelt wird. Behalten Sie bitte im Auge, daß das Gesicht aus oralen und okularen Segmenten besteht.

2. Lowen, *Bioenergetics,* S. 89 f.

3. Weitere Ausführungen über die Art, wie emotionale Traumata die bewußte Wahrnehmung des KörperBewußtseins blockieren, finden Sie in: Wilhelm Reich, *Character Analysis;* Baker, *Man in the Trap;* Boadella, *Wilhelm Reich: The Evolution of His Work;* Lowen, *Bioenergetics, The Language of the Body, The Betrayal of the Body, Pleasure — A Creative Approach to Life, Depression and the Body, Love and Orgasm;* Prestera & Kurtz, *The Body Reveals;* Keleman, *Your Body Speaks Its Mind, The Human Ground;* Rama, Ballentine & Ajaya, *Yoga and Psychotherapy;* Schutz, *Here Comes Everybody, Joy — Expanding Human Awareness;* Janov, *The Primal Scream,* Fast, *Body Language.*

4. Mar, *Face Reading.*

5. Baker, *Man in the Trap,* S. 76.

6. Bates, *The Bates Method for Better Eyesight Without Glasses;* C. Kelly, *New Techniques of Vision Improvement;* Jackson, *Seeing Yourself See;* Lowen, *Bioenergetics.*

7. Weitere Informationen zur Psychosomatik der Augen in: Kelly, *New Techniques of Vision Improvement;* Bates, *The Bates Method for Better Eyesight Without Glasses;* Jackson, *Seeing Yourself See;* Baker, *Man in the Trap;* Lowen, *The Language of the Body, Bioenergetics;* Prestera & Kurtz, *The Body Reveals;* Janov, *The Primal Scream.*

8. Jensen, *The Science and Practice of Iridology,* S. 1.

9. Weitere Informationen über die Benutzung der Augen in der Diagnose des KörperBewußtseins siehe: Jensen, *The Science and Practice of Iridology.*

10. Lowen, *Bioenergetics,* S. 90.

11. Weitere Informationen zur Psychosomatik der Stirn in: Lowen, *The Language of the Body, Bioenergetics;* Prestera & Kurtz, *The Body Reveals;* Baker, *Man in the Trap;* Schutz, *Here Comes Everybody.*

12. Detailliertere Informationen über die verschiedenen Eigenschaften des sechsten Chakras, ,,Ajna'', siehe: Krishna, *Kundalini, Evolutionary Energy in Man;* Rendel, Ballentine & Ajaya, *Yoga and Psychotherapy;* Garrison, *Tantra: The Yoga of Sex;* Campbell, *Myths to Live By;* William Thompson, *Passages About Earth;* Mishlove, *The Roots of Consciousness.*

13. Es ist zwar nicht der Zweck dieses Buches, eine tiefgründige Analyse dieses Phänomens zu liefern. Dennoch möchte ich bemerken, daß es einige faszinierende Forschungen und daraus resultierende Theorien über die verschiedenen Möglichkeiten der sinnlichen Wahrnehmung gibt. Zusätzlich dazu gibt es eine Vielzahl von Informationen, die die Art und Weise andeuten, in der Gehirn und Nervensystem ganzheitlich gesehen — zum Rest des KörperBewußtseins in Beziehung stehen. Lesen Sie dazu: Barbara Brown, *New Mind, New Body — Bio-Feedback;* DeRopp, *The Master Game,* Feldenkrais, *Awareness Through Movement;* Lilly, *The Center of the Cyclone, Simulations of God;* Mishlove, *The Roots of Consciousness;* Naranjo, *The One Quest;* Samuels & Samuels, *Seeing with the Mind's Eye;* Adam Smith, *Powers of Mind;* Tart, ed., *Altered States of Consciousness;* White, *The Highest State of Consciousness;* Anderson & Savary, *Passages: A Guide for Pilgrims of the Mind;* Campbell, *Myths to Live By;* Castaneda, *Journey to Ixtlan, A Separate Reality, Tales of Power, The Teachings of Don Juan;* Hunter, *The Storming of the Mind;* Huxley, *The Doors of Perception, Heaven and Hell;* Jonas, *Visceral Learning;* Jung, *On the Nature of the Psyche, Synchronicity: An Acausal Connecting Principle;* Koestler, *The Roots of Coincidence;* LeShan, *How to Meditate;* Masters & Houston, *Mind Games: The Guide to Inner Space, The Varieties of Psychedelic Experience;* Muses & Young, *Consciousness and Reality;* Pearce, *The Crack in the Cosmic Egg;* Roberts, *The Nature of the Personal Reality, The Seth Material, Seth Speaks — The Eternal Validity of the Soul;* Sivananda, *Gyana Yoga;* Tompkins & Bird, *The Secret Life of Plants;* Weil, *The Natural Mind;* Neumann, *The Origins and History of Consciousness;* Ornstein, *The Nature of Hu-*

man Consciousness, The Psychology of Consciousness; Pelletier & Garfield, Consciousness East & West.

14. Weitere Ausführungen zur mentalen Wahrnehmung siehe: Castaneda, *Journey to Ixtlan, A Seperate Reality, Tales of Power, The Teachings of Don Juan;* Huxley, *The Doors of Perception, Heaven and Hell;* Krishna, *Kundalini, Evolutionary Energy in Man;* Pearce, *The Crack in the Cosmic Egg;* Gibson & Bigson, *The Complete Illustrated Book of the Psychic Sciences;* Hansel, *E.S.P.: A Scientific Evaluation;* Jung, *Synchronicity;* Koestler, *The Roots of Coincidence;* LeShan, *How to Meditate;* Mishlove, *The Roots of Consciousness;* Moss, *The Probability of the Impossible;* Ornstein, *The Nature of Human Consciousness, The Psychology of Consciousness;* Ostrander & Schroeder, *Psychic Discoveries Behind the Iron Curtain;* Porter, *Psychic Development;* Puharich, *Beyond Telepathy, Uri;* Rhine, *New World of the Mind, The Reach of the Mind;* Adam Smith, *Powers of Mind;* Sinclair, *Mental Radio;* Tart, ed., *Altered States of Consciousness;* Tompkins & Bird, *The Secret Life of Plants;* White, *The Highest State of Consciousness;* Wilson, *The Mind Parasites.*

15. Huxley, *The Doors of Perception, Heaven and Hell,* S. 22 ff.

16. Adam Smith, *Powers of Mind.*

17. Die beiden mir am ehesten zusagenden Werke über Meditation sind: LeShan, *How to Meditate;* Trungpa, *Meditation in Action.*

18. Kramer, *The Passionate Mind,* S. 101.

19. Maslow, *Toward a Psychology of Being, Religions, Values, Peak-Experiences.*

20. Adam Smith, *Powers of Mind;* Trungpa, *Cutting Through Spiritual Materialsm;* Kramer, *The Passionate Mind.*

KAPITEL 10 KÖRPERBEWUSSTSEIN

1. Detaillierte Beschreibungen der anderen Körperdrüsen sind im Text eher unangebracht. An dieser Stelle möchte ich sie jedoch in absteigender Reihenfolge vermerken: Hypophyse, Schilddrüse, Nebenschilddrüse, Thymusdrüse, Nebennierendrüse, Bauchspeicheldrüse, Keimdrüsen. Relevante und einfache Ausführungen über diese Drüsen finden sich bei: Ananda Marga, *Teaching Asanas,* S. 47—50.

2. *Ibid.,* S. 47

3. Weitere Ausführungen über das siebte Chakra „Sahasrara", finden Sie bei: Rama, Ballentine & Ajaya, *Yoga and Psychotherapy;* Krishna, *Kundalini, Evolutionary Energy in Man;* Leadbeater, *The Chakras;* Rendel, *Introduction to the Chakras;* Campbell, *Myths to Live By;* Garrison, *Tantra: The Yoga of Sex;* Thompson, *Passages About Earth;* Schutz, *Here Comes Everybody.*

4. Campbell, „Seven Levels of Consciousness", S. 76 ff.

5. *Ibid.*, S. 3 f.

6. *Ibid.*, S. 1.

7. *Ibid.*

8. *Ibid.*, S. 3.

9. Die Ansicht, daß die Menschheit in eine Periode evolutionärer Transformation eintritt, ist von einer ansehnlichen Zahl großer Denker und Seher vertreten worden. Diskussionen zu diesem Thema finden Sie in: Arguelles, *The Transformative Vision;* Aurobindo, *The Future Evolution of Man;* Teilhard de Chardin, *Building the Earth;* Teilhard de Chardin, *The Phenomenon of Man;* DeRopp, *The Master Game;* Fuller, *Utopia or Oblivion;* Hunter, *The Storming of the Mind;* Koestler, *The Roots of Coincidence;* Krishna, *Kundalini, Evolutionary Energy in Man;* Kuhn, *The Structure of Scientific Revolutions;* Leonhard, *The Transformation;* Murphy, *Human Potentialities;* Muses & Young, *Consciousness and Reality;* Naranjo, *The One Quest;* Ouspensky, *The Psychology of Man's Evolution;* Pearce, *The Crack in the Cosmic Egg;* Charles Reich, *The Greening of America;* Spangler, *Revelation;* Steiner, *Knowledge of the Higher Worlds and Its Attainment;* William Thompson, *At the Edge of History, Passages About Earth;* Trungpa & Guenther, *The Dawn of Tantra;* White, *The Highest State of Consciousness.*

10. Ich habe festgestellt, daß die faszinierendsten Spekulationen bezüglich des menschlichen Evolutionsprozesses in der zeitgenössischen Science-Fiction-Literatur zu finden sind. Als Beispiel hierzu empfehle ich: Clarke: *Childhood's End;* Wilson, *The Mind Parasites;* Stapleton, *Last and First Men, Star Maker;* Silverbert, *Son of Man;* Heinlein, *Stranger in a Strange Land;* Herbert, *Dune;* Asimov, *Foundation, Foundation and Empire, Second Foundation;* Abbott, *Flatland.*

11. Der lebende menschliche Organismus existiert in keinem Augenblick als eine statische Struktur. Dazu müßte sämtliches innere und äußere Leben und sämtliche innere und äußere Bewegung zum Stehen kommen und der ewige Fluß müßte einfrieren. Da wahrscheinlich keine dieser Möglichkeiten eintreten wird, ist die menschliche Struktur ein abstraktes Konzept, das wir mit Hilfe unserer Gedanken und unseres Aufnahmeapparates geschaffen haben, um die Zeit zu isolieren und einzufangen. Dabei haben wir uns selbst von dem ewig pulsierenden Fluß des Lebens, in den wir eingebettet sind, abgetrennt. Grundsätzlich kann man Struktur als gefrorene Funktion betrachten.

12. Siehe: Ram Dass, *The Only Dance There Is.*

Kurzgefaßte deutschsprachige Bibliographie

Assagioli, R.: *Psychosynthesis;* Freiburg 1976.

Baker, E.: *Der Mensch in der Falle;* München 1980.

Bateson, G. u. Jackson, J.: *Schizophrenie und Familie;* Frankfurt 1975.

Boadella, D.: *Wilhelm Reich;* München 1980.

Brooks, Ch.: *Erleben durch die Sinne;* Paderborn 1979.

Capra, F.: *Der kosmische Reigen;* München 1977.

Castaneda, C.: Band 1—6; Frankfurt 1975—1981.

DeLong Miller, R.: *Do In;* Berlin 1976.

Downing, G.: *Partnermassage;* Aalen 1980.

Dürkheim, K.: *Hara;* München 1978.

Evans-Wentz, W.: *Das Tibetanische Totenbuch;* Freiburg 1978.

Feldenkrais, M.: *Bewußtheit durch Bewegung;* Frankfurt 1978.

Fromm, E.: *Die Kunst des Liebens;* Frankfurt 1968.

Golas, Th.: *Der Erleuchtung ist es egal, wie du sie erlangst;* Basel 1979.

Grof, St.: *Topographie des Unbewußten;* Stuttgart 1978.

Huang, A.: *Lebensschwung durch T'ai Chi;* München 1979.

Janov, A.: *Urschrei;* Frankfurt 1973. *Das befreite KInd;* Frankfurt 1974. *Anatomie der Neurose;* Frankfurt 1977.

Johnson, D.: *Rolfing und die menschliche Flexibilität;* Essen 1980.

Jung, C.G.: *Über die Psychologie des Unbewußten;* Zürich 1966. *Der Mensch und seine Symbole;* Freiburg 1968.

Keleman, St.: *Lebe dein Sterben;* Hamburg 1978.

Kopp, Sh.: *Triffst du Buddha unterwegs — töte ihn;* Düsseldorf 1977

Krishnamurti, J.: *Leben;* Frankfurt 1977.

Kurtz, R. u. Prestera, H.: *Botschaften des Körpers;* München 1979

Laing, R.D.: *Das geteilte Selbst;* Hamburg 1976. *Knoten;* Hamburg 1973

Leadbeater, C. W.: *Chakras;* Freiburg 1978.

Leboyer, Fr.: *Geburt ohne Gewalt;* München 1981. *Sanfte Hände;* München 1979.

Leonard, G.: *Der Rhythmus des Kosmos;* München 1980.

Lilly, J.: *Das Zentrum des Zyklons;* Frankfurt 1976.

Lowen, A.: *Depression;* München 1978. *Bioenergetik;* München 1976. *Lust;* München 1979. *Liebe und Orgasmus;* München 1980. *Der Verrat am Körper;* München 1980. *Körperausdruck und Persönlichkeit;* München 1981.

Marquardt, H.: *Reflexzonenarbeit am Fuß;* Heidelberg 1981.

Maslow, A.: *Die Psychologie des Seins;* München 1978. *Motivation und Persönlichkeit;* Freiburg 1978.

Montagu, A.: *Körperkontakt;* Stuttgart 1974.

Neill, A. S.: *Theorie und Praxis der antiautoritären Erziehung;* Reinbek 1970.

Pearce, J.: *Die magische Welt des Kindes;* Düsseldorf 1978.

Perls, Fr. S.: *Gestalttherapie in Aktion;* Stuttgart 1974. *Grundlagen der Gestalttherapie;* München 1976. *Das Ich, der Hunger und die Aggression;* Stuttgart 1976.

Perls, Fr. S. / Hefferline, R. F. /Goodman, P.: *Gestalt-Therapie;* Stuttgart 1979.

Petzold, H.: *Psychotherapie & Körperdynamik;* Paderborn 1974. *Die neuen Körpertherapien;* Paderborn 1977.

Rajneesh, Bhagwan Shree: *Mit Wurzeln und Flügeln;* Freising 1980. *Tantrische Liebeskunst;* Margarethenried 1979. *Die verborgene Harmonie;* Margarethenried 1979. *Ekstase;* Berlin 1979.

Raknes, O.: *Wilhelm Reich und die Orgonomie;* Frankfurt 1973.

Reich, W.: *Die Charakteranalyse;* Berlin 1970. *Die Funktion des Orgasmus;* Berlin 1969. *Die sexuelle Revolution;* Frankfurt 1971. *Die Massenpsychologie des Faschismus;* Frankfurt 1974. *Der Krebs;* Frankfurt 1976.

Ritter, P. u. J.: *Freie Kindererziehung in der Familie,* Reinbek 1972.

Robertson, J.: *Seth;* Genf 1979.

Rogers, C. R.: *Entwicklung der Persönlichkeit;* Stuttgart 1973. *Lernen in Freiheit;* München 1974.

Rosenberg, J. L.: *Orgasmus;* Berlin 1976.

Schutz, W.: *Encounter;* Hamburg 1979.

Shah, J.: *Die Sufis;* Düsseldorf 1980.

Stevens, J.O.: *Die Kunst der Wahrnehmung;* München 1975.

Suzuki, D. T.: *Die große Befreiung;* München 1978.

Toben, B.: *Raum/Zeit und erweitertes Bewußtsein;* Essen 1980.

Watts, A. W.: *Zen;* Rheinberg 1981.

Wolff, Ch.: *Die Hand des Menschen,* München 1973.

Index

Bisher erschienene Titel im Synthesis-Verlag

A. Wallace, B. Henkin: Anleitung zum geistigen Heilen

Die Autoren beschreiben — auf dem Erfahrungsgrund der Humanistischen Psychologie —, wie sie zum Heilen angeleitet worden sind, ihre Erfolge und die Grenzen dieser Kunst, andere zu heilen. Darüber hinaus zeigen sie eine umfassende Reihe einfacher Übungen für den Anfänger auf und fortgeschrittene Techniken für den, der sich schon mit geistigem Heilen beschäftigt. In der praktischen Anleitung zeigen sie die Beziehung des Heilens zum Vertrauen, zu Weltanschauungen, Träumen und kosmischer Bewußtheit auf.
228 Seiten, 2. Auflage

Ken Dychtwald: KörperBewußtsein

Basierend auf den Arbeiten von W. Reich, I. Rolf, M. Feldenkrais, F. Perls, W. Schutz, A. Lowen, St. Keleman, R. Kurtz u. a. und verschiedenen Yoga-Richtungen, verbindet Dychtwald deren Erkenntnisse mit einer Vielfalt von östlichen und westlichen Einstellungen zur Entwicklung des KörperBewußtseins. Es ist das zur Zeit umfassendste und leichtverständlichste System zur Bewußtwerdung und Diagnose des KörperBewußtseins.
320 Seiten, 46 Abb., 4. Auflage

Don Johnson: Rolfing und die menschliche Flexibilität

Der Körper ist flexibel, ein fließendes Energiefeld, das vom Moment der Empfängnis bis zum Tod in einem Prozeß der ständigen Veränderung ist.
Inhalt u. a.: Beschreibung von Rolfing-Sitzungen, Rolfing und die anatomischen Grundlagen; soziales Verhalten und die Auswirkungen auf den Körper . . .
164 Seiten, ill., 2. Auflage

Bob Toben: Raum-Zeit und erweitertes Bewußtsein

Toben diskutiert in eingehend grafischer Darstellung mit den Physikern J. Sarfatti, C. Suares und F. Wolf in einer verständlichen Wissenschaftssprache die Abhängigkeit unserer Vorstellung vom Universum durch unsere Sinne.
Themen u. a.: Psychokinese, Lichtbiegen, Materialisation, Astral-Reise, Wissen aus dem Universum, Reinkarnation, Aura, Telepathie, Telekinese, Levitation, Geistheilung
180 Seiten, ill., 2. Auflage

Cousto: Die Kosmische Oktave

Der Weg zum universellen Einklang
In diesem Buch sind alle Schritte erläutert und formalisiert, um aus astronomischen Beobachtungsdaten die Rhythmen und die Stimmtöne der Erde, des Mondes und der Planeten herzuleiten. Ebenso sind die Berechnungsmethoden zur Feststellung des Sonnentones oder auch der Klänge einer Horoskopvertonung dargelegt.
240 Seiten, 50 Grafiken, zahlreiche Tabellen,
32 Seiten wissenschaftlicher Anhang, 15 Farbtafeln, Hardcover, gebunden

Astro-Tafel — Der Weg zur Astrologie

Wohl die umfassendste farbige Informationskarte zum Thema Astrologie und Harmonik, mit Einführungsheft.
13-Farbdruck (DIN A2) auf besonderem Qualitätspapier

Georg Schäfer und Nan Cuz: Im Reiche des Mescal — Ein kosmisches Märchen

Wandere mit Schwarzhaar und dem Schamanen durch Metaphern deiner inneren Welten zum Licht der Erkenntnis . . .
40 Seiten, Großformat, vierfarbig

Vasant Joshi: Der Erwachte

„Der Erwachte" ist die erste vollständige Biographie eines der bekanntesten und umstrittensten geistigen Lehrer, Bhagwan Shree Rajneesh.
240 Seiten, zahlreiche Photos

Pir Vilayat Khan: Der Ruf des Derwisch

Pir Vilayat Khan ist Leiter des Sufi-Ordens im Westen, der von seinem Vater Hazrat Inayat Khan gegründet wurde. Er ist bestrebt, den Weg und die Essenz der Sufi-Tradition besonders dem westlichen Menschen erlebbar zu machen.
224 Seiten

Hazrat Inayat Khan: Das Erwachen des menschlichen Geistes

224 Seiten, zahlreiche Photos

Dr. Jan Foudraine (Sw. Deva Amrito):
Bhagwan, Krishnamurti, C. G. Jung und die Psychotherapie

Amrito beschreibt seine dramatische Begegnung mit J. Krishnamurti und die sich daraus ergebenden Fragen: Was ist ein Meister? Worin besteht die Meister-Schüler-Beziehung? Welche Rolle spielen darin Hingabe, Abhängigkeit und Liebe? Schließlich fragt Amrito nach der Beziehung, die C. G. Jung und die Psychotherapie zu den östlichen Erleuchtungswegen haben.

226 Seiten, illustriert

Affirmationen — „Ich mag mich selbst"

Eine Affirmation ist ein positiver, schöpferischer Gedanke, um deine negativen Glaubenssysteme und Denkmuster zu verändern. Affirmation heißt das Leben bejahen und deinem Denken eine Idee über das Ziel zu geben.

28 Seiten, Büttenpapier

Erik Sidenbladh:
Wasserbabys — Geburt und Entwicklung in unserem Urelement

Der sanfteste Übergang vom Mutterleib in die Außenwelt ist die Geburt unter Wasser. Frühes Training im Wasser bewirkt bei den Kindern eine bessere und schnellere Koordination der Bewegungen und Körperfunktionen. Die zahlreichen, außergewöhnlichen Aufnahmen verstärken Tjarkovskijs Erfahrungen, daß das menschliche Potential besser entwickelt werden kann, wenn wir lernen, Wasser ohne Angst zu akzeptieren.

156 Seiten, durchgehend vierfarbig illustriert, geb.

Ulrich Sollmann (Hrsg.): Bioenergetische Analyse

Autoren und Themen: *A. Lowen:* Der Wille zu leben und der Wunsch zu sterben; *R. Robins:* Der rhythmische Zyklus und Widerstand; *E. Muller:* Auswirkungen des Berührens; *H. Petzold:* Der Schrei in der Therapie; *L. Rablen:* Das gespaltene Ich. Krebs und Probleme der Selbstabgrenzung; *A. Kloppstech:* Frauenarbeit mit krebskranken Frauen; *P. Boyesen:* Psychodynamische Analyse; *U. Sollmann:* Prozeßanalytische Körperarbeit in der Gruppe; *E. Svasta:* Jan Velzeboer und die Bioenergetische Analyse; *R. Steiner:* Die energetische Verbindung von Körper und Geist; *C. Ware:* C. G. Jung und der Körper — vernachlässigte Möglichkeiten der Therapie? etc.

252 Seiten

Robert St. John: Metamorphose — Die pränatale Therapie

Die Methode basiert auf einer überlieferten chinesischen Behandlungsweise der Füße. R. St. John entdeckte in bestimmten Bereichen der Füße Verbindungen zur vorgeburtlichen Phase, in Energiemuster unser Sein geprägt haben. Durch eine sachgemäße Behandlung des Reflexbereiches der Wirbelsäule an Füßen, Händen und Kopf werden auf natürliche Weise Sperren und Grenzen des Bewußtseins aufgehoben und die ursprünglichen Kräfte der Psyche wieder freigesetzt.

160 Seiten, Illustrationen

Benjamin Hoff: Tao Te Puh — Das Buch vom Tao und von Puh, dem Bären

Was für ein Puh? *Was* für ein Tao? Das Tao Te Puh! . . . in dem uns enthüllt wird, daß einer der größten taoistischen Meister nicht etwa ein Chinese ist, auch kein altehrwürdiger Philosoph . . . sondern wirklich und wahrhaftig kein anderer als der absichtslos in sich ruhende, einfältige kleine Bär.

160 Seiten, illustriert

Dr. G. Fisch: Chinesische Heilkunde in unserer Ernährung

Endlich ein Ernährungsbuch, das auf energetischer Grundlage basiert, d.h. von der Energie (Schwingung) der Nahrung und deren Wirkung im Körper (und umgekehrt) ausgeht. Grundlage ist dabei die chinesische Lehre der Akupunkteure und deren Energieverständnis.

120 Seiten, illustriert

Ron Kurtz: Körperzentrierte Psychotherapie — Die Hakomi-Methode

Körper und Bewegungen eines Menschen drücken zentrale Anschauungen, Bedürfnisse, Gefühle und Besonderheiten seines Daseins aus. Psychologische Informationen formen den Körper. In Anerkennung dieser Verbindung beginnt die Methode mit der Arbeit am Körper. Besonderes Kennzeichen der Hakomi-Methode ist die genaue Anwendung der buddhistischen Prinzipien von *Innerer Achtsamkeit* — die Aufmerksamkeit wird auf das gelenkt, was jetzt genau vor sich geht — und *Gewaltlosigkeit* — wir unterstützen Abwehr und spontanes Verhalten, lassen entwickeln anstatt zu konfrontieren und zu bekämpfen.

320 Seiten, Abbildungen, geb.

Dr. Malcolm Brown: **Die Heilende Berührung**

Die Methode des direkten Körperkontaktes in der körperorientierten Psychotherapie

Dieses Buch führt zu theoretischer Klarheit und zum praktischen Verständnis einer Yin / Yang-Körpertherapiemethode, eingebettet in eine grundlegende, humanistische, tiefgehende Art der Behandlung. Beeinflußt durch C. G. Jung, A. Maslow, E. Neumann, C. Rogers und D. H. Lawrence entwickelte Brown seine Methode der Lösung der chronischen Muskelspannung und der Reaktivierung der natürlichen geistig / spirituellen Polaritäten der verkörperten Seele und transzendierten Psyche. 340 Seiten, 30 Abbildungen, geb.

Peter Mandel: **Die Energetische Terminalpunkt-Diagnose — aus der Kirlian-Fotografie**

Die E-T-D ist eine Methode, die energetische diagnostische Hinweise, therapeutische Maßnahmen und exakte Therapiekontrolle aufzeigt. Sie basiert auf den Erkenntnissen des russischen Ehepaares Kirlian und der Fotografie der Terminalpunkte, d. h. der Anfangs- und Endpunkte der klassischen Akupunktur.

Die E-T-D, von Peter Mandel entwickelt, weist die Informationsfähigkeit aller am Leben beteiligten Systeme im Energiefluß nach. Ursachen von Krankheitssymptomen werden aus einem E-T-D-Bild herausgelesen. Alle Unregelmäßigkeiten im körperlichen Geschehen lassen sich in einem Abstrahlungsbild sichtbar machen. Jede therapeutische Manipulation läßt sich in einem Abstrahlungsbild positiv oder negativ nachweisen. 220 Seiten, über 150 Fotos und Zeichnungen

Reinhard Flatischler: **Die Vergessene Macht des Rhythmus**

Reinhard Flatischler hat aus schamanistischen Traditionen ein System entwickelt, das mit Gesang und Sprachrhythmen, Klatschen, elementaren Tanzformen und Gesang jeden die Erfahrung der Rhythmuselemente in seinem eigenen Zeitmaß machen läßt.

Die Erfahrungen grundlegender Rhythmuselemente sind auf alle Musikinstrumente übertragbar. Sie sind in der Rhythmik jedes Kulturkreises zu finden und haben psychische Wirkungen, die für alle Menschen gleich sind. Davon ausgehend werden wir die Rhythmuswelten Afrikas, Indiens, Koreas, Brasiliens und Kubas aus ihren Elementen kennenlernen, und selbst den Stellenwert finden, den die Rhythmen dieser Kulturkreise für unser tägliches Leben in Europa haben. 228 Seiten, durchgehend Fotos und Grafiken, ethnischer Farbbildteil, Großformat, gebunden, Hardcover mit Titelhologramm

Roger Hicks und Ngakpa Chögyam: **Weiter Ozean - DALAI LAMA**

Diese autorisierte Biographie ist die erste Aufzeichnung des Lebens Seiner Heiligkeit seit seiner Autobiographie „Mein Leben und mein Volk" (1962). Es ist auch die erste Darstellung der Leben der vorhergehenden dreizehn Dalai Lamas, die einem breiteren Publikum zugänglich ist. 240 Seiten, 31 z. T. bisher nicht veröffentliche Fotos

Gerda und Mona Lisa Boyesen: **Biodynamik des Lebens**

Die Gerda-Boyesen-Methode — Grundlage der biodynamischen Psychologie

Jeder Körper reagiert in einer Streßsituation mit Anspannung, aus der der gesunde Körper wieder zu seinem Gleichgewicht zurückfindet. Oft geschieht dies jedoch nicht: Hervorgerufene Gefühle oder Ängste werden nicht ausreichend abgebaut oder verarbeitet, und wir verharren in einem unausgeglichenen Zustand. Die Selbstregulation unseres Organismus findet nicht statt, das Ungleichgewicht manifestiert sich in den Muskeln und unseren inneren Organen; besonders dem Verdauungstrakt. Dieser ist das Hauptregulans für die Freilassung nervöser Energien und besitzt damit die Fähigkeit, Neurosen »zu verdauen« und das vitale Energiegleichgewicht im Organismus zu regeln.

Mit dieser Erkenntnis entwickelte Gerda Boyesen in ihrer klinischen Arbeit die Methode der biodynamischen Psychologie, in der sie die Freundsche Psychoanalyse und die dynamische Physiotherapie mit der Vegetotherapie und Orgontherapie W. Reichs zu einer Synthese vereinte und damit die biologische Basis der Psychodynamik legte.

Diese wichtigsten Grundlagentexte zur biodynamischen Psychologie zeigen auf, daß in allen Organismen Lebensenergie oder Bioenergie existiert. Diese sorgt nicht nur für Leben, Kraft und Lebendigkeit des Individuums sowie aller Lebewesen auf Erden, sondern führt auch zu Wohlbefinden und einem allgemein gesteigerten Lebensgefühl.

Die Gerda-Boyesen-Methode wird damit eine der wichtigsten therapeutischen Methoden der nächsten Zeit sein. 200 Seiten

Bodo Baginski & Shalila Sharamon: **REIKI — Universale Lebensenergie**

Reiki wird als jene Kraft definiert, die die Grundlage allen Lebens bildet. Diese universale Lebensenergie kann durch entsprechende Einstimmungen in jedem Menschen geweckt und aktiviert werden, so daß sie als heilende, ordnende und harmonisierende Kraft durch seine Hände fließt. Reiki bewirkt eine Heil-Werdung im ursprünglichen Sinn, denn es führt den Menschen zu einer Harmonie mit sich selbst und den grundlegenden Kräften des Universums zurück.

Da Reiki automatisch und aus sich heraus wirkt, ohne bewußtes Zutun oder Manipulation von seiten des Behandlers, sind für eine erfolgreiche Anwendung keinerlei medizinische Vorkenntnisse noch Diagnosen oder irgendwelche äußeren Hilfsmittel erforderlich.

Die Autoren Bodo J. Baginski und Shalila Sharamon beschreiben in diesem Buch ihre Erfahrungen mit der Reiki-Heilkunst bei Menschen, Tieren und Pflanzen. Sie schreiben über den Ursprung und die Geschichte des Reiki, seine Wirkungsweise, wie man Reiki erlernt, erläutern die verschiedenen Anwendungsmöglichkeiten und geben viele nützliche und hilfreiche Tips für die Praxis des Reiki.

Darüber hinaus enthält das vorliegende Buch ein Verzeichnis über die Hintergrundbedeutung von über 200 Krankheitssymptomen aus geistiger Sichtweise.

240 Seiten

Burkhard Schroeder: **AtemEkstase · Rebirthing**

lehrt Dich das Annehmen allen Seins · Einlassen auf bewußtes Atmen in seiner ursprünglichen Form · Loslassen · Auftauchen ins Leben · Reiten auf den Wellen Deiner Ekstase · Verschmelzen mit dem SEIN · Dich und diese Schöpfung zu lieben.

Rebirthing ist eine wirkungsvolle Methode zur körperlichen, emotionalen und geistigen Reinigung und ein effektiver Weg persönlichen Wachstums. Ein gewaltloser Weg, der Dich lehrt, Deiner Energie zu vertrauen, mit ihr zu fließen, loslassen, zu tun durch Nicht-Tun, Dein Atem wird Dir helfen herauszufinden wer Du bist, Dich anzunehmen und Dein Herz zu öffnen für Schönheit und Ruhe, Lebendigkeit und Lebensfreude.

128 Seiten

Lee Sannella: **Kundalini Erfahrung & die neuen Wissenschaften**

In einem verdunkelten Raum sitzt ein Mann allein. Sein Körper wird von Muskelkrämpfen geschüttelt. Unbeschreibliche Empfindungen und stechende Schmerzen schießen von seinen Füßen ausgehend durch Beine und Rücken bis zum Hals. Er hat das Gefühl, sein Schädel würde zerspringen. Im Inneren seines Kopfes hört er tosende Geräusche und hohes Pfeifen. Seine Hände brennen. Er glaubt, sein Körper müsse innerlich zerreißen. Dann plötzlich lacht er und wird von Glücksgefühlen überwältigt. Ein psychotischer Anfall? Nein, dies ist eine psycho-physische Transformation, ein Prozeß der „Wiedergeburt", der ebenso natürlich ist wie eine physische Geburt. Pathologisch erscheint dieser Vorgang nur, weil die Symptome nicht zum Ergebnis in Beziehung gesetzt werden: zur psychischen Transformation eines Menschen.

Wenn dieser Prozeß ungestört zum Abschluß gelangt, kann ein tiefes psychologisches Gleichgewicht erreicht werden, ein Zustand innerer Stärke und emotionaler Reife.

Sannellas Buch ist unentbehrlich auf dem Weg des tieferen Verstehens von mystischen Erfahrungen und Momenten des erweiterten Bewußtseins.

Richard S. Heckler: **Aikido und der Krieger des neuen Bewußtseins**

Meister Uyeshiba, Begründer des Aikido, entwickelte eine Kampfart, die die innere Kraft des Menschen stärkt, ohne Rivalität und Streit. Durch die im Aikido entwickelten Methoden zeigt er eine Alternative zu unserer derzeitig vom Menschen erdrückenden Militarismus, bzw. eines aufopfernden Pazifismus auf. Das Elementarste an Meister Uyeshibas Aikido aber ist der spirituelle Pfad, der die Menschen lehrt, ihr Ki, ihre Energie mit dem Ki des Universums zu verbinden, um in einer Welt der Harmonie, Zentriertheit und des Mitgefühls zu leben.

Besonders in einer Zeit, in der die spirituellen Werte von der ständigen Gratwanderung der menschlichen Vernichtung oder des Überlebens überdeckt werden, wird bewußt, daß die im Aikido enthaltene Botschaft für uns von Bedeutung ist.

David V. Tansley: **RADIONIK - Energetische Diagnose & Behandlung**

Radionik ist ein System der Diagnose & Behandlung, das die menschliche Fähigkeit der übersinnlichen Wahrnehmung direkt mit einbezieht, um somit die tiefliegende Bedeutung der Krankheit in einem lebenden Organismus zu erkennen.

Diese Kunst des Heilens entwickelte sich aus einem Bereich der medizinischen Forschung von Prof. Dr. A. Abrams, der aufzeigte, daß Leben — und somit auch Krankheit — schwingende Energie ist, die somit auch energetisch behandelt werden kann. Die moderne Physik bestätigt dieses Modell seit langem.

Radionik kann in jeder Therapieform praktiziert werden. Überwiegend wird sie in Verbindung mit Homöopathie, Schüssler Salzen und der Bach-Blüten Therapie angewandt. Radionik ist ein sanfter Ansatz zur Heilung, frei von den unliebsamen Nebeneffekten der herkömmlichen medikamentösen Therapie.

David Tansley, die führende Autorität auf dem Gebiet der Radionik, beantwortet in diesem Buch u. a.: Wie arbeitet Radionik? Wie kann ein Therapeut die Diagnose stellen und die Behandlung ausführen, ohne den Patienten zu sehen? Was umfaßt eine Radionik Diagnose? Welche Krankheiten können mit dieser Methode behandelt werden?

Dr. John Pierrakos: **Liebe, Eros, Sexualität**

Trotz unserer sexuellen und sozialen Entwicklungen hat der heutige Mensch zum großen Teil sein Vertrauen in seine natürlichen Fähigkeiten verloren, die Kräfte der Liebe, des Eros und der Sexualität zu unterstützen und weiterzuführen.

Dieses Buch wird die Natur und die grundlegenden Elemente dieser Kräfte und ihrer Integration durch Core Energetik aufzeigen, ihre Beziehung zur Persönlichkeit und Charakter-Energie-Struktur und wie sie die Fragen von Liebe, Ehe und menschlicher Beziehung beeinflussen — Situation und Einfluß der Egokonzepte in Beziehung zu den Energiefeldern und Chakren — Unterstützung der Intentionalität und auch des Willens zur Entfaltung der Liebe als *dem* kreativen, lebendigen Element in diesem Prozeß.

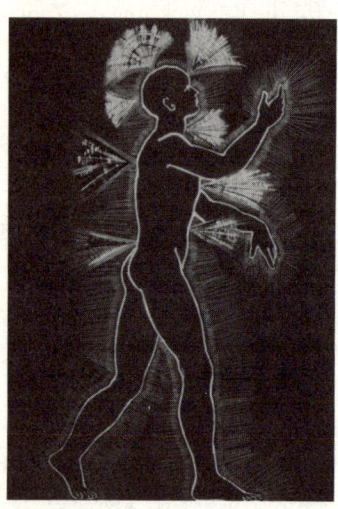 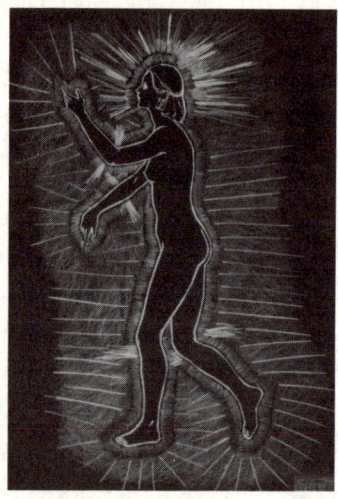

EMBODY YOUR SOUL
an Introduction to Core Energetics

Eine Einführung in die Core Energetik
mit / with Siegmar Gerken, Ph. D.

Über die Weiterentwicklung des Reichschen Therapieansatzes in Verbindung mit den Erkenntnissen der neuen Physik, der Bioenergetik und unter Einbeziehung seiner geistig / spirituellen Erfahrungen entwickelte Pierrakos das Konzept der CORE-Energetik, einer Therapie für die Entwicklung des Zentrums der menschlichen Lebenskraft. Unser Zentrum ist von seiner Natur her schöpferisch, mit dem Drang, sich selbst zu verwirklichen. Unsere Ängste blockieren diese eingeborene Kreativität sowohl auf der physischen wie auf der spirituellen Ebene. Die Arbeit von CORE-Energetik ist auf die biographische Information ausgerichtet, die in der Körperstruktur enthalten ist. In der Arbeit mit dem Körper und durch Konfrontation mit unseren Ängsten werden kathartische Reaktionen stimuliert, welche den Weg zur CORE-Energie freigeben. Die Methoden erreichen die tiefsten Schichten.

In diesem Einführungsworkshop soll der praktische Ansatz dieser Arbeit erfahrbar gemacht werden. Die theoretischen Grundlagen zur Transformation des Charakter-Prozesses werden je nach der Gruppensituation einfließen.

Siegmar Gerken, Ph.D.

Studium der Anthropologie, Pädagogik und Psychologie. Mitarbeiter der Free Clinic in Heidelberg 1972. Dort die erste Begegnung mit der Humanistischen Psychologie. In den folgenden Jahren dann in Europa und USA Therapie- und Fortbildungsseminare, sowie verlegerische Tätigkeit im Bereich der Humanistischen Psychologie.

"Die Erfahrung der grundlegenden neuen Therapieformen und ihrer Begründer, sowie spiritueller Meister unserer Zeit, ließ mich nach einer Synthese & Integration meines therapeutischen Prozesses mit meinem eigenen spirituellen Leben suchen. Dieses führte mich zur Core Energetik. 1982 begann ich meine Ausbildung mit J. C. Pierrakos und assistiere ihm als Core Energetik Therapeut seit 1985. Ich leite das Internationale Institut für Core Energetik in Wessobrunn, W.-Germany und Core Energetic Evolution in Mendocino, Cal., USA.

In meiner Arbeit und im Lebensprozeß mit meiner Frau und meinen 3 Kindern wird mir immer wieder deutlich, daß Core Energetik weit mehr als eine Therapieform ist — es ist der beständige Impuls zum Ausdruck der inneren Wahrheit."

Soweit Sie über Termine und weitere Tätigkeiten informiert werden möchten, senden Sie uns bitte Ihre Adresse.

Internationales Institut für CORE ENERGETIK
Siegmar Gerken, Ph. D. Postfach 4, D 8129 Wessobrunn

II. International European Training in CORE ENERGETICS

with John C. Pierrakos and staff

Foundations: Our training program is rooted in the rich legacies transmitted through the ages by philosophers, scientists and physicians who taught about the existence within us of a "creative essence" as a source of healing. It is anchored in the discoveries, concepts and techniques elaborated by Wilhelm Reich, bioenergetics (developed by A. Lowen and J. C. Pierrakos), Carl Jung, Eva Pierrakos' Path Lectures and the initial formulations of this work by Dr. John C. Pierrakos.

Theories & Techniques: The program is well grounded in the psychoanalytic concepts of child development, ego, object-relations and laws of the unconscious; in the dimensions of energy and consciousness applied to the work on the physical, mental, emotional and spiritual levels. It aims to provide the therapist with the necessary foundation of knowledge, tools and the capacity to be a loving presence, through a process going from awareness to knowing and healing.

Individual & Group Process: The program is designed to be a "process" in which knowledge is shared and "known" not only through the exchange of information, but through experiences which bring us closer to our creative source. Students will be helped to explore, face and transform their own blocks to their core, so that they can experience and utilize the freed up energies — the uncovered love — to heal themselves, others and the environment.

Requirements: Participiants should have a degree in social work, psychology, medicine, or its equivalent and have a therapy practice. Some exceptions are possible. The training will be in English.

This will be a concentrated 4-year training in **Core Energetics** for professionals from various countries (3 years training / process: 1 year supervision / process). The training will be located in Switzerland mainly. The program consists of three 5-day units per year: four days of teaching and process group and one day for individual sessions.

Begin: Fall 1991. Please ask for 14-page curriculum.

For Further Information: Send your curriculum vitae and a personal statement including your therapeutic history to Siegmar Gerken. I will contact you personally upon receipt of application.

In Europe: **Internationales Institut für CORE ENERGETIK**
Siegmar Gerken, Pf. 4, D-8129 Wessobrunn, West Germany

Ausbildung / Weiterbildung
in Humanistischer Psychologie

Eine Synthese der erfolgreichsten Methoden der
Humanistischen und anderen Psychologien

unter der Leitung von

Mischka Solonevich

Dieses von Mischka Solonevich entwickelte Konzept der Weiter-/ Ausbildung ist gedacht für alle Menschen, die entschlossen sind, einen wesentlichen Schritt zu ihrer Weiterentwicklung zu tun,

● um durch einen erhöhten inneren Reichtum ihre eigene Lebensqualität zu verbessern,

● weiterhin, um die Fähigkeit zu erwerben, mit anderen Menschen auf tieferen Ebenen zu kommunizieren

● oder durch die innere Klärung und Harmonisierung ihren Selbstausdruck zu verfeinern und zu verstärken.

Angesprochen sind bewußte Eltern, Lehrer, Ärzte, Psychologen, Sozialarbeiter, Psychiater, Krankenschwestern, Theologen, Manager ...
und andere interessierte Menschen, z. B. Künstler, Schauspieler, kaufm. Angestellte ...

Methoden:
Öffnungen und zugleich bewußtere Kontrolle des gesamten Bereichs der Emotionen, Stimmungen, Lebenseinstellungen und Energieströmungen durch:

● **Begegnungen mit dem Körper**
Biodynamik, Core Energetik, Bioenergetik, Sensing Awareness, Massage, Chakra- und Energiefeld-Arbeit

- **Begegnungen mit anderen Menschen**
  Sanftes und hartes Encounter
- **Begegnungen mit unserer mentalen Ebene**
  NLP, Gestalt, Trance mit Phantasiereisen, Enlightenment Intensiv, Entschlüsselungen von Doppelbotschaften, Wertklärung
- *und im Kern:* die Meditation.

Eine Synthese dieser tief erfahrenen Vielfalt ist meine Spezialität.

Wie kommen die Methoden bei den Teilnehmern an?

1. **Selbsterfahrung:** Sie geht bis an die Wurzel aller persönlichen Ebenen — den Körper, die Emotionen und das Mentale. Es ist eine Reise durch das "kleine Ich" und konfrontiert uns mit unseren Automatismen.

2. **Entwicklung der Intuition** (des Nicht-Tuns, des Transpersonalen). Die Intuition ist eine schöpferische Kraft, die aus dem "großen Ich" strömt, wenn ihr die Chance gegeben wird. Vor dieser Kraft, diesem Wunder, stehen wir alle wie Kinder. Dieses Trainingsangebot betont Wege, diese Kraft immer weiter zu entfalten, statt daß sie durch lineares Denken und Lernen oder emotionale Spannungen weiter verstaubt wird.

- **Das systematisch-lineare Verstehen** ist die Basis des Wissenschaftlers in uns und befähigt uns, psychologische Zusammenhänge klar zu erkennen, zu überprüfen und weiter zu entwickeln.

- **Übungen und Supervision** in der Anwendung der bereits erfahrenen und intuitiv erweckten Prinzipien.

Mischka Solonevich, M.Ed.

USA / Deutschland

„Meine ‚Selbst-Arbeit' — zuerst 1971 eine fast magische Entdeckung, später in den Stromschnellen reine Notwendigkeit, und nun ein ruhiger Fluß unter'm Sternenhimmel — ist immer noch ein unbeschreibliches Abenteuer, und auch meine wesentlichste Befähigung in der Begleitung anderer Abenteuer.

Die wesentlichen Einflüsse kamen durch die für mich interessantesten Therapeuten der Zeit und einen Meister. Außerdem beendete ich Weiterbildungen und bekam Zertifikate in Bioenergetik und Encounter (Donovan Thesenga, USA), in Biodynamik (Gerda Boyesen) und in NLP (Jackson-Bear und Dilts) und in Hypnotherapie (American council of hypnotist examiners).

Seit 1973 international tätig in Einzelpraxis, als Gruppenleiter und Trainer eigener Ausbildungsgruppen, wobei ich mit meiner Synthese vieler Methoden arbeite. In ZIST seit 1975."

(Termine zu Einzelsitzungen bitte erfragen.)

Mischka Solonevich
Murnauer Str. 10, D-8120 Weilheim, ☎ 08 81 / 4 92 24

oder:

Int. Institut für CORE ENERGETIK
Siegmar Gerken, Postfach 4, D-8129 Wessobrunn

SUMMIT UNIVERSITY EUROPE

Das Summit University (SU) Programm beantwortet die Suche von selbst-motivierten Lernenden, die vielfältige Möglichkeiten und Flexibilität inner-halb eines akademischen Rahmens benötigen.

SU fördert den individuellen Prozeß und ermöglicht die Mitgestaltung am Stu-dienprogramm. Diese sind so ausgearbeitet, daß sie den persönlichen und beruflichen Zielen entsprechen; ebenso der derzeitigen Arbeitssituation, Familienverpflichtungen, sowie physischen und geographischen Gegeben-heiten.

Summit University führt zum Abschluß in:
Bachelor of Science, Bachelor of Arts
Master of Science, Master of Art
Doctor of Philosophy (Psychologie, Pädagogik u. a.)

Unsere Einstellung ist, die Aktivität zum Lernen zu fördern, als passiv festge-legte Studienprogramme zu erlenen. Deshalb ist die grundlegende Philosophie des SU-Programmes, den Lernenden zu unterstützen, den eigenen und effek-tivsten Weg zu beschreiten. Unabhängige Studien, ausgearbeitete Literatur, Praktikas, der Prozeß der Erfahrung im ausgeübten Beruf, Seminare, sowie Kurse anderer akademischer Institutionen sind bei uns anerkannte Lernmet-hoden, die zu vertieftem Wissen und erweiterten Fähigkeiten führen.

Wir respektieren die Autorität des Lernenden, dessen Zeiteinteilung, Stil und persönlichen, kulturellen Hintergrund. Vorherige Universitäts- oder College-Besuche werden ebenso angerechnet, wie praktische, formende Lebenserfah-rungen. Lernende können ihre Studien von jedem Platz in der Welt ausführen und ihr Studienprogramm mit ihrem lokalen Advisor abschließen.

Einschreibungen können mit dem Beginn jedes Monats erfolgen. Summit ist eine eingetragene und zugelassene Universität im Staate Lousiana, USA.

Bildungsforschung belegt immer wieder, daß aktive, positive Unterstützung des Lernenden und das Akzeptieren der eigenen Wahl, des Zeitmaßes, der Aus-richtung, sowie der Lernumgebung zu einem ganzheitlichen, persönlichen Prozeß und einem hochwertigen Ergebnis führen.

Soweit Sie an weiterer Information interessiert sind, schreiben Sie uns bitte mit beiliegendem Rückporto:

Summit University Europe, Siegmar Gerken, Ph. D.
Postfach 4, D-8129 Wessobrunn, W. Germany